JN085729

食べ物と健康Ⅲ
食品加工と栄養

第３版

船　津　保　浩　編著
竹　田　保　之
加　藤　　　淳
阿　部　　　茂　共著
濱田奈保子
樋　元　淳　一
根　岸　晴　夫
田　村　吉　史
吉　川　修　司

三共出版

第３版にあたって

令和２年12月に日本食品標準成分表2020年版（八訂）、別冊として日本食品標準成分表2020年版（八訂）アミノ酸分析表、同脂肪酸分析表および同炭水化物成分表が公表された。これは給食事業等のほか、栄養成分表示をする事業者や個人の食事管理におけるニーズの高まりに応えるため、調理済み食品の情報の充実やエネルギー計算方法の変更を含む全面改訂となった。

食料生産については令和２年３月に閣議決定された食料・農業・農村基本計画で、飼料が国産か輸入かにかかわらず、畜産業の活動を反映し、国内生産の状況を評価する指標に食料国産率が位置付けられた。一方、近年、食品ロスの削減に向けて農林水産省と関係省庁、企業、地方自治体および消費者の様々な取り組みが行われるようになった。また、地球温暖化が進むにつれ農作物、畜産物及び水産物の生産量に影響が生じ、消費量も変動している。

平成27年４月より従来のJAS法、食品衛生法、健康増進法の３法の表示規制に関わる規定を消費者庁が包括的かつ一元的に掌握し、事業者にも消費者にもわかりやすい制度を目指した「食品表示法」が施行された。それに伴い食品表示の法律が改正されためJAS規格制度（任意制度）や食品表示基準による表示制度（義務制度）などが変更された。特に食品表示基準は、生鮮食品と加工食品とに分けて制度化されている。

最近の食品加工技術においても消費者の「魚離れ」を解消するための食品製造時の副産物を活用した生臭さの低減技術が開発された。また、食品分析機器では人の嗅覚器や味覚器の仕組みを模倣したにおいセンサ，味覚センサが開発され、においのパターン化や味わいの可視化が可能となってきている。

上記の日本食品標準成分表や食品表示の法律の改訂、食品加工や分析の技術革新などに伴い本書を改訂する必要性が生じたため第３版の出版に至った。主な改訂内容は下記のとおりである。全章を通じて最近のデータを取り入れ本文や図表の一部を改訂した。また可能な限り食品成分のデータは日本食品標準成分表2020年版（八訂）の数値を採用した。内容の修正に伴い章末問題も修正・追加した。さらにコラムは最近の話題を盛り込んで修正するとともに特集は最新の技術開発に関する内容を充実させた。本書の改定に伴い本文で引用した文献を参考図書に追加した。この改訂版を活用する読者が「食品加工と栄養」に関する幅広い知識の習得につながることを祈念している。

令和３年９月

編著者を代表して

船津保浩

まえがき

本書は食品加工に関して原料から加工・流通・保存段階に至るまでの栄養成分の変動と包装容器および表示について幅広く解説したものである。企画の背景には，近年の世界的な人口増加に伴う食料不足問題，食品ロスと環境問題，消費者の健康性志向，嗜好性の多様化および安全性への関心，産地や品質などの偽装表示問題などがあり，食品加工に関する原料から人間が食するまでの幅広い知識の習得が現代社会では必要であると考えたからである。

本書は全７章での構成になっている。１章では，食料生産と栄養はどのような関係があるかということから着手し，食料生産の現状と課題について食の欧米化による食料自給率の低下，環境負荷の問題からフードマイレージの概念や地産地消の取り組みを紹介した。また，初学者が食品や食品原料の栄養成分はまず生産条件より変動することを理解できるように農作物，畜産物および水産物に分けてそれぞれ環境・気象要因や遺伝的・生理的要因などの条件ごとに概説することに努めた。

２章では，食品加工と栄養について食品加工の意義と目的から加工技術に至るまで解説した。また，加工技術を物理学的，化学的および生物学的方法に分けて分類するとともに，調理済み，冷凍およびレトルトのようないわゆる三次加工食品についても紹介した。

３章では，加工食品とその利用について食品を16種類に分類し，それぞれを細分化し，製造原理と製品の特徴との関係を中心に概説した。また，JAS 規格や食品衛生法による製品ごとの分類もあわせて掲載した。

４章では，食品流通・保存と栄養について食品流通の概略をフードサプライチェーンから捉え，消費者が安全な食品を安全に確保することできるかの視点からトレーサビリティーの導入について概説した。また，食品の保存については水分活性調節，pH 調節，殺菌，温度，空気組成および光制御技術によって食品の品質が大きく異なることを分かりやすく解説した。

５章では，食品の品質劣化の要因が温度，湿度などの環境因子や微生物の混入などもあるが，加工および保存中の成分変化と関わり合いから脂質，たんぱく質，糖質，ビタミンの変化に視点をあてて解説した。また，保存条件における栄養成分の変化を酵素反応と非酵素的反応から捉え，食品成分間の反応についてまとめた。

６章では，食品を流通する上で不可欠な容器と包装について容器の材料，形態，安全基準.包装による品質変化，素材による環境汚染および包装リサイクルの項目に細分した。その中で食品の生産から流通，消費までの包装に関する機能を紹介した。

７章では，消費者への情報伝達手段だけでなく，消費者と生産者・流通業者をつなぐ役割もある食品の表示について取り上げた。表示は消費者が安全な食品を安心して摂取し，豊かな食生活を営む目的で行われていることを表示の法律や産地判別技術による表示の監視などから解説した。

特集では食品をめぐる最近の話題の中で，食品の酸化抑制技術，バイオミメティクス，非破壊検査（光センサ），PCR（ポリメラーゼ連鎖反応），異物混入と戦う包材および誤解されやすい乳酸菌の表記について紹介した。

「食べ物と健康」シリーズは本書の他に，「I 食品の分類と食品の成分」，「II 食品の機能」，「IV 食事設計と栄養・調理」，「V 食品衛生学」がある。本書は，上記のシリーズと一部重複する部分も含まれるが，食品加工に関して主に学問的な部分では大学人に，実践的および技術的な部分では公的機関の研究者に執筆を担当していただくことで基礎から応用まで理解できる内容となっている。また，食品加工分野に初めて携わる研究者，学部生，大学院生および管理栄養士を目指す学生に至るまで幅広く活用できるようにキーワードはゴシック体，定義は青字で記載し，各章の内容を章末問題で復習することで内容を深く理解できるように工夫した。なお，深く視野を広げたい方に対しては分類列記した巻末の参考図書を参照されたい。

本書が食品の原料から加工・保存流通に至るまでの幅広い知識の習得だけでなく，実践的な面でもいかされることを願いたい。

本書の趣旨に同意いただき，日常の多忙な研究や教育業務の中，快く執筆していただいた皆様に心から謝意を申し上げたい。最後に本書の企画から編集・出版に至るまで三共出版株式会社の秀島功氏には終始お世話になった。ここに深甚なる謝意を表します。

平成 26 年 4 月

船津保浩
竹田保之
加藤　淳

目　　次

1　食料生産と栄養

1-1　食料生産の現状と課題 ……… 1

(1) 食料自給率の分類　1／(2) 食料自給率の推移　2／
(3) 食生活の変遷　3／(4) フードマイレージ　3／
(5) 地産地消と食育　4／(6) 食品ロス　4

1-2　生産条件と栄養 ……… 5

1-2-1　農作物 ……… 5

(1) 品種と栄養　6／(2) 気象条件と栄養　8／(3) 栽培条件と栄養　10

1-2-2　畜産物 ……… 13

(1) 遺伝的要因と栄養　13／(2) 生理的要因と栄養　16／
(2) 環境要因と栄養　17

1-2-3　水産物 ……… 19

(1) 生息環境と栄養　20／(2) 肉質と栄養　20／(3) 季節と栄養　21／
(4) 蓄養と栄養　24／(5) 養殖と栄養　26

章末問題 ……… 28

2　食品加工と栄養

2-1　食品加工の意義と目的 ……… 32

2-2　食品加工の方法 ……… 33

2-2-1　物理的方法 ……… 33

(1) 剥皮・搗精　33／(2) 粉砕・摩砕・擂潰　33／(3) 混合・乳化　34／
(4) 分離・蒸留　35／(5) 抽　出　36／(6) 濃　縮　36／
(7) 乾　燥　38／(8) 加　熱　39／(9) 加　圧　39／(10) 膨　化　39

2-2-2　化学的方法 ……… 40

(1) 加水分解　40／(2) ゲル化・凝固　40／(3) 水素添加　41／
(4) エステル交換　41／(5) 色調保持と退色防止　41／
(6) その他の化学的処理　41／(7) 酵素の利用　42

2-2-3　生物的方法 ……… 42

(1) 微生物の利用　42／(2) バイオリアクター　43／
(3) 遺伝子組換え技術　43

2-3 三次加工食品とその利用 …… 43
2-3-1 調理済食品 …… 44
2-3-2 冷凍食品 …… 44
(1) 凍結方法 44／ (2) 冷凍食品 45
2-3-3 レトルト食品 …… 46
(1) 殺菌装置を用いた加圧加熱殺菌 46／ (2) 包材と形状 47／
(3) 法的な基準 47／ (4) 種類と殺菌条件 48
章末問題 …… 50

3 加工食品とその利用

3-1 穀 類 …… 55
3-1-1 こ め …… 55
(1) 無洗米 55／ (2) アルファ化米 56／ (3) 米粉（米穀粉） 56
3-1-2 こむぎ …… 57
(1) パ ン 58／ (2) うどん 58／ (3) 中華麺 59／
(4) パスタ 59／ (5) 麸 59
3-1-3 そ ば …… 60
3-1-4 とうもろこし …… 60
(1) コーンスターチ 61／ (2) コーンフレーク 61
3-1-5 その他の穀類 …… 61
(1) あ わ 61／ (2) ひ え 61／ (3) き び 61／
(4) もろこし 62
3-2 いも類とでんぷん類 …… 62
3-2-1 いも類 …… 62
(1) じゃがいも 62／ (2) さつまいも 63／ (3) やまのいも 63／
(4) こんにゃくいも 63／ (5) さといも 63
3-2-2 でんぷん類 …… 64
(1) じゃがいもでんぷん 64／ (2) さつまいもでんぷん 64／
(3) 化工（加工）でんぷん 64
3-3 砂糖類と甘味類 …… 65
3-3-1 砂糖類 …… 65
3-3-2 甘味類 …… 65
(1) でんぷん糖類 66／ (2) はちみつ 68／ (3) メープルシロップ 68／
(4) 非糖質甘味料 68
3-4 豆 類 …… 69
3-4-1 だいず …… 70
(1) 豆 腐 70／ (2) 湯 葉 71／ (3) きな粉 71／
(4) 大豆たんぱく質 71／ (5) その他の利用方法 72

3-4-2　あずき………… 72
3-4-3　いんげんまめ………… 73
3-4-4　その他豆類………… 73

3-5　野菜類………… 73
3-5-1　漬　物………… 73
(1) 塩漬け　74／ (2) たくあん漬け　74／ (3) 酢漬け　74／
(4) その他の漬物　74
3-5-2　ピューレ………… 74
3-5-3　冷凍野菜………… 75
3-5-4　乾燥野菜………… 75
(1) 自然乾燥　75／ (2) 機械乾燥　76

3-6　果実類………… 76
3-6-1　ジャム………… 77
3-6-2　果実飲料………… 77
3-6-3　果実缶詰………… 78
3-6-4　乾燥果実………… 78

3-7　きのこ類………… 78
3-7-1　しいたけ………… 79
3-7-2　えのきたけ………… 79
3-7-3　まいたけ………… 79
3-7-4　その他の加工………… 79

3-8　藻　類………… 80
3-8-1　緑藻類………… 80
3-8-2　褐藻類………… 80
(1) こんぶ　80／ (2) わかめ　81
3-8-3　紅藻類………… 82
(1) てんぐさ，おごのり　82／ (2) あまのり類　82
3-8-4　藍藻類………… 82
(1) すいぜんじのり　82／ (2) スピルリナ　82
3-8-5　海藻食品………… 82

3-9　魚介類………… 83
3-9-1　冷蔵品および冷凍品………… 84
3-9-2　塩蔵品………… 84
3-9-3　乾燥品………… 84
(1) 素干し品　85／ (2) 塩干し品　85／ (3) 煮干し　85／
(4) 節　類　85／ (5) 燻製品　86
3-9-4　魚肉練り製品………… 86
3-9-5　佃　煮………… 86

3-9-6　その他の加工品………………………………………………………………… 86
（1）加圧加熱処理による製品　86／（2）エキス調味料　87／
（3）機能性成分を抽出・濃縮した食品素材　87
3-10　肉　類……………………………………………………………………… 87
3-10-1　食肉加工 …………………………………………………………………… 88
（1）熟成に伴う筋肉の変化　88／（2）塩せき　88／（3）乾燥・燻煙　89
3-10-2　ソーセージ ………………………………………………………………… 89
（1）ソーセージ　89／（2）ドライソーセージ　90
3-10-3　ハム類 ……………………………………………………………………… 90
（1）骨付きハム　90／（2）ボンレスハム　90／（3）ラックスハム　90／
（4）プレスハム　90
3-10-4　ベーコン …………………………………………………………………… 91
3-10-5　缶詰食肉製品 ……………………………………………………………… 91
3-10-6　乾燥食肉製品 ……………………………………………………………… 91
3-10-7　その他の加工品 …………………………………………………………… 91
3-11　卵　類……………………………………………………………………… 91
3-12　乳　類……………………………………………………………………… 93
3-12-1　液状乳類 …………………………………………………………………… 93
（1）生　乳　93／（2）普通牛乳　93／（3）加工乳　94
3-12-2　粉乳類 ……………………………………………………………………… 94
3-12-3　練乳類 ……………………………………………………………………… 94
3-12-4　バター ……………………………………………………………………… 94
3-12-5　クリーム類 ………………………………………………………………… 94
（1）クリーム　94／（2）ホイップクリーム　95／
（3）コーヒーホワイトナー　95
3-12-6　発酵乳・乳酸菌飲料 ……………………………………………………… 95
（1）発酵乳　95／（2）乳酸菌飲料　95
3-12-7　チーズ類 …………………………………………………………………… 95
3-12-8　アイスクリーム類 ………………………………………………………… 96
3-12-9　その他の加工品 …………………………………………………………… 97
（1）カゼイン　97／（2）ホエイパウダー　97
3-13　油脂類……………………………………………………………………… 97
3-13-1　植物油 ……………………………………………………………………… 98
（1）液体油　98／（2）固体脂　99
3-13-2　動物油 ……………………………………………………………………… 99
（1）ラード（豚脂）　99／（2）ヘット（牛脂）　99／（3）魚　油　99
3-13-3　加工油脂 …………………………………………………………………… 100
（1）硬化油（部分水素添加油）　100／（2）バター　100／

(3) ショートニング 100／(4) マーガリン 100／(5) マヨネーズ 101／
(6) 粉末油脂 101／(7) シーズニングオイル 102

3-14 菓子類 …… 102

3-14-1 和菓子 …… 103

(1) 甘納豆 103／(2) 羊 羹 103／(3) 煎 餅 103

3-14-2 洋菓子 …… 103

(1) シュークリーム 103／(2) スポンジケーキ 103／
(3) クッキー 103／(4) 膨化菓子 103

3-14-3 その他の菓子 …… 104

3-15 し好飲料 …… 104

3-15-1 アルコール飲料 …… 104

(1) 清 酒 104／(2) ビール 105／(3) ワイン 105／
(4) ウイスキー，ブランデー 106／(5) しょうちゅう 106

3-15-2 非アルコール飲料（清涼飲料）…… 107

(1) 茶 107／(2) コーヒー 109／(3) ココア 110

3-16 調味料と香辛料 …… 111

3-16-1 調味料 …… 111

(1) み そ 111／(2) しょうゆ 112／(3) ソース 114／
(4) 食 酢 115／(5) みりん 115／(6) 塩味料 116／
(7) うま味調味料 116

3-16-2 香辛料 …… 117

章末問題 …… 118

4 食品流通・保存と栄養

4-1 食品流通の概略 …… 125

4-1-1 フードサプライチェーン …… 125

4-1-2 トレーサビリティ …… 126

4-2 食品保存の方法 …… 128

4-2-1 水分活性調節による保存 …… 128

4-2-2 pH 調節による保存 …… 129

4-2-3 温度制御による保存 …… 129

4-2-4 殺菌による保存 …… 131

4-2-5 空気組成の制御による保存 …… 132

4-2-6 光制御による保存 …… 133

章末問題 …… 136

5 加工および保存中の成分変化

5-1 脂質の変化 …… 138

5-1-1　自動酸化……………………………………………………………… 138
5-1-2　光増感酸化と金属による酸化……………………………………… 140
5-1-3　熱酸化……………………………………………………………… 141
5-1-4　酵素による酸化…………………………………………………… 141
5-2　たんぱく質の変化 ……………………………………………… 141
5-2-1　加熱による変化…………………………………………………… 141
5-2-2　アルカリによる変化……………………………………………… 142
5-2-3　酸化による変化…………………………………………………… 142
5-3　糖質（炭水化物）の変化 ……………………………………… 142
5-3-1　でんぷんの糊化と老化…………………………………………… 142
5-3-2　でんぷんの分解…………………………………………………… 143
5-3-3　糖類のカラメル化………………………………………………… 143
5-4　ビタミンの変化 ………………………………………………… 144
5-4-1　損失・流失………………………………………………………… 144
5-4-2　酸化・分解………………………………………………………… 144
5-4-3　増　加……………………………………………………………… 145
5-5　保存条件による食品栄養成分変化 …………………………… 145
5-5-1　酵素反応による変化……………………………………………… 145
5-5-2　非酵素的反応による変化………………………………………… 146
（1）メイラード反応　146／（2）メイラード反応生成物の特徴　147／
（3）メイラード反応に影響を与える諸因子　147
5-5-3　食品成分間反応による変化……………………………………… 148
章末問題 ………………………………………………………………… 149

6　器具と包装容器

6-1　容器の材料・形態・安全基準 ………………………………… 151
6-1-1　容器の材料………………………………………………………… 151
（1）包装容器の変遷　151／（2）ガラス容器　152／（3）金属容器　153／
（4）紙　154／（5）プラスチック　156
6-1-2　容器の安全基準…………………………………………………… 157
（1）乳製品対象　158／（2）一般食品対象　158／
（3）プラスチックの規格　159
6-2　包装と品質変化 ………………………………………………… 160
6-2-1　食品の品質低下の要因…………………………………………… 160
（1）生物的要因　160／（2）化学的要因　160／（3）物理的要因　160
6-2-2　品質低下防止のための包装……………………………………… 161
（1）遮　断　161／（2）緩衝包装　161／（3）防湿包装 161／
（4）脱酸素剤　161／（5）青果物鮮度保持包装　161

6-3 素材による環境汚染 …… 162
6-3-1 製造過程での環境汚染 …… 162
6-3-2 利用による環境汚染 …… 163
6-3-3 廃棄における環境汚染 …… 163
6-4 包装リサイクル …… 164
6-4-1 容リ法における各主体の役割分担 …… 164
(1) 特定事業者 165／(2) 消費者 165／(3) 市町村 165／
(4) 指定法人 165／(5) 再商品化事業者 165
6-4-2 容リ法の対象となる容器包装 …… 165
6-4-3 各種包装資材のリサイクルの現状 …… 166
(1) ガラスびん 166／(2) 金属缶 167／(3) 紙 168／
(4) プラスチック 168
章末問題 …… 170

7 食品の表示

7-1 食品表示の法律 …… 174
7-1-1 JAS 規格制度（任意制度） …… 175
7-1-2 食品表示基準による表示制度（義務制度） …… 176
(1) 生鮮食品の表示基準制度 176／(2) 加工食品の表示基準制度 177／
(3) 加工食品の原料原産地名表示（義務表示） 179／
(4) 義務表示事項が省略できる場合 179／
(5) 指定成分等含有食品に関する表示の義務化 179
7-1-3 食品添加物の表示 …… 180
(1) 食品添加物の定義と種類 180／(2) 食品添加物の用途 180／
(3) 食品添加物の表示方法 180
7-1-4 消費期限と賞味期限の表示 …… 183
7-1-5 遺伝子組換え食品の表示制度 …… 183
(1) 遺伝子組換え食品の種類（義務表示） 183／
(2) 特定遺伝子組換え農作物（義務表示） 184／
(3) 遺伝子組換えに関する分別生産流通管理と表示ルール 185
7-1-6 アレルギー物質を含む食品の原材料表示 …… 185
7-1-7 健康増進法と表示 …… 187
(1) 保健機能食品の制度 187／(2) 特別用途食品 191
7-1-8 栄養成分表示の基準 …… 191
(1) 栄養成分表示 191／(2) 強調表示 192／
(3) 健康補助食品（栄養補助食品） 194
7-1-9 トレーサビリティシステムと表示 …… 195
(1) 米トレーサビリティ法 195／(2) 牛肉トレーサビリティ法 195

7-2　その他の食品関連表示マーク ……………………………… 196
(1) 飲用乳の公正マーク　196／ (2)HACCP 認証マーク（任意）196／
(3) 地域特産品認証マーク　196／ (4) 容器包装の識別マーク　196
7-3　食品表示の課題 ……………………………… 197
(1) 食品表示基準の今後の方向　197／ (2) トランス脂肪酸の含有量表示　198／
(3) 遺伝子組換え食品の表示義務　198／ (4) 食品の期限表示　198
7-4　産地判別技術による表示の監視 ……………………………… 199
(1) 元素分析による農産物の原産地判別技術　199／ (2) DNA 検査　199
章末問題 ……………………………… 200

特　集　食品をめぐる最近の話題 ……………………………… 204
参考図書 ……………………………… 212
索　引 ……………………………… 217

コラム　自然の寒冷外気を利用した籾の超低温貯蔵 ……………… 9
まだまだある栄養成分の増加方法……………… 12
代替肉と培養肉……………… 16
ニホンウナギ種苗生産技術について……………… 27
キャベツウニの養殖について……………… 27
ジュール加熱によるたんぱく質加工食品の開発……………… 39
フラットサワー型変敗……………… 39
茶殻やコーヒー粕などのリサイクル資源を利用した低コスト殺菌技術について… 49
枝豆って何の豆？……………… 72
温泉卵……………… 92
共役リノール酸……………… 102
ロゼワインとオレンジワイン……………… 106
生のつく３つのしょう油……………… 114
あずきから作ったお酢……………… 115
うま味で生活習慣病（肥満）の予防……………… 116
日本の代表的保存食　佃煮……………… 129
バイオプリザベーションと乳酸菌……………… 135
宇宙開発と HACCP ……………… 135
もみじおろし中の総ビタミンＣ量はほとんど変動しない ……… 144
発酵と腐敗の違いは？……………… 148
青果物の包装とエチレン……………… 162
ナポレオンと缶詰……………… 168
バイオプラスチックと考古学……………… 169
日本の食品表示事情……………… 176
消費者を守る景品表示法……………… 195
生食用牛肉についての表示事項……………… 199

1 食料生産と栄養

1-1 食料生産の現状と課題

世界の人口は1971年で40億人であったが，年々増加して2020年には77億人に到達している。今後も増加を続け2100年には109億人に増加すると予想されている。**食料自給率**（一国内で消費される食料のうち，どの程度が国内産でまかなえているかを表す指標）の低い日本は食材の過半を輸入に頼らざるを得なく，近年の食品ロスや環境問題と相まって多くの問題を抱えている。

（1）食料自給率の分類

食料自給率は**品目別自給率**と**総合食料自給率**に分けられる。前者は各品目における自給率を重量ベースで算出したもので，後者は食料全体における自給率を示す指標である。また，後者は**供給熱量（カロリー）ベース**と**生産額ベース**の2とおりの方法で算出される。なお，品目別自給率では，食用以外の飼料や種子等に仕向けられた重量を含んでいる。また，畜産物については，輸入した飼料を使って国内で生産した分は，総合食料自給率における国産には算入されていない。食料自給率の求め方と例を下記に示す（2019年度，農林水産省ホームページ）。

品目別自給率 ＝ 国内生産量 / 国内消費仕向（しむけ）量 × 100（%）

※国内消費仕向量：1年間に国内で消費に回された食料の量（国内市場に出回った食料の量）を表す量で，国内生産＋輸入－輸出±在庫増減で計算される。なお，国内消費仕向量には，食用以外の飼料や種子に仕向けられた数量も含まれている。

（例）小麦の品目別自給率（2019年度）＝ 103.7万t / 632.3万t × 100 ＝ 16％

カロリーベースの総合食料自給率＝一人1日当たりの国産供給熱量 / 1人1日当たりの供給熱量 × 100（%）

分母分子の供給熱量は「食品標準成分表2015」に基づき各品目の重量を熱量に換算した上で，それらを足し上げて算出する。

（例）カロリーベース総合食料自給率　（2019年度）＝ 918 kcal/2,426 kcal × 100 ＝ 38％

生産額ベース総合食料自給率＝食料の国内生産額 / 食料の国内消費仕向額 × 100（%），

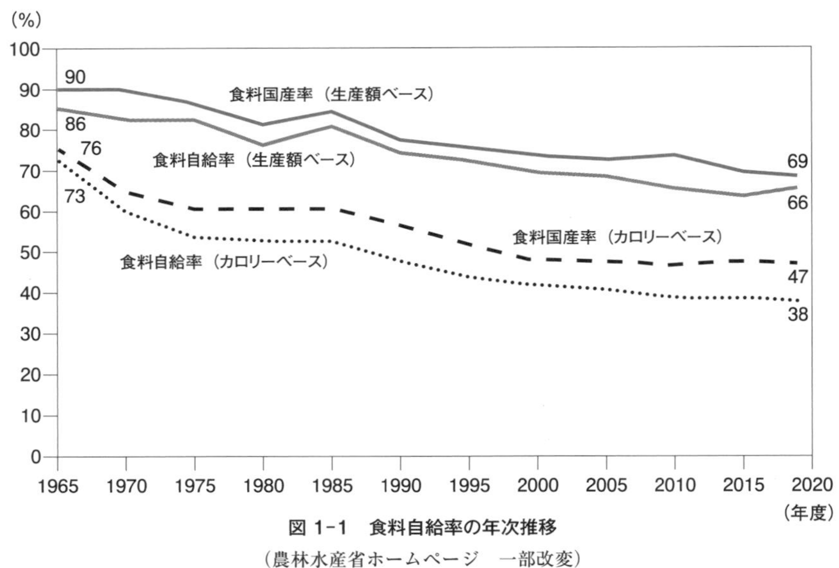

図 1-1　食料自給率の年次推移
（農林水産省ホームページ　一部改変）

分子および分母の金額は，「生産農業所得統計」の農家庭先価格等に基づき，各品目の重量を金額に換算したうえで，それらを足し上げて算出する。

（例）生産額ベース総合食料自給率（2019 年度）＝ 10.3 兆円 /15.8 兆円× 100 = 66 %

食料国産率は，我が国畜産業が輸入飼料を多く用いて高品質な畜産物を生産している実態に着目し，我が国の食料安全保障の状況を評価する総合食料自給率とともに，飼料が国産か輸入かにかかわらず，畜産業の活動を反映し，国内生産の状況を評価する指標である。令和 2 年 3 月に閣議決定された食料・農業・農村基本計画で位置付けられた。総合食料自給率が**飼料自給率**（畜産物に仕向けられる飼料が，国内でどの程度まかなわれているかを示す指標）を反映しているのに対し，食料国産率では飼料自給率を反映せずに算出している。

カロリーベース食料国産率 =1 人 1 日当たり国産供給熱量 /1 人 1 日当たり供給熱量× 100（%）

（例）カロリーベース食料国産率（2019 年度）= 1,137 kcal/2,426 kcal × 100 = 47 %

生産額ベース食料国産率 = 食料の国内生産額 / 食料の国内消費仕向額× 100（%）

（例）生産額ベース食料国産率（2019 年度）= 10.9 兆円 /15.8 兆円× 100 =69 %

（2）食料自給率の推移

日本の食料自給率と食料国産率はともに 1965 年から 2019 年までに減少傾向がみられる。カロリーベースの食料自給率をみると，1965 年の 73 % から大きく低下し，2019 年度で 38 % に低下している（図 1-1）。2019 年度のカロリーベースの世界の食料自給率をみると，カナダ（255 %），オーストラリア（233 %），アメリカ（131 %），フランス（130 %）が 100 % を超えており，次いでドイツ（95 %），イギリス（68 %），イタリア

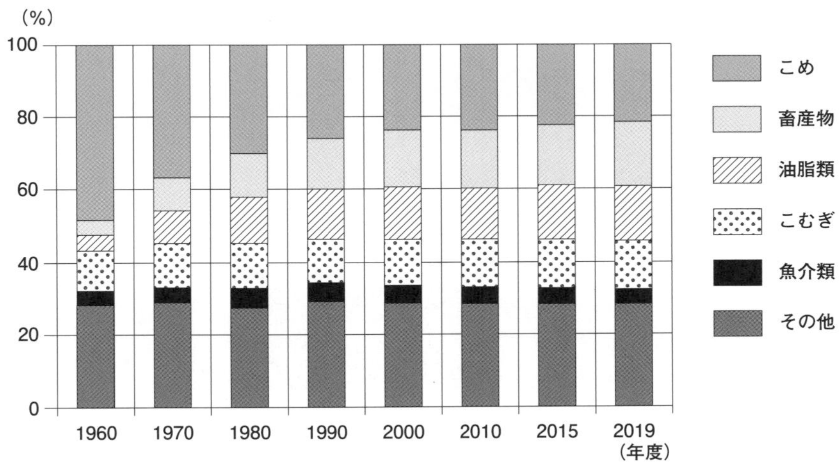

図 1-2 国民一人１日当たり供給熱量でみる食生活の変化
（農林水産省のホームページ　食料自給表）

(59％)，スイス（52％)，日本（38％）の順で，日本はこれらの国の中で最低の水準となっている［我が国と諸外国の食料自給率（2017)］。

（３）食生活の変遷

日本では戦後食生活の欧米化が急速に進み，この急激な変化が食料自給率を引き下げた要因になっている。国民１人当たりの供給熱量でみる食生活の変化より 1960 年から 2015 年度まで 55 年間に，こむぎや魚介類もわずかな増加（0.4～2.5％）は認められるものの，こめは 48.3％から 22.1％に減少し，畜産物や油脂類がそれぞれ 3.9％から 16.8％, 4.6％から 14.8％に増加していることが明らかである（図 1-2)。すなわち，自給率の高いこめの消費が減り，自給率の低い畜産物や油脂の消費が増えてきたことにより，食料全体の自給率が低下してきたと推測される。2019 年度品目別食料自給率によると，こめ，かんしょ，うんしゅうみかん，鶏卵はほとんど国産（96～99％）でまかなわれているが，パンやうどんの原料であるこむぎ（16％)，油の原料であるだいず（6％）の自給率がかなり低く，食生活の変遷に伴い必要となったこむぎやだいずが国内生産でまかないきれない点も自給率の低下要因である。また，食料自給率の低下は食料消費の変化に生産が対応できなかったことも一因である。これは近年，惣菜，冷凍食品のような調理・加工された食品の割合が増え，消費者の外食する機会が増加し，国内の生産物では食品加工メーカーや外食店などの食品産業が求める要望に応じられなかったことに起因している。さらに，飼料自給率の低さ（2019 年で 25％）も，畜産物の自給率に影響を与えていること，後述する食品ロスの大量発生の問題なども食料自給率の低下の一因と考えられる。

（４）フードマイレージ

イギリスの消費者運動家ティム・ラングが提唱した概念（food miles）で，生産地から

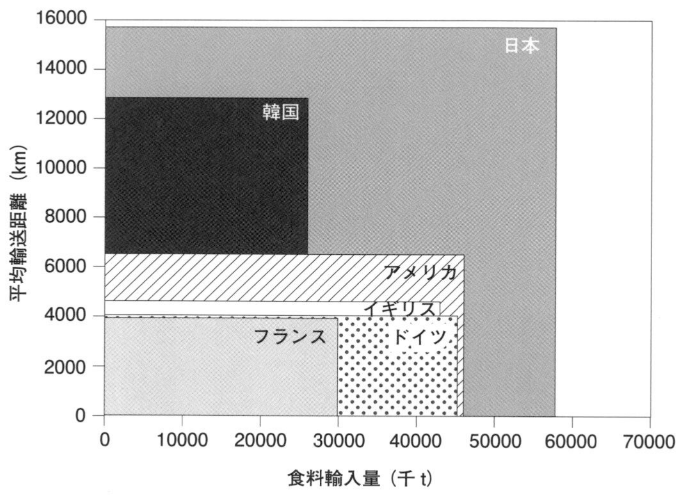

図 1-3　各国の食料輸入量と平均輸送距離

食卓までの距離が短い食料を食べた方が輸送に伴う環境負荷が少ないという仮説である。具体的には輸入相手国から輸入量と距離（国内輸送は除く）を乗じて算出したもので単位は t・km である。農林水産政策研究所の中田哲也氏の試算（2001）では日本の人口 1 人当たりの**フードマイレージ**は 7,093 t・km/ 人であり，人口を乗じた総量は 9,002 億 800 万 t・km である。また，主要な輸入相手国はアメリカ，カナダ，オーストラリアである。日本のフードマイレージは総量で比較すると，韓国・アメリカの約 3 倍，イギリス・ドイツの約 4 倍，フランスの約 9 倍と群を抜いて大きい（図 1-3）。これは輸送距離が他の国よりも長いことに起因している。なお，輸入品の内訳としては飼料穀物（とうもろこしなど）が約 5 割で油糧種子（だいず・なたねなど）が約 2 割を占めている。ただし，問題は食料だけでなく，輸送機関による環境負荷の相違，生活面や廃棄面での環境負荷が考慮されていない点から指標としてのフードマイレージにも限界がある点には留意する必要がある。

（5）地産地消と食育

食料自給率を高める手段の 1 つとして**地産地消**がある。いわゆる地域で生産された農産物を地域で消費しようとする取組である。地産地消が行われることで地域の生産者と消費者の結びつきが強化され生産状況も確認され，安全で新鮮な農産物が入手できることや交流により地域の食文化の継承が進むこと，**食育**（様々な経験を通じて「食」に関する知識と「食」を選択する力を習得し，健全な食生活を実践することができる人間を育てること）の機会が増えることなどの利点がある。生産者にとっても包装資材の節約や流通コストの低減にもつながる。また，フードマイレージや二酸化炭素排出量の削減にもつながる。例えば，埼玉県産だいず（小川町）を使い豆腐 5 千丁を作った場合の原料だいず（1 t）のフードマイレージを輸入だいず（アイオワ州）との比較した場合，フードマイレージが約 6,000 分の 1，二酸化炭素排出量は約 400 分の 1 に縮減することが可能である。

（6）食品ロス

2015年度の食品ロス統計調査（農林水産省）によれば日本では，年間約2,842万tの食品廃棄物が排出されており，この中には，**食品ロス**（本来食べられるのにもかかわらず廃棄されているもの）が，年間約646万t含まれると推計されている。世界の穀物需給がひっ迫し，食料価格も上昇傾向にあるため，食品ロスの削減は日本だけでなく世界的にも大きな課題となっている。世界の食料需給は人口増加や経済発展により不安定な状況にあるため，食品や食材を無駄なく大切に使っていくことが重要である。2014年度食品ロス統計調査（世帯調査）結果によれば，世帯食の**食品ロス率**（食品ロス量を世帯食における一人1日当たりの食品使用量で除して％表示にしたもの）は3.7％で，食品ロスの発生要因別にみると，**過剰除去**（調理の際に可食部分まで除去すること）によるものが2.0％，**食べ残し**によるものが1.0％，**直接廃棄**によるものが0.7％である。食品別に食品ロス率をみると，「野菜類」が8.8％と最も高く，次いで「果実類」が8.6％，「魚介類」が5.8％となっており，過剰除去によるロス率の高い生鮮食品で高くなっている。また，2015年に東京都・大阪府で調査された食べ残し量の割合は宴会が14.2％，結婚披露宴が12.2％，食堂レストランが3.6％であり，1食あたりの食べ残し量は，宴会と結婚披露宴では圧倒的に飲料類が多いのが特徴である。そのため適量注文，食べきりタイムの導入，持ち帰りなどのような宴会での食品ロスの削減の取り組みが全国18道県，62市町村で実施されている。さらに，食品ロスの削減には買い物に行く前に冷蔵庫の中にある食材の種類や量を確認したり，食べきれなかったものを他の料理に作りかえたり，日頃から賞味期限を点検・把握することなどの消費者の取り組みが必要である。また，賞味期限間近のお菓子をアウトレットで格安に販売し，売り切ることで廃棄コストの削減に努めている企業の取り組みもある。賞味期限間近となった食品や，食品衛生上問題がない規格外品は，規格外品の性質を理解してもらえる小売店での販売や**フードバンク活動**（品質には問題がないが，通常の販売が困難な食品・食材をNPOなどが食品メーカーなどから引き取って，福祉施設などへ無償提供するボランティア活動）への寄贈などにより，できるかぎり食品として有効活用することも推奨されている。

1-2　生産条件と栄養

国内で生産されている農作物，畜産物および水産物は生産時の遺伝学的，生理的および生産時の環境的要因等により製品の品質に影響を及ぼしている。本稿では変動要因によって栄養成分がどのように変化するかに視点をあてて概説する。

1-2-1　農　作　物

農業総産出額は1995年より年々減少し，2019年で約8.9兆円である。全体に占める割合をみると，こめ，野菜，果実ではそれぞれ約19％，25％，9％となっている。この節ではこの3種類の農作物の変動要因と栄養成分の変化との関係について述べる。なお，2012年産の国内の農作物の収穫量（単位：千t）をみると，飼料用作物（牧草など），野菜，こめ（水稲・陸稲），工芸農作物（てんさい，さとうきびなど），果樹，麦類，いも類（かんしょ），豆類乾燥子実（だいず，あずきなど），そばの順でそれぞれ，30,269，11,482，7,766，5,664，2,349，1,260，749，218である（日本の統計2019，農林水産省／作況調査確報2019）。

（1）品種と栄養

1）こ　め

イネの品種は非常に多く，外米といわれ米粒が大形で細長く砕けやすいインド型と，丸く砕けにくくて粘りのある日本型に大別され，各々でんぷんの性質によってうるちともちがある。現在日本では，水稲日本型**うるち米**が全収穫量のほとんどを占めており，現在1,000品種以上が栽培されている。作付け日本一は「コシヒカリ」であるが，「ななつぼし」，「ゆめぴりか」，「あきたこまち」，「ひとめぼれ」，「つや姫」なども人気が高い品種である。うるちこめの各種栄養成分の量は，玄米（水稲穀粒）100 g中，水分14.9（14.9）g，炭水化物［利用可能炭水化物（単糖当量）］78.4（83.1）g，たんぱく質（アミノ酸組成によるたんぱく質）6.0（5.3）g，脂質（脂肪酸のトリアシルグリセロール当量）2.5（0.8）g，リン290（95）mg，カルシウム9（5）mg，鉄2.1（0.8）mg，ビタミンB_1 0.41（0.08）mg，B_2 0.04（0.02）mg，食物繊維総量3.0（0.5）gなどである［カッコ内は精白米うるち米（水稲穀粒）の数値］。**精白度**が高くなるにつれて水分や炭水化物以外の栄養素は少なくなる傾向がみられる［日本食品標準成分表2020年版（八訂）］。

こめの品質（食味）に影響を及ぼす要因としては，粘りや硬さなどの物性が関与し，一般的には，それが**アミロース**や**たんぱく質**などの成分含量に起因する。品種をみると，**コシヒカリ系列の品種**は粘りが強いのが特徴で，アミロース含量が低いものが多く，たんぱく質含量も比較的低い。**ササニシキ系列の品種**は，粘りがほどほどであるが，甘味があるのが特徴で，たんぱく質含量はやや低く，アミロース含量もやや低い。最近の良食味品種では食味のレベルが向上しその差は小さくなってきている。

2）野　菜

野菜はビタミン，ミネラルおよび食物繊維の補給源として有力な食品である。野菜は品種により作期が異なり，生育条件が異なると栄養成分にも影響がある。例えば施肥その他の栽培条件を同一として品種のみが異なるほうれんそう（11月収穫物）の成分を表1-1に示す。「豊葉」および「次郎丸」は**東洋種**，その他はいずれも**一代雑種**（F_1）である。東洋種は葉に刻みが入っており，根元が赤みをもつ形態を有するものである。一方，一代雑種は西洋種と東洋種の交配で生まれた品種である。「豊葉」は他の6種類に比べてビタミンC含量が高いことがわかる。また，ミニトマトをみても，4品種でビタミンCは308～380 mg/100 gの範囲であり，品種間の違いがみられる。さらに，にんじんの品種とカロテン含量の調査例をみても，最も少ない沖縄系（170 μg/100 g）は最も多いインペレータ系（9500 μg/100 g）の約 1/50 であり，品種によりかなり異なる。

表 1-1　品種の異なるほうれんそうとミニトマトのビタミン C 量

品　種	水分（g/100 g）	ビタミン C（mg/100 g）
ほうれんそう *		
豊葉	88	130
次郎丸	90	94
バザール	91	80
オーライ	89	80
はまいち	88	115
メルシー	89	86
平均	89	98
ミニトマト **		
SA-1	91	380
ピコトマト	89	308
チェルシーミニ	92	367
サンチェリー	89	341
平均	90	349

* 可食部 100 g 中，** 固形物 100 g 中．　（吉田（1998）一部改変）

3）果　実

日本で生産量が多いものはうんしゅうみかん，りんご，ぶどう，かきである。果実の主成分は水分と炭水化物であるが，生で食することが多いためビタミン C の良い供給源となる。ビタミン C の量はうんしゅうみかん（じょうのう普通　生），りんご（皮なし　生），ぶどう（皮なし　生），かき（甘がき，生）でそれぞれ 33，4，2，70 mg/100 g である［日本食品標準成分表 2020 版（八訂）］。

かきの主要品種を含む**完全甘がき**［(Pollination Constant Non-astringent（PCNA): 種子の有無に関係なく樹上で渋味がなくなる品種)］，**不完全甘がき**［Pollination Variant Non-astringent（PVNA): 種子が多いと樹上で渋味が完全になくなるが，種子がないと全く脱渋しない品種），**完全渋がき**［Pollination Constant Astringent（PCA): 種子ができるとその周囲だけ脱渋する品種)］および**不完全渋がき**［Pollination Variant Astringent (PVA): 種子の有無に関係なく，樹上で渋味が抜けきらない品種)］についてビタミン C 含量の品種間の違いを調査した例がある（図 1-4）。完全甘がき品種と不完全甘がき品種で比較すると，果皮では基肄城（きいじょう）が最大で，黒柿が最小であり，約 7.5 倍の差がみられ，果肉では最大が夕紅で，最小は黒柿であり約 4.9 倍の差が認められている。完全甘がき品種のビタミン C 含量の平均値（新鮮重量 100 g あたりの mg）は，果皮で約 220 mg/100 gFW，果肉で約 80 mg/100 gFW であった。一方，不完全甘がき，完全渋がきおよび不完全甘がき品種の平均値は，果皮で約 130 mg/100 gFW，果肉で約 50 mg/100 gFW であり，完全甘がき品種の平均値が果皮ならびに果肉とも高い。なお，熟期の早晩による一定の傾向は認められていない。

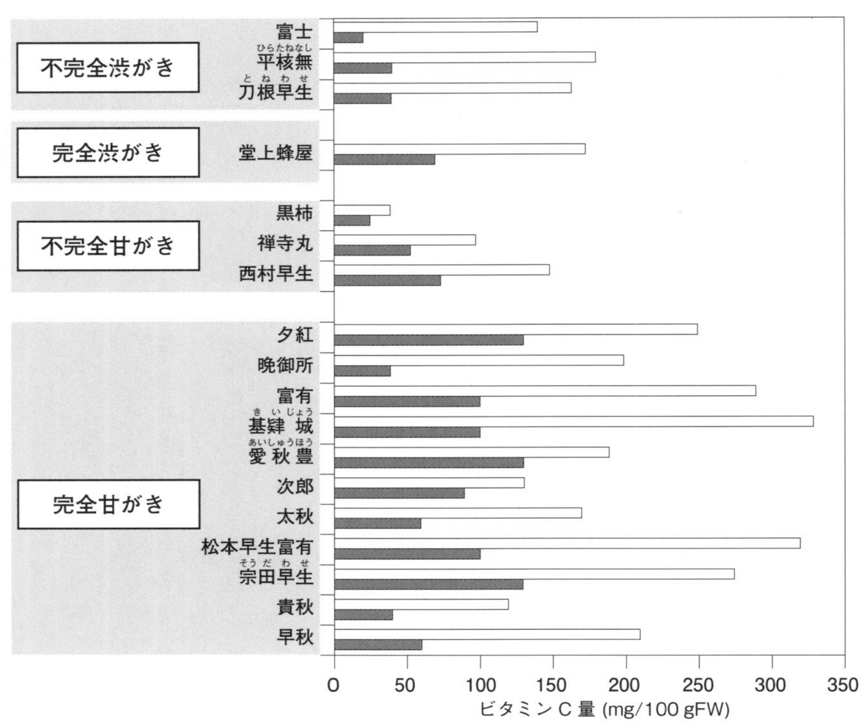

図 1-4　成熟果実のビタミンC量の品種間差
果皮（□），果肉（■）　ビタミンC量は酸化型と還元型の合計量で表示.
（新川ら（2011）一部改変）

（2）気象条件と栄養

1）こ　め

こめは苗作り，田植え，成長，穂ばらみ，出穂，**登熟**（作物が開花してから成熟するまでの過程のことをいい，イネの場合は，開花から約40～50日間），収穫の流れで生産される。栽培環境と栽培条件は，米粒の生長・発達およびでんぷん，たんぱく質などの物質蓄積を変動させて食味に影響を及ぼす。登熟期の気温は米粒のアミロース含量などでんぷん成分を変動させる。例えば，コシヒカリの場合は平均気温が25℃前後の場合に食味が最良となる。登熟期間の日照が多く，気温日較差が大きい場合には米粒の生長・発達とでんぷん集積が良好となり食味が良くなるが，早期落水，倒伏（とうふく）などで登熟が阻害される場合には食味が低下する。**高温登熟**になると，**背白米**（せじろまい）（玄米の背側維管束に沿った数層のでんぷん細胞がでんぷんの蓄積不良のため，白色不透明で止まり外観上玄米の背側稜線に沿って白色の筋があるもの），**基白米**（もとじろまい）（玄米の基部にわずかに白色不透明部のあるもの）および**乳白米**（にゅうはくまい）（粒が全体に不透明で乳白色に見えるもの）が発生する場合がある。また，土壌の種類や窒素追肥などで，生育後期の窒素の吸収が大きい場合，米粒のたんぱく質含量が高くなり食味を低下させる。

コラム 自然の寒冷外気を利用した籾の超低温貯蔵

こめの品質（食味）には品種，栽培環境（土壌や気象），栽培管理技術，収穫後技術などの多くの要因に影響される。近年，籾の自動品質検査システム，貯蔵のための籾の精選別，自然の寒さを利用した籾の超低温貯蔵，粒厚選別と色彩選別を併用した玄米の精選別の一連の技術が活用され，北海道産の高品質米の生産に大きく貢献している。

米を低温で貯蔵すると米自身の生理活性や酵素活性が抑制され，貯蔵中の品質劣化も抑えられ，新米に近い味が保持できる。寒冷地で超低温貯蔵された米は，春から夏にかけて品質低下がわずかである。また，収穫後の籾の水分は乾燥により低いこと（14～15％）や籾の比熱が大きく，熱伝導率が低い物理特性により一度，冬に氷点下にまで冷却された籾殻温がそのまま夏まで低く保持されることから実用規模のサイロ貯蔵で超低温貯蔵が可能となった。この方法は寒冷地の自然環境を有効に利用し，低コスト省エネルギーで高品質米を供給する貯蔵技術である［川村ら（2003)]。

2）野　菜

栽培技術や流通・貯蔵技術の進歩に伴い野菜は年間を通じて食することが可能となっている。しかし，栄養価については時期による差があり，野菜の多く収穫される時期や最も味の良い時期である**旬**の時期は栄養価が高い。季節による栄養価の変動を調査した例がある（図 1-5)。特にビタミン類のうち**カロテン**と**ビタミン C** 含量には季節変動が大きく認められる。カロテンでは，**にんじん**が最大月の 6 月では最小月の 1 月の約 2.5 倍，**ブロッコリー**では最大月の 3 月は最小月の 8 月の約 4 倍も多い。一方，ビタミン C では，さらに変動が大きく，**ほうれんそう**は最大月の 12 月は最小月の 9 月の約 4 倍，ブロッコリーも 2 倍程度の開きがある。また，根菜類は葉菜類に比べて比較的変動が小さいが，**じゃがいも**では変動が約 5 倍と大きい。

これまでにほうれんそうの場合，カロテンとビタミン C 含量の間および**クロロフィル**とカロテンの間にはいずれも正の相関関係がみられている。ほうれんそうの旬は冬季収穫の 11～12 月頃であり，この時期のほうれんそうはクロロフィル含量も多く，栄養価は高い。なお，ほうれんそうの場合，含量が多いと好ましくない硝酸やシュウ酸は夏季と冬季

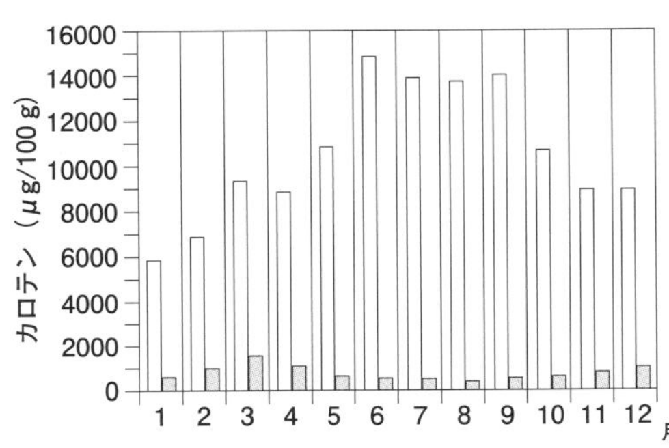

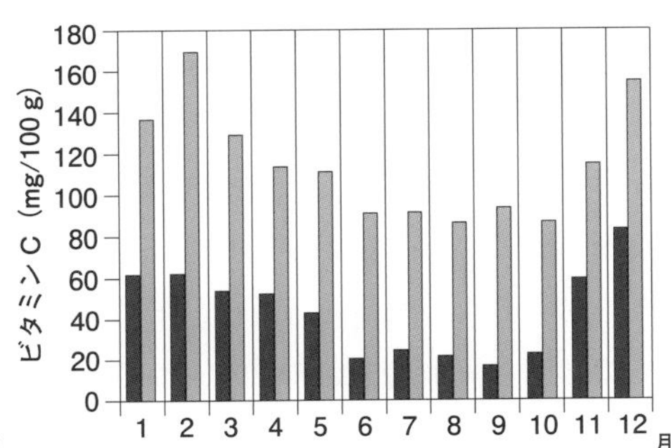

図 1-5 野菜中のビタミン C とカロテン含量の季節変動
ほうれんそう（■），にんじん（□），ブロッコリー（▒）
（辻村（2003）一部改変）

の収穫時期では著しい違いはみられていない。

3）果　実

「富有(ふゆう)」,「刀根早生(とねわせ)」および「早秋(そうしゅう)」の3品種のかきを用いて，成熟に伴うビタミンC量と果頂部の**カラーチャート値**の推移を調査した研究例がある（図1-6)。果実発育と成熟に伴うビタミンC含量の変化は,「富有」,「刀根早生」,「早秋」とも幼果の時期をピークとして成熟期になるまで減少したが，減少量は品種によって差が認められている。また，果頂部のカラーチャート値も成熟に伴いいずれの品種でも増加したが，増加量には品種により違いが認められている。

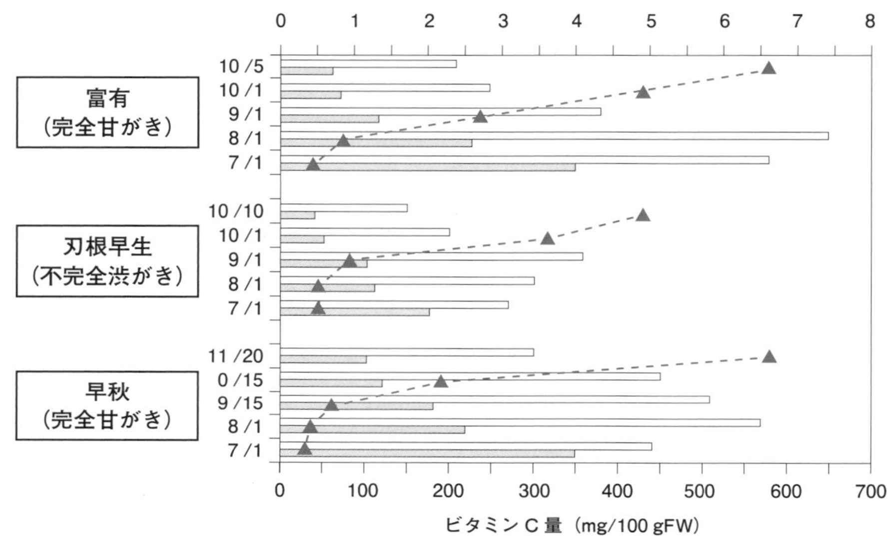

図1-6　成熟に伴うビタミンC量と果頂部カラーチャート値の推移
果皮（□），果肉（▨）ビタミンC量は酸化型と還元型の合計量で表示．
（新川ら(2011)一部改変）

（3）栽培条件と栄養

1）こ　め

近年の温暖化の影響で，本州以南の水稲作での登熟初期に異常高温になり，**白未熟粒(しろみじゅくりゅう)**や**胴割粒(どうわれりゅう)**が多発し，こめの品質が低下する場合がある。この高温登熟を回避するため作期移動や移植密度の調整によりコシヒカリの生育，収量および品質を制御した富山県の例がある。移植時期を4月下旬（早植）と5月中旬（晩植）で実施すると，4月下旬区では栽植密度を高めることで穂数が増加するものの収量が増加せず，過繁殖による葉色や品質の低下が認められた（表1-2)。一方，5月中旬区では晩植による穂数不足を補うために栽植密度を高めると穂数や収量の増加につながり，外観の品質が向上した。このように**晩植栽培**で**栽植密度**を高めることにより生育，収量および品質の安定化に効果が認められている。

表 1-2　移植時期および移植密度が収量と外観品質に及ぼす影響

移植時期	栽植密度 (株 /m^2)	精玄米重[*1] (g/m^2)	穂　数[*1] (本 /m^2)	整　粒 (%)	白未熟合計 (%)
4 月下旬	15.2	583	362	54.0 (39.0)	40.2 (50.9)
	18.2	569	383	53.1 (36.0)	43.2 (54.2)
	21.2	562	398	49.9 (34.8)	43.8 (56.6)
5 月中旬	15.2	515	333	62.6 (20.5)	27.8 (71.6)
	18.2	533	344	65.8 (25.3)	24.0 (65.9)
	21.2	552	369	69.8 (27.4)	25.4 (63.8)
平均値	4 月下旬	571	381	52.3 (36.6)	42.4 (53.9)
	5 月中旬	53	348	66.0 (24.4)	25.7 (67.1)
	有意差	*	**	** (**)	** (*)

＊1　2005 と 2006 のデータの平均値．整粒と白未熟合計：2005 年の平均値；括弧あり，2006 年の平均値：括弧なし．
* $p < 0.05$, ** $p < 0.01$.　(守田ら (2011) 一部改変)

2) 野　菜

有機質肥料としてなたね油かす，骨粉およびけいふん灰を用いて栽培したトマト（品種“サターン”）と**無機質肥料**（トマト栽培に用いられる一般的な化成肥料）によるものの成分を示す。水分含量は，有機質肥料（以下，有機区）による方が，無機質肥料（以下，無機区）によるトマトより少ない結果（表 1-3）が得られ，これは有機区の方が水分以外の成分を多く含有することと推察される。ビタミン C 含量は有機区に多く，固形分換算した場合もその傾向がみられる。トマトの味を左右する糖および有機酸（クエン酸，リンゴ酸，およびピルビン酸）も有機区の方に多く含有された。しかし，ほうれんそうは，トマトの場合と異なって施肥条件の差はみられない。これはほうれんそうのように播種から収穫までの期間が短い野菜は，差が現れにくいのではないかと推察されている。

水分が少なく塩分の多い厳しい環境で育て栄養価を高める方法がある。「**フルーツトマト**」と呼ばれる濃い色をしたトマトである。これは栽培するときに与える水をできるだけ少なくすることで，糖，ビタミンおよびミネラルが濃縮されて普通のものより小ぶりであるが，非常に糖度が高いので甘くて美味しいトマトになる。

厳しい環境で育てることにより栄養成分を増やす方法がある。その 1 つに**寒じめほうれんそう**がある。これは冬，ハウスの中で育てたほうれんそうに収穫前にあえて外気を当てて，寒さを与えることで糖・ビタミン・ミネラルを増やす栽培方法である。ほうれんそうが寒さに耐えるために体内の水分を減らし，糖分を高めて凍るのを防ぐ性質を利用したものである。寒じめほうれんそうの栄養成分の中でビタミン C（120 mg/100 g）と E（3.4 mg/100 g）はそれぞれ市販品（関東産）のそれらの約 1.8 倍と 1.4 倍である。この方法は長期に渡って収穫が可能なこと，余分な資材やコストもかからない点で利点があり，主に青森，岩手，秋田の東北地方で生産出荷が行われている。

表 1-3　有機質肥料と無機質肥料で栽培したトマトの成分（3 年間の平均値）

成　分	有機質肥料	無機質肥料
水　分（%）	93.1	93.6
ビタミン C（mg%）	22	18
ブドウ糖（%）	1.7	1.5
果　糖（%）	1.5	1.5
クエン酸（mg%）	370	350
リンゴ酸（mg%）	20	25
ピルビン酸（mg%）	10	5

有機肥料はなたね油かす，骨紛，けいふん灰を使用．ビタミン C 量は還元型と酸化型の合計量で表示．
（吉田（1998）一部改変）

コラム　まだまだある栄養成分の増加方法

秋に収穫したにんじんをそのまま畑に残して春に収穫する**越冬にんじん**もある。寒さに強いにんじんの品種ほどビタミンE含量が増えていることから，にんじん自身が寒さに耐えるために糖・ビタミンEを増やしていると考えられている。雪の下で越冬したにんじんは，甘みや呈味成分であるアスパラギン酸，グリシンおよびセリンなどの遊離アミノ酸量が大きく増加するだけでなく，豊かな香りの成分の**カリフィレン**も増加するために普通のにんじんに比べて糖度が高く，青臭さが少ない。

3）果　実

上記（1)-3）の完全甘がきである富有の栽培法の違いによる適期収穫果実の果肉品質とビタミンC含量について調査した例がある（表 1-4)。「富有」の樹冠下に**非透水性マルチ**を被覆（ひふく）するとビタミン C 含量の増加が認められ，収穫時の果肉中のビタミン C 含量は約 134 mg/100 gFW となり，無処理区の 111 mg/100 gFW より高くなった。この要因としては，濃縮効果以外に水分ストレスによるビタミン C 生合成の活性化の可能性が考えられている。

なお，非透水性マルチ区と無処理区では他の処理区に比べてともに果肉硬度はやや高いが，両者のその値は同じである。

表 1-4　各栽培法の適期収穫果実の果実品質とビタミン C 量（2008 年実施）

栽培法	収穫日	ビタミン C (mg/100gFW)	果重（g）	果頂部カラーチャート値	Brix（%）	果肉硬度 (kg/cm^2)
非透水性マルチ区	11 月 14 日	134	265	5.7	17	2.4
雨よけ栽培区	11 月 14 日	115	312	5.8	17	2.1
環状剥皮区	11 月 14 日	122	269	5.4	18	2.1
袋掛け栽培区	12 月 9 日	69	305	8.6	19	1.9
無処理区	11 月 14 日	113	263	5.4	17	2.4

ビタミン C 量は酸化型と還元型の合計量で算出し，平均値で表示（n=12)．
果重，果頂部カラーチャート値，Brix，果肉硬度：平均値で表示（n=24)．
非透水性マルチ区：タイベック 700 AG，ポリエチレン 100 %，9 月 10 日被覆；雨よけ栽培区：間口 5.4 m，軒高 3.5 m のパイプハウスの天井部にのみ 10 月 16 日にビニール被覆；袋掛け栽培区：白色袋（柿 1 号：小林製袋，8 月 15 日被袋)；環状剥皮区：主枝単位，6 月 4 日実施．
（新川ら（2011）一部改変）

1-2-2 畜 産 物

乳，卵および食肉中の成分は主に遺伝的要因（品種，系統，個体等），生理学的要因（年齢等），環境要因（飼養，季節等）によって変動する。これらの成分の変動幅は一般的に脂質で大きく，糖質では少ない。ここでは遺伝学的，生理学的および環境要因と栄養成分との関係について主に概説する。

（1）遺伝的要因と栄養

1）乳

日本での乳牛の数は1975年代に増加し，1985（昭和60）年には211万頭になったが，1993（平成5）年以降は生乳受給の悪化などの背景とした生産調整の影響で減少し，2019年度で133万頭である。日本の乳牛の種類は大型で産乳能力や搾乳性等の高泌乳力から約99％が**ホルスタイン種**で，その他に**ジャージー種**やブラウンスイス種などがわずかであるが飼養されている。乳成分の含有量は動物種によって異なり，ホルスタイン種ではジャージー種に比べて乳量は多いが，たんぱく質や脂質の含有量は少ない（表1-5）。一方，ジャージー種をみると，乳量はあまり多くないが，脂肪分やたんぱく質量が多いため，チーズの製造などに用いられている。両者の炭水化物（主に乳糖）はほとんどかわらない。人乳は牛乳に比べると，乳糖が多く，たんぱく質は少ない。人乳にはCa，K，Pが少ない。また，ビタミンCが多く，ビタミンB_1，B_2が少ない。なお，人乳はカゼインの割合が少なく，乳清たんぱく質の割合が高く，**β-ラクトグロブリン**は含まれない。

表1-5 乳および乳製品の一般成分組成（可食部100g中）

食品名	エネルギー[*1] (kcal)	たんぱく質[*2] (g)	脂質[*3] (g)	炭水化物[*4] (g)	Ca (mg)	K (mg)	P (mg)	ビタミンA[*5] (μg)	ビタミンB_1 (mg)	ビタミンB_2 (mg)	ビタミンC (mg)
生乳 ジャージー種	77	3.5	5.0	4.7	140	140	110	53	0.02	0.21	1
生乳 ホルスタイン種	63	2.8	3.8	4.7	110	140	91	38	0.04	0.15	1
人乳	61	0.8	3.6	6.7	27	48	14	46	0.01	0.03	5
やぎ乳	57	2.6	3.2	4.8	120	220	90	36	0.04	0.14	1
普通牛乳	61	3.0	3.5	4.7	110	150	93	38	0.04	0.15	1
加工乳 濃厚	70	3.0	4.2	5.0	110	170	100	35	0.03	0.17	tr
加工乳 低脂肪	42	3.4	1.0	5.1	130	190	90	13	0.04	0.18	tr
脱粉乳	31	3.1	0.1	4.8	100	150	97	tr	0.04	0.15	2

*1：エネルギー値はFAO/INFOODSの推奨する方法に準じて算出，*2：アミノ酸組成によるタンパク質，
*3：脂肪酸のトリアシルグリセロール当量，*4：利用可能炭水化物（単糖当量），*5：レチノール活性当量．
tr：痕跡．

（日本食品成分表2020版（八訂）より抜粋）

2）卵

日本の鶏卵の食料自給率は2019年で96％と高く，その生産量は約260万トンで消費形態は，家計消費約50％，業務用約30％，加工用約20％で，一人当たりの年間消費量は世界第2位である（337個／人）。近年，鶏卵の消費量は，コンビニエンスストアでのデザートや総菜（卵焼きなど）の販売促進等により増加しており，2014年から2019年の6年間で4.3％増となった。卵の種類は**白玉**，**赤玉**，**薄赤玉**（ピンク卵），**青玉**および**う**

ずら卵である。白玉は羽毛の白い白色レグホーン種（卵用種）の卵が多い。赤玉は，羽毛の赤い鶏が産卵する。**薄赤玉**は白玉鶏の多産生と赤玉鶏の強健性を目的に改良された白色鶏の卵で，**青玉**は南米原産のアローカナと白色レグホーン交配種の卵である。うずら卵は採卵のために家禽した日本うずらの卵で，この種は産卵率の高く，年間200個以上の卵を産む。なお，栄養成分は白玉，赤玉および青玉でほぼ同じである。うずら卵と鶏卵の栄養成分を比較すると，前者は後者に比べてたんぱく質，脂質，鉄，ビタミンA，B_1，B_2で高い値を示している（表1-6）。また，うこっけい卵は**コレステロール**値がうずら卵や鶏卵のそれらよりも高い。卵は食物繊維やビタミンCを除くとバランスの良い栄養素を持っている食品である。

表1-6　卵類の栄養素の違い（全卵，生，可食部100g中）

食品名	たんぱく質[*1] (g)	脂質[*2] (g)	鉄 (mg)	ビタミンA[*3] (μg)	ビタミンB_1 (mg)	ビタミンB_2 (mg)	コレステロール (mg)
うこっけい	10.7	10.5	2.2	160	0.10	0.32	550
うずら	11.4	10.7	3.1	350	0.14	0.72	470
鶏	11.3	9.3	1.5	210	0.06	0.37	370

[*1]：アミノ酸組成によるタンパク質，[*2]：脂肪酸のトリアシルグリセロール当量，[*3]：レチノール活性当量，
（食品成分表2020版（八訂）より抜粋.）

3）肉

2019年の牛肉，豚肉，鶏肉の消費量はそれぞれ1,345千t，2,790千t，2,810千tである。そのうち国内生産量の占める割合は35％，46％，61％で，輸入量のそれは65％，54％，39％である。牛肉より鶏肉と豚肉を多く消費し，牛肉を比較的多く輸入している現状である。肉用牛は主に**肉専用種**（和牛4品種：黒毛和種，無角和種，日本短角種，褐毛和種），**乳用種**（国産若牛：ホルスタイン種（♂）など），**交雑種**（F1：黒毛和種（♂）×ホルスタイン種（♀））の3種類がある。養豚は主として，異なる品種を掛け合わせることによってそれぞれの両親や祖父母が持つ特徴を活かして，肉質，発育性，多産性などを向上させ，経済効率を高めながら，豚肉生産が行われている（三元交配など）。また，**純粋種**としてはランドレース種，大ヨークシャー種，デュロック種，バークシャー種がある。鶏には，ブロイラーなどの肉用として飼養される**肉用種**（白色コーニッシュ，白色プリマスロック，コーチン）がある。また，**卵用種**（白色レグホーン），**卵肉兼用種**（横斑プリマスロック，ロードアイランドレッド）もある。さらに，各地域でそれぞれの地鶏品種を活用した特産鶏の生産が行われている。代表的な日本鶏の品種は軍鶏（しゃも），比内鶏（ひないどり），うこっけい，名古屋である。

食肉の栄養成分は家畜の種類や筋肉部位で変動する。成分をみると，たんぱく質が11～20％，脂質と水分で74～84％，無機質が約1.0％，その他微量のグリコーゲン等の糖質で構成されている（表1-7）。脂質は食肉の中で最も変動しやすい成分である。家畜を肥育した際に筋線維束の間の結合組織に蓄積する脂肪は**脂肪交雑**と呼ばれ，牛肉の品質を左右する重要な因子である。脂肪酸を構成する脂肪酸の内訳は家畜の種類や筋肉部位で，

表 1-7 食肉の一般成分（可食部 100g 中）

食品名	エネルギー (kcal)	水　分 (g)	たんぱく質 *3 (g)	脂　質 *4 (g)	炭水化物 *5 (g)	灰　分 (g)
和牛肉 *1						
サーロイン	422	43.7	11.4	39.8	4.6	0.6
もも	212	63.4	17.4	13.9	4.3	1.0
輸入牛肉 *1						
サーロイン	218	63.1	16.1	14.9	5	0.9
もも	133	73.0	17.2	5.7	3.1	1.0
豚大型種肉 *1						
ロース	190	65.7	18.4	11.3	3.6	1.0
もも	138	71.2	18.0	5.4	4.3	1.1
豚中型種肉 *1						
ロース	203	64.6	17.8	13.1	3.5	1.0
もも	153	69.6	17.4	7.1	4.8	1.1
親 *2						
むね	113	72.8	19.7	1.5	5.1	0.9
もも	128	72.3	18.5	4.2	4.1	0.9
若どり *2						
むね	105	74.6	19.2	1.6	3.4	1.1
もも	113	76.1	16.3	4.3	2.3	1.0

*1：皮下脂肪なし，生，*2：皮なし，生，*3：アミノ酸組成によるタンパク質，
*4：脂肪酸のトリアシルグリセロール当量，*5：差し引き法による利用可能炭水化物．
豚大型種（交雑種）：豚枝肉取引規格において「上」に格付されるもの．
豚中型種：バークシャー種．
親：産卵率の低下した産卵鶏（廃鶏）．
若どり（ブロイラー）：生後 80 日前後の若い鶏．

（日本食品成分表 2020 版（八訂）より抜粋）

異なる。総脂肪酸に占める**飽和脂肪酸**の割合は輸入牛肉が最多で，次に豚肉，和牛肉，鶏肉の順に少ない。**多価不飽和脂肪酸**の割合は鶏肉が多く，次いで豚肉で，牛肉が最も少ない。豚や鶏の脂肪の融点は牛の融点より低い。これは脂肪酸のリノール酸や多価不飽和脂肪酸を含むためである。また，鶏の脂質にはこれらの脂肪酸の他に飽和脂肪酸であるステアリン酸の割合も少ない。なお，食肉（牛肉，豚肉，鶏肉）はだいずや鶏卵と同様にアミノ酸スコアが 100 で必須アミノ酸も多く栄養学的に優れている。無機質とビタミン類をみると，牛肉で**亜鉛**が多く，豚肉で**ビタミン** $\mathbf{B_1}$ が多い特徴がある。

食肉の色調は肉質の評価項目の１つであり重要である。食肉の赤味度は畜種，年齢，雌雄，筋肉部位，筋線維型などによって異なる。畜種でみると，**ミオグロビン**含量の低い鶏肉などでは食肉の色調は淡く，ミオグロビン含量の高い馬肉などでは食肉の色調は濃い赤色を呈する。また，豚の筋肉部位では胸最長筋と大腰筋では後者の方が前者よりも赤色筋線維の占める割合が高い。

コラム　代替肉と培養肉

世界人口増加による食肉供給不足への対応や環境保全といった側面から，代替肉が現在注目されている。代替肉には植物由来代替肉と培養肉の２種類があり，培養肉は人工的に屋内生産が可能であることから植物由来代替肉と比較して環境負荷が小さく，気候変動の影響を受けにくいといわれている。培養肉生産の技術課題は生産時に用いられる材料（培養液等）および量産化方法であり，それらの課題を解決するためにスタートアップ（新規事業）だけではなく大手企業も取り組みを始めている。また，細胞が付着するような足場（筋組織代替）を培養液中に入れることによってステーキ肉のような肉本来の食感を生み出す技術も検討されている。日清食品ホールディングスは2019年３月，東京大学と共同で，コラーゲン足場を用いることによりサイコロステーキ状のウシ筋組織の作製に成功した。今後，量産化が進み既存牛肉価格と同程度となることで，ベジタリアンやビーガンといった人々や，動物福祉への関心のある世代から市場へ広がっていく可能性もある。

（２）生理的要因と栄養

１）乳

牛乳を生産するためには，乳牛が妊娠し，子牛を出産しなければならず，乳牛が分娩してから泌乳が終了するまで約365日で，この期間にホルスタインの経産牛で約９千kgの牛乳を生産する（図1-7）。乾乳期間（約60日）を経て次の出産を行い再び乳生産を始める。乳成分は泌乳ステージによっても変動する。産次による違いはみられるが，分娩直後

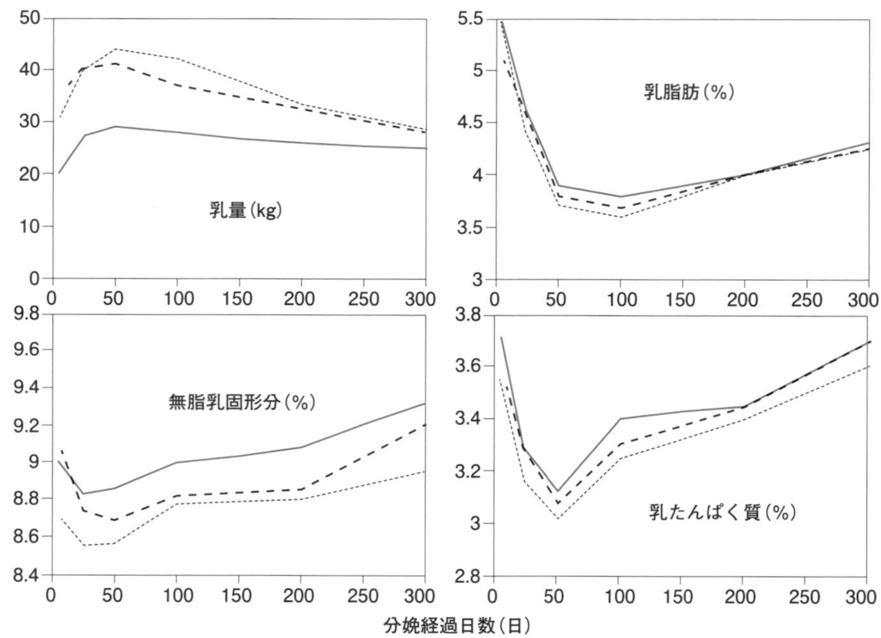

図1-7　分娩経過日数と乳成分の推移
初産（── n=512），２産（- - n=450），３産以上（------ n=1025）.
（雪印種苗（株）北海道研究農場（2003〜2006年平均））

は高かった成分も泌乳量のピークを迎える時期（分娩後59～60日）より少し遅れて分娩後90～100日頃最低レベルに達し，その後，徐々に上昇する。

2）卵

産卵鶏は孵化して5か月で**成鶏**となり，産卵が始まる。養鶏場では約1年半程度産卵させ，**廃鶏**とする。産卵は数日間産卵，1日休産し，翌日より産卵の周期がある。卵の大きさは産卵鶏の日齢が進むにつれ大きくなる。一般に卵殻は，産卵鶏の加齢に伴い薄くなり，気温が高いとカルシウムの沈着量が減少する。寒冷下でも卵殻形成が阻害される。

3）肉

食肉は**肥育期間**によって肉質が変化する。豚の場合，肉質に影響を及ぼす要因としては，飼料，品種，性別，と殺日齢およびと殺後の処理方法などが考えられるが，肉の品質を高めるために，と畜日齢を遅らせることは有効である。一般的には肉豚の出生時の体重は1.4 kg程度であるが，離乳期には約7.0 kgとなり，約150日間肥育した後は約110 kg（出荷時）となる。**バークシャー種肥育豚**を200日齢，230日齢および260日齢でと畜すると，肥育期間を延長することで1日平均増体量は，260日齢区で200日齢区より小さくなり，胸最長筋の脂肪含量は230日齢区で高く，硬さの指標となる破断応力は230日齢区で低くなる傾向が見られている（表1-8と1-9）。また，肉の赤味度を示すa*値は肥育期間が長くなるにつれ高くなる傾向がみられる。

表1-8　と畜日齢による肉質の違い

区　分	水分(%)	保水力(%)	伸展率(%)	加熱損失(%)	圧搾肉汁率(%)	粗脂肪(%)	破断応力(kgw/cm^2)
1　区	72.18	77.89	27.19	26.57	42.52	3.75	54.98
2　区	72.46	78.37	24.91	25.8	44.38	4.12	49.36
3　区	72.73	78.12	27.73	25.67	43.39	3.68	56.77

1区：と畜日齢200日，2区：と畜日齢230日，3区：と畜日齢260日.

（佐野ら（2007）一部改変）

表1-9　と畜日齢による肉色の違い

区　分	切断直後			切断30分後		
	L*	a*	b*	L*	a*	b*
1　区	49.24	8.14	7.37	49.10	8.80	8.41
2　区	50.88	8.63	8.10	51.30	9.10	9.05
3　区	44.60	9.49	7.28	45.65	9.65	7.81

1区：と畜日齢200日，2区：と畜日齢230日，3区：と畜日齢260日.
L*：明度，a*：赤味度，b*：黄味度.

（佐野ら（2007）一部改変）

（3）環境要因と栄養

1）乳

(a) 飼料の影響

牛乳が飼料から受ける影響は大きく，飼料を構成するエネルギーバランスが重要となる。一般にサイレージや乾草などの**粗飼料**を多給すると，乳脂率は増加し，乳たんぱく質率は低下する。一方，**濃厚飼料**を多給すると，乳脂率は低下し，乳たんぱく質率と無脂固形分率は増加する。放牧では牧草を摂取するためその中の成分であるβ-カロテンにより黄色味のある牛乳になり，不飽和脂肪酸や**共役リノール酸**（CLA）が増加する。

(b) 季節による変動

ホルスタイン種の快適な飼育環境温度は10〜15℃とされ，25℃を超える暑熱環境では乳量だけでなく乳脂肪や乳たんぱく質の含量がやや低下する。日本では乳成分中の乳糖，ビタミンおよびミネラル量はほぼ一定であるが，乳脂肪，無脂固形，乳たんぱく質は**季節的な変動**を受け，7〜9月の夏期に低く，11〜1月の冬期には高くなる（図1-8）。

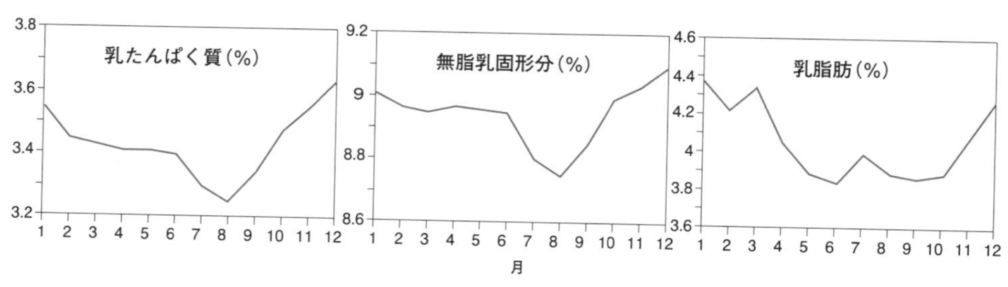

図1-8　乳成分の季節変動
（雪印種苗（株）北海道研究農場（2003〜2006年平均））

2）卵

(a) 飼料の影響

鶏卵は**卵殻部**，**卵白部**，**卵黄部**に分かれ，これらの構成比（重量比）はおよそ1:6:3である。卵黄の色は飼料に含まれる色素との関連が深く，卵黄が黄色〜橙色を呈しているのは**キサントフィル**の**ルテイン**や**ゼアキサンチン**によるものが多く，少量のクリプトキサンチンやβ-カロテンの影響もある。キサントフィルを多く含むトウモロコシ，アルファアルファ，パプリカ，マリンゴールドを飼料に添加することで卵黄色を帯びた黄色になる。一方，ビタミンAの飼料への添加は卵黄色の退色が見られるので注意が必要である。

上述したような卵の産卵生理を利用して，通常の卵にビタミン，ミネラル，必須脂肪酸などの栄養素を強化した高付加価値鶏卵，いわゆる**栄養強化卵**の生産が行われている。一般に飼料中に添加した脂溶性の栄養素は主に卵黄部に，水溶性栄養素は卵黄部と卵白部に移行する。また，栄養素の中ではCa，Mg，Fe，ビタミンAおよびアミノ酸などは鶏卵へは移行しにくい。魚油に含まれる多価不飽和脂肪酸は主に卵黄中のリン脂質の構成脂肪酸として取り込まれる。なお，卵黄の脂肪酸組成は飼料によって変動するが，不飽和脂肪酸を多く含む魚油を飼料に加えた場合は不飽和脂肪酸含量が高くなり，空気による脂質酸化を受けやすいため乾燥卵などでは保存に留意する必要がある。現在，栄養強化卵はヨウ素，葉酸，ビタミンA，D，Eおよびα-リノレン酸，DHAおよび鉄などが市販されている。

(b) 気温や照明による変動

産卵は気温，照明などにより影響される。例えば，**名古屋種**で育成期間中に照明時間の漸減処理や短日処理により産卵開始を変化させたところ，産卵開始が遅いものほど体重，卵重が増加し，MS 規格（鶏卵 1 個：52 g 以上 58 g 未満）以上の卵の産卵数，産卵割合が高くなる傾向が認められている（表 1-10）。なお，食卓卵としては MS～L（鶏卵 1 個：61 g 以上 70 g 未満）規格のサイズのものが消費者には好まれる傾向がある。

表 1-10 育成期間中の照明時間の漸減および短日処理が名古屋種の規格別産卵個数に及ぼす影響

処理区	規格					
	SS 未満	SS	S	MS	M	総数
1 区	2	13	51	35	3	104
2 区	1	7	31	46	5	89
3 区	0	4	36	39	9	88
4 区	0	4	32	43	9	88
5 区	0	3	31	47	7	88

規格別個数は，21～24 週齢までの 1 羽あたりの個数として表示．（佐野ら（2006）一部改変）

3) 肉

家畜は栄養障害などの理由でと畜前に**異常肉**が発生する場合がある。飼料の組成に起因する例をあげる。まず，体脂肪が黄色で異臭を放つ豚肉があり，**黄豚**（きぶた）と呼ばれる。多価不飽和脂肪酸を多く含む魚屑などの飼料や酸化した油脂を含む飼料を給与した家畜に多いのが特徴である。特に豚での発生率が高い。次に冷えたと体でも脂肪が軟らかく，締まりのない豚肉で，**軟脂豚**と呼ばれる。飼料中の油脂の組成が影響し，不飽和脂肪酸が多く融点の低い油脂の多給により発生する。ストレスや疾病，寒冷などにより体内の蓄積脂肪（特に飽和脂肪酸）がエネルギーとして消耗して発生することもある。脂肪の融点が低いため加工用にもテーブルミートにも適さない。軟脂豚の予防法としてはいも類や穀物飼料を給餌し，飽和脂肪酸を蓄積しやすくする方法がある。

1-2-3 水 産 物

世界では，1 人当たりの食用魚介類の消費量が過去半世紀で約 2 倍に増加し，平成期においてもそのペースは衰えていない。魚介類は，世界の動物性たんぱく質供給量の 17 % を担う重要な食料資源となっている。我が国の食用魚介類の自給率をみると 1964 年の 113 % をピークに低下傾向を示し，2000 年よりほぼ横ばいで推移し，2019 年では 56 % である。また，主要国・地域の 1 人 1 年当たり食用魚介類消費量（粗食料ベース）で比較すると，日本は 3 位の 45.9 kg/ 人・年で，これは 1 位の韓国（55.0 kg/ 人・年）と 2 位のノルウエー（51.4 kg/ 人・年）よりやや少なく，4 位のインドネシア（44.7 kg/ 人・年）に近いレベルとなっている（2017 年）。日本での食用魚介類の国内消費仕向量は，1989 年から 2001 年に 850 万トン前後で推移した後に減少し続け，2016 年には肉類の国内消費仕向量を下回り，2018年には569万トン（概算値）となった。年齢階層別の魚介類の1人1日当たり摂取量をみても1998年以降はほぼ全ての世代で摂取量が減少傾向にある。1人当たり生鮮魚介類の購入量は減少し続けているが，よく消費される生鮮魚介類の種類は変化しており，1989年にはいかやえびが上位を占めていたが，近年は，切り身の状態で売られることの多い，さけ，まぐろおよびぶりが上位を占めるようになった。

水産加工に用いられる原料は農作物や畜産物加工に用いられるそれに比べて多種多様であり，種類ごとに形態が不均一で成分間の差が大きい。また，原料供給が不安定で，季節や部位による肉質も変動する。この節では原料の特性の変動要因と品質保持のための蓄養・養殖条件について主に概説する。

（1）生息環境と栄養

魚介類筋肉の筋原線維たんぱく質の**熱安定性**は**種特異性**があり，安定性の順位は生息水域の温度と強く関連している。また，一般に生物体脂質を構成している脂肪酸の**不飽和度**（二重結合の数）も生物が生育する環境温度と関係があり，温度が低いものほど不飽和度は高い。魚類は陸上動物に比べて冷たい環境に生息することから脂質の不飽和度は高い。魚類の中でも**冷水域**に生息するものは，**暖流域**に生息するものよりも脂質の不飽和度は高い傾向にある。これらの特性は魚介類を加工する際にたんぱく質の変性や脂質の酸化度合に大きく影響する。

（2）肉質と栄養

魚類の筋肉の性状も魚種によって異なる。一般的に，**赤身魚**（ミオグロビンなどの生理活性の高い色素たんぱく質を多量に含み赤味を帯びている魚）の筋肉は**白身魚**（少量の色素たんぱく質を含み白色に近い色調の魚）のそれに比べて筋線維が細いこと，全たんぱく質に対する筋形質たんぱく質の割合が多いこと，グリコーゲンのレベルが高いことから死後の到達最低pHが低くなりたんぱく質が変性しやすいこと，脂質が多いこと，エキス窒素が高く，遊離アミノ酸ではヒスチジンが多い特徴がある。

血合肉と**普通肉**では肉質がかなり相違する。血合肉は色素たんぱく質（ミオグロビンなど），脂質，ビタミン類（ビタミンA，D，B_1，B_2，B_{12}，パントテン酸など）に富むが，エキス成分の総量が少ない。しかし，たんぱく質のアミノ酸組成や脂質組成には違いがみられない。なお，普通肉は**白筋**（激しい短時間の運動に関与），血合肉は**赤筋**（持続的な運動に関与）に属する。血合肉の発達程度や分布は魚種で異なる。**底棲性魚**（ていせい）（まだら，こちなど）は体側の表層部に少量の血合肉が分布しているが，**近海性回遊魚**（まさば，まあじなど）は体側中央から後部にかけて多量の血合肉がみられ，**遠洋性回遊魚**（かつお，まぐろなど）では筋肉の表層部と深部にそれぞれ血合肉が発達している（図1-9）。

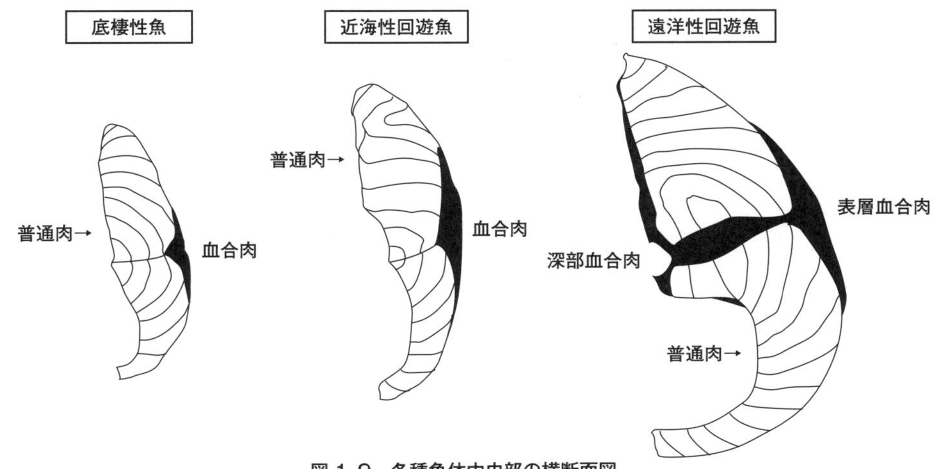

図 1-9　各種魚体中央部の横断面図

（3）季節と栄養

魚介類の肉質は魚種によって異なるだけでなく，同一魚種でも季節によって変動する。季節変動をもたらす要因としては摂餌による成長と肥満，摂餌組成の変化，塩分や水分の変化，性成熟に伴う変化などがあげられる。特に産卵期における体消耗は肉質に影響する度合が大きい。ここではしろざけ，まいわし，はまち，ほたてがいの例を取り上げる。

1）しろざけ

日本ではさけ類の中では最も漁獲量が多い。北海道では漁獲量の少なさと味の良さから市場で高く評価されるものがある。**トキシラズ**は春頃に北海道太平洋沿岸から三陸沿岸で漁獲されるさけで，**メジカ**は本州の日本海側に回帰し，秋にオホーツク海沿岸で漁獲されるさけである。**ケイジ**は脂肪比率の高いさけである。さけは稚魚として海に出て，北洋でプランクトンを食べ，3～4 年で体長約 1 m になった成魚が晩秋から冬にかけて産卵のために生まれた川に回帰する。産卵期の遡河中のさけは婚姻色と呼ばれる赤紫色の模様が体側に現れ，**ブナザケ**と呼ばれる。この時期のサケは餌を取らないので，脂質量が少なく，水分が多く，味も良くなく，肉質も軟弱である。人工孵化放流事業が進み回帰率が向上したためブナザケの有効活用が求められ，魚しょうゆやサケ節等の開発が進み一部の地域で実用化されている。

2）まいわし

長崎県の沿岸海域で漁獲されたまいわしの脂質量の季節変動（1～5 月）をみると，脂質量は冬季に多く，産卵期の春先に最低となり，産卵後索餌初期である 5 月になると増加する（図 1-10）。同じ多脂肪期の魚体でも産卵前の 1～2 月と索餌初期の 5 月では脂質の蓄積状態が異なり，主として前者では皮下部分に，後者では腹腔部分に多いことが認められている。**水分量**と**脂質量**の間には**負の相関関係**が見られている。また，たんぱく質と水分との関係では産卵前の多脂肪期の魚体では，水分量が低いほどたんぱく質量も低いが，産卵期の少脂肪期の魚体では，水分量が高いほどたんぱく質量が低い傾向にある。さらに，**脂質量**と**肥満度**との間にも**正の相関関係**が認められている。

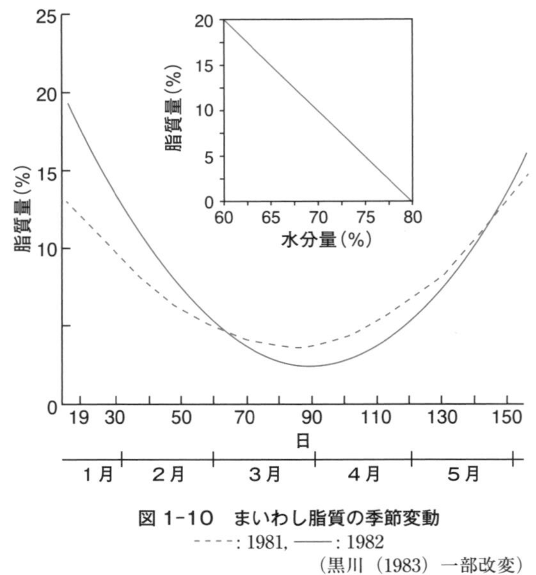

図 1-10　まいわし脂質の季節変動
----: 1981, ——: 1982
（黒川（1983）一部改変）

3）はまち

はまちの体成分は**部位**，**成長**，**成育環境**，**栄養条件**などの種々の要因によって変動する。供給量が多い養殖はまちを供試魚として，魚体を背肉，腹肉，尾肉，血合肉の 4 部位（図 1-11）に分けて成分の成長および季節による変動の調査した例がある（図 1-12）。水分は夏に増加し，秋から冬にかけて減少し，1 年魚は 2 年魚よりも含有量が多い。たんぱく質は 1 年魚が 2 年魚よりもやや高い値を示し，尾肉に高い値を示している。脂質は部位や季節による変動が著しく，夏に減少した後，秋に激増している。また，血合肉と腹肉に含有量が多く，尾肉には少ない。灰分は夏に高く，たんぱく質や無機質の変動パターンと類似した傾向が認められている。Ca，Na，K は成長や季節による変動が大きく，2 年間の平均では血合肉は他の部位と異なった値や変動を示す元素（P，Fe，Na，K，Mg，Cu，Mn）が多い（表 1-11）。

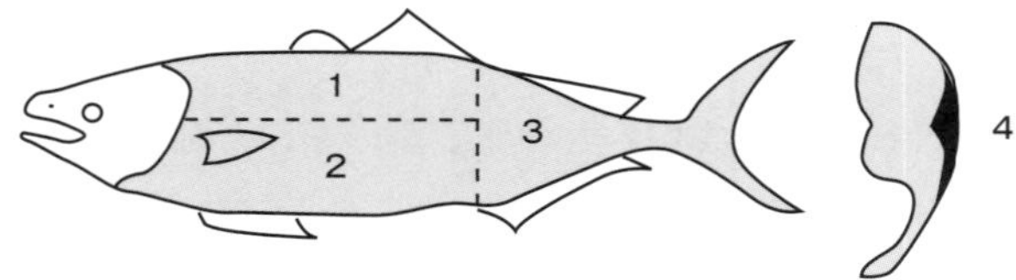

図 1-11　はまちのサンプリング部位
1．背肉，2．腹肉，3．尾肉，4. 血合肉
（伊達と山本（1998））

表 1-11　はまち各種部位の無機質の違い（mg/100 g）

部　位	Na	K	Ca	Mg	P	Fe	Zn	Cu	Mn
背　肉	24	350	3	40	272	0.4	0.5	0.05	0.02
腹　肉	22	347	2	40	250	0.4	0.5	0.06	0.02
尾　肉	20	361	2	41	289	0.4	0.5	0.07	0.02
血合肉	38	246	2	25	207	3.7	0.6	0.39	0.05

2 年間の平均値で表示（伊達と山本（1988）一部改変）

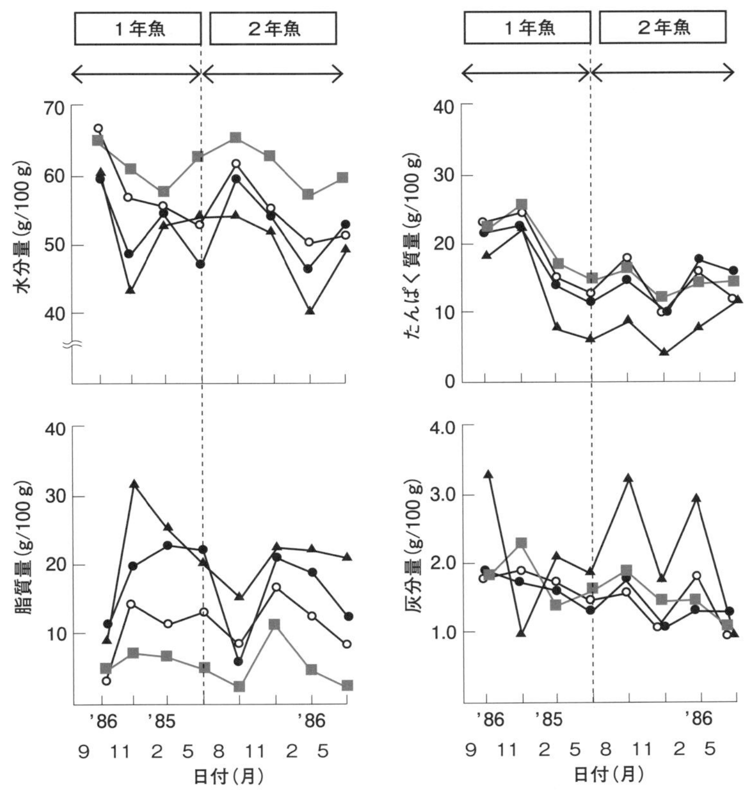

図 1-12　はまち筋肉中の水分，たんぱく質，脂質および灰分の季節変化

平均値で表示．

○：背肉，●：腹肉，■：尾肉，▲：血合肉．

（伊達と山本（1988）一部改変）

4）ほたてがい

北海道紋別漁場で水揚げされた地まき放流 4 年のほたてがい貝柱の成分の季節変化を調査した例がある。**貝柱の重量**と**グリコーゲン量**は春から夏にかけて増加し，秋から冬にかけて減少する。無水物換算したグリコーゲンとたんぱく質の間には負の相関が認められている。ATP 関連化合物と遊離アミノ酸総量はそれぞれ 7 月と 6 月で最も高く，グルタミン酸量は産卵期後の 5 月で最も高い。グリシン，アラニン，プロリンおよびアルギニンは夏季に高くなる傾向が見られている。したがって，この地域で水揚げされるほたてがいは夏が最も美味しい**旬**の時期と判断される。ほたてがいの他にエキス分の変動より調査した例があり，**くろあわび**ではグルタミン酸，グリシンおよび AMP 量の多くなる 9 月が旬であると推定されている。

（4）蓄養と栄養

漁獲物の高品質化の取り組みとして上記に記載した旬の時期に出荷する方法や好適な環境下に生息する魚介類を見出して出荷する方法などがある。一方，漁獲物を出荷調整などのために区画された一定の水域で短期間，餌を与えないで飼育する方法（**蓄養**）がある。ここではひらめとうにの水揚げ前の蓄養時の**環境馴致**（じゅんち）（徐々に環境になじませること）による体成分の変動を利用した高品質化の取り組みを紹介する。

1）ひらめ

ひらめは活魚の疲労度合の違いが死後硬直までの時間の個体差を大きくすることから，水揚げされたひらめの疲労回復が**死後硬直**（死後筋肉が透明感を失い硬くなる現象）を遅らせることができる。死後硬直の程度は硬直指数より求められ，硬直指数が増加すると死後硬直の進行度合いは大きい。**硬直指数**（RI）は体長 1/2 のところで魚体を水平に支え，水平線から尾柄部までの鉛直距離（L）を測定し，次式に従い即殺時の値（Lo）との比で示したものである［RI=（Lo − L）/Lo × 100］。生息水温に近い 18 ℃で一昼夜蓄養させ，低温馴致条件の違いと ATP 関連物質組成の変化を調査した研究例がある。図 1-13 の結果より，0 ℃での**低温馴致**は死後硬直の進行を速めることがわかる。次に，18 ℃で安静に蓄養されたひらめを 5 ℃の水槽に投入して 10〜120 分間低温馴致を行うと馴致時間の長短で死後硬直の進行は異なり，24 時間までの馴致では 18 ℃馴致（対照）に比べて 60 と 120 分区で死後硬直の遅延が見られたが，24 時間以降は対照とほぼ同程度である。ATP 関連物質組成をみると 24 時間までは試料間で著しい違いがみられ，0 ℃ 10 分間馴致区で ATP 割合の低下が最も速いが，5 ℃ 10 分と 60 分間区で遅い。したがって，18 ℃で蓄養したひらめを 5 ℃水槽に投入し，60 分後に取り上げて即殺処理することで，従来

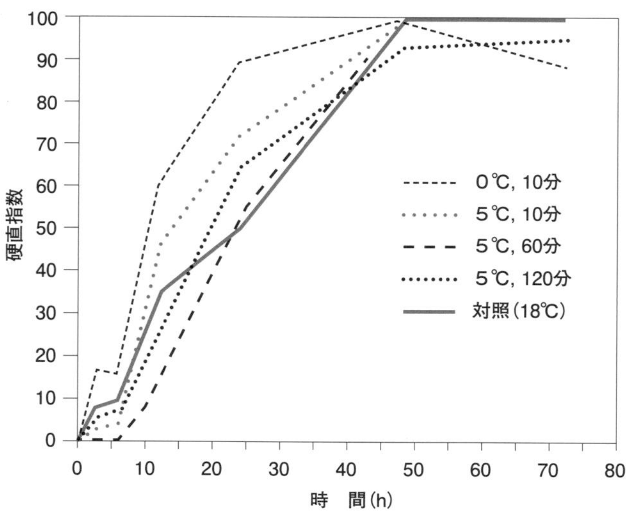

図 1-13　低温馴致条件の違いによるひらめの硬直指数の変化
（白板孝明（2012）一部改変）

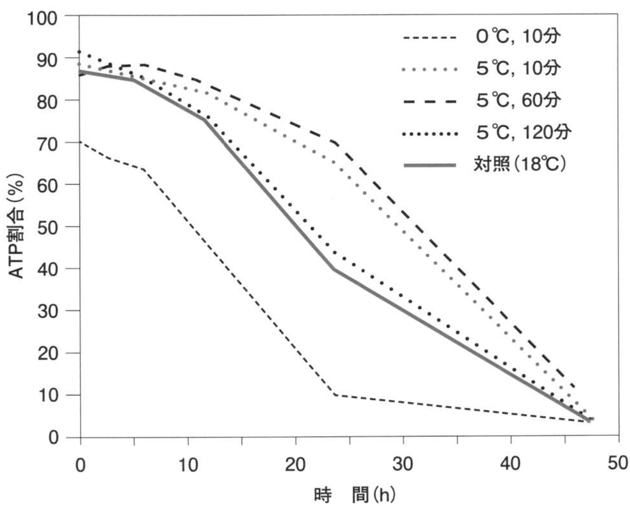

図 1-14　低温馴致条件の違いによるひらめの ATP 割合の変化
ATP 割合＝（ATP 量 /ATP 関連化合物総量）× 100
（白坂孝明（2012）一部改変）

の安静に蓄養されたひらめに比べてより高品質なひらめを生産することが可能である（図1-14)。なお，低温馴致後のひらめは鰓脇から延髄と血管，尾柄部の血管を切断して同海水で脱血後，5 ℃貯蔵したものである。

2）う　に

うにの可食部は**生殖巣**である。そのため栄養成分の蓄積によって生殖巣が大きくなる頃にうにの味や見栄えは最良となり，旬を迎える。しかし，産卵に向かって配偶子形成が進み卵や精子がつくられると生殖巣は脆弱化し，身溶けの現象がみられ，ミョウバンを用いても商品とはならない。また，卵形成が進むにつれ苦味成分の**プルケリミン**が発生して食べられないことも知られている。生殖巣発達過程に関与する水温の制御により**成熟制御**を行うことができる。したがって，冷水域に生息するばふんうにの未成熟期の長期化と配偶子形成抑制は夏季の水温上昇期に 24～26 ℃まで水温を上昇させ，その後，24～26 ℃で飼

表 1-12　ばふんうにの摂餌量と生殖巣指数

項　目	対照区	24 ℃区	26 ℃区	28 ℃区
生殖巣指数				
飼育開始時（5 月）		13.6 [1.1]		
実験開始時（7 月）		12.8 [1.3]		
9 月	14.3 a	14.9 a	14.4 a	10.7 b
12 月	12.9 a	11.9 a	12.3 a	8.4 b
	[2.8]	[0.2]	[0.1]	[0.5]
3 月	18.5 a	12.8 b	12.6 b	7.0 c
摂餌量（g/ 個体・日）	0.09	0.16	0.13	0.04

a, b, c の異なる文字の組み合わせは有意差を示す.
表中の括弧の数値はプルケリミン含量の平均値（mg/100 g）を示す.
（萱場ら（2012）一部改変）

育を続けることが**生殖巣指数**（GI）の低下も小さく，食用に適切な条件（身入りが良い）であると考えられている（表1-12）。なお，この条件では卵巣中のプルケリミン含量も少ない。ばふんうには未熟期のみ食用に適しているため食用時期である漁期を長期化することで市況にあわせたうに漁や加工品の製造が可能となる。

（5）養殖と栄養

魚介類の養殖技術向上に伴い約70種以上の魚介藻類が養殖されている。**天然魚**と**養殖魚**の成分の違いについての報告例は多く，それらの結果では一般に養殖魚は天然魚に比べて脂肪量が多く，筋肉が脆弱になるという結果が認められている。例えば，まあじ，まだい，かんぱち，しまあじ，くろまぐろでもその傾向が認められ，脂肪酸組成や遊離アミノ酸含量も天然魚と養殖魚間に違いが見られる場合が多く，特に脂肪酸組成は飼料に影響を受けやすい。しかし，上記の魚種で無機質は天然魚と養殖魚間にほとんど差異はない。

天然および養殖とらふぐ各4匹を用いて一般成分，脂肪酸組成，遊離アミノ酸含量および筋肉硬度の比較実験がある。なお，天然とらふぐは**延縄漁法**（はえなわ）（1本の幹縄に多数の枝縄（これを延縄と呼ぶ）をつけ，枝縄の先端に釣り針をつけて漁獲する方法）で捕獲したもの，また養殖とらふぐは養殖後，市場に出荷できる大きさ（3年魚）に成長したものを試料としたものである。天然および養殖とらふぐの外形および肝臓重量に差異が認められたものの，肉質や測定した化学成分にはほとんど差異はなく，養殖とらふぐの肉質は天然とらふぐに近く，筋肉自体の商品価値は天然魚と遜色ない結果が得られている。

あゆは前部背側筋肉に脂質が多く，しばしば全背肉の脂質量が全腹肉の脂質よりも多い。特に養殖あゆにおいては前部背側筋肉に15％程度の脂質が蓄積し，これが不味の原因の1つとされている。

養殖魚の魚種によっては飼育飼料の影響を受けやすい魚と影響を受けにくい魚に分けられるが，養殖魚の場合，養殖密度，養殖水深，養殖飼料（由来や組成），出荷時の年齢などの条件に十分留意して総合的に結果を判断する必要がある。

飼料原料として**アスタキサンチン**を用いた例がある。そもそも**さけ**は天然では食物連鎖の中で食物を通じてアスタキサンチンを摂取し，主に筋肉に蓄積させている。さけはアスタキサンチンを体内で合成できないため養殖さけでは意図的にアスタキサンチンを含有した飼料を給与しないと特有の赤色が筋肉につかない。さけの流通業者はアスタキサンチンを含有する飼料を給与し，赤味をコントロールして高値のつく消費者が好むさけの生産を行っている。水産養殖魚に対するアスタキサンチンの添加量と給与期間の例をみると，ぎんざけでは30〜40 ppmで4〜8か月間，くるまえびでは50〜150 ppmで2〜3か月間である。また，魚種の品質向上の目的でぶりやかんぱちにアスタキサンチンを給与することで，体内でツナキサンチンに代謝されて特有の黄色い線が明瞭になる。さらに，アスタキサンチンは養殖魚の色調の改善だけでなく，まだいやぶりの親魚の卵の受精率や孵化率の向上，にじますなどの魚類の肝機能賦活効果を示すことも報告されている。

飼育飼料の種類によっては養殖時に体重増加，**比増殖速度**（単位時間当たりの細胞増殖速度），飼料効率，摂取量などに悪影響を与えるものがある。例えば南極オキアミの外殻には**フッ素**が含まれており，**成長阻害**が淡水魚やニジマスでは見られるが，大西洋産魚類では見られておらず，種特異性がある。そのため魚類の代替わり飼料に南極オキアミを用いる場合は外殻を除いたものが好ましいと報告されている。

コラム　二ホンウナギ種苗生産技術について

2014 年，二ホンウナギは国際自然保護連合によって絶滅危惧種に指定された。過去 30 年間（ウナギの 3 世代の期間）に生息数が半分以下に減少したと判断されたためである。私たちがこれから鰻丼を食べて行くためにはウナギ資源の保全を図りながら，持続的に養殖していく手段を考えなくてはならない。このような状況下でウナギ種苗量産研究センターでは 1973 年に人工ふ化に成功して以来，2002 年に 1 尾のシラスウナギ生産に成功し，2010 年に人工生産したウナギから採卵ができ，完全養殖を達成した。その後，飼料の改良や水槽の開発などが進み毎週のように年間千尾単位でシラスウナギを作ることが可能となった。しかし，日本のウナギ養殖には 1 億尾ものシラスウナギが必要であり，商業的に成り立つためにはコスト削減が課題である。

コラム　キャベツウニの養殖について

海水温の上昇の影響や食害などによって沿岸から海藻類が消失してしまう現象は「磯焼け」と呼ばれる。この磯焼けが発生した海域では，海藻をえさとするアワビ類やサザエなどが減少し，漁業に大きな打撃を与えている。近年，神奈川県沿岸では，南方系食植生魚類のアイゴの増加と在来のウニ類（ムラサキウニやガンガゼ）により，海藻類を食べつくして磯焼けが発生し，ウニもえさ不足のため身入りせず利用されなかった。神奈川県水産技術センターでは，磯焼け対策により駆除したムラサキウニの有効利用として，県内で生産される流通規格外のキャベツを餌にし，ウニの身入りをよくする研究が行われた。その結果，2 ヶ月間程のキャベツ給餌により，ウニの可食部である生殖巣が肥大し，甘味成分のグリシンが多い一方で苦み成分のバリンが少なく，天然のムラサキウニと比べて磯臭さが少ない「キャベツウニ」の養殖が見いだされた。現在，県内の漁協や民間企業により養殖試験が始められ，一部では販売まで行われるようになった。また，この技術は全国的に広がりアスパラガスや白菜，ブロッコリーなどの地元野菜を餌としたウニ養殖が進められている。

章末問題

問1　食料生産の現状と課題に関する問題である。正しいものはどれか。1つ選べ。

(1)　食料自給率とは一国内で消費される食料のうち，どの程度が外国産でまかなえているかを表す指標である。

(2)　フードバンク活動とは品質は多少の問題はあるが，通常の販売が困難な食品・食材を，地方自治体などが食品メーカーなどから引き取って，福祉施設などへ有償（低価格）で提供する活動のことである。

(3)　日本のフードマイレージは総量で比較すると，韓国・アメリカの約4倍，イギリス・ドイツの約9倍，フランスの約3倍と群を抜いて大きい。

(4)　食育とは様々な経験を通じて「食」に関する知識と「食」を選択する力を習得し，健全な食生活を実践することができる人間を育てることである。

(5)　食品ロス率 とは世帯食における一人1日当たりの食品使用量を食品ロス量で除して％表示にしたものである。

解説

(1) 食料自給率とは一国内で消費される食料のうち，どの程度が国内産でまかなえているかを表す指標である。

(2) フードバンク活動とは品質には問題はないが，通常の販売が困難な食品・食材を，NPOなどが食品メーカーなどから引き取って，福祉施設などへ無償提供するボランティア活動のことである。

(3) 日本のフードマイレージは総量で比較すると，韓国・アメリカの約3倍，イギリス・ドイツの約4倍，フランスの約9倍と群を抜いて大きい。

(5) 食品ロス率 とは食品ロス量を世帯食における一人1日当たりの食品使用量で除して％表示にしたものである。

問2　イネに関する問題である。正しいものはどれか。1つ選べ。

(1)　こめを低温で貯蔵すると米自身の生理活性や酵素活性が抑制され，貯蔵中の品質劣化も抑えられ，新米に近い味が保持できる。

(2)　ササニシキ系列の品種は粘りが強いのが特徴で，アミロース量が低いものが多く，たんぱく質量も比較的低い。

(3)　コシヒカリ系列の品種は，粘りがほどほどであるが，甘味があるのが特徴で，たんぱく質量はやや低く，アミロース量もやや低い。

(4)　こめの品質（食味）には収穫後技術には関係なく，品種，栽培環境（土壌や気象）および栽培管理技術の要因に影響される。

(5)　晩植栽培で栽植密度を高めることで生育，収量および品質の安定化に効果的が認められていない。

解説

(2) ササニシキ系列の品種は，粘りがほどほどであるが，甘味があるのが特徴で，タンパク質量はやや低く，アミロース量もやや低い。

(3) コシヒカリ系列の品種は粘りが強いのが特徴で，アミロース量が低いものが多く，タンパク質量も比較的低い。

(4) こめの品質（食味）には品種，栽培環境（土壌や気象），栽培管理技術，収穫後技術などの多くの要因に影響される。

(5) 晩植栽培で栽植密度を高めることで生育，収量および品質の安定化に効果的が認められている。

問3　果実に関する問題である。正しいものはどれか。1つ選べ。

(1)　完全甘がきとは，種子が多いと樹上で渋味が完全になくなるが，種子がないと全く脱渋しない品種のことである。

(2)　完全渋がきとは種子の有無に関係なく，樹上で渋味が抜けきらない品種のことである。

(3)　「富有（ふゆう）」，「刀根早生（とねわせ）」および「早秋（そうしゅう）」の3品種を比較すると，果頂部のカラーチャート値も成熟に伴いいずれの品種でも増加したが，増加量には品種により違いが認められない。

(4)　完全甘がきである富有の樹冠下に非透水性マルチを被覆した場合と無処理の場合では果肉中のビタミンC量はほとんど同じである。

(5)　かきの主要品種を含む完全甘がき，不完全甘がき，完全渋がき，不完全渋がき間でビタミンC含量には品種間の違いがみられる。

解説

(1) 完全甘がきとは，種子の有無に関係なく樹上で渋味がなくなる品種のことである

(2) 完全渋柿とは種子ができるとその周囲だけ脱渋する品種のことである。

(3) 「富有（ふゆう）」，「刀根早生（とねわせ）」および「早秋（そうしゅう）」の3品種を比較すると，果頂部のカラーチャート値も成熟に伴いいずれの品種でも増加したが，増加量には品種により違いが認められている。

(4) 完全甘がきである富有の樹冠下に非透水性マルチを被覆すると無処理の試料に比べて果肉中のビタミンC量の増加が認められている。

解　答

問題1　(4)　　問題2　(1)

問題3　(5)

問4　野菜に関する問題である。正しいものはどれか。1つ選べ。

(1)　寒じめほうれんそうのような栽培方法は長期に渡って収穫が可能であるが，資材やコストもかかる。

(2)　秋に収穫したにんじんをそのまま畑に残して春に収穫すると秋に収穫したものよりビタミンE含量が高い。

(3)　フルーツトマトは，水分が少なく，塩分の多い厳しい環境で育てることでできたもので，糖度が高く，甘いだけでなく，通常に比べて大きく育つ。

(4)　ほうれんそうの場合，含量が多いと好ましくない硝酸やシュウ酸は夏季と冬季の収穫時期には著しい違いがみられる。

(5)　ブロッコリーの場合，食用とする主体である花蕾部のビタミンC量は施肥による影響の受け方は品種間で類似している。

解説

(1)　寒じめほうれんそうのような栽培方法は長期に渡って収穫が可能であり，資材やコストもかからない利点がある。

(3)　フルーツトマトは，水分が少なく，塩分の多い厳しい環境で育てることでできたもので，糖度が高く，甘いが，通常に比べて小さくしか育たない。

(4)　ほうれんそうの場合，含量が多いと好ましくない硝酸やシュウ酸は夏季と冬季の収穫時期には著しい違いはみられていない。

(5)　ブロッコリーの場合，食用とする主体である花蕾部のビタミンC量は施肥による影響の受け方は品種間で異なる。

問5　食肉の栄養に関する問題である。正しいものはどれか。1つ選べ。

(1)　総脂肪酸に対する飽和脂肪酸の割合は鶏肉が最多で，次に豚肉，和牛肉，輸入牛肉に少ない。

(2)　脂肪酸を構成する脂肪酸の内訳は家畜の種類でほぼ同じであるが，筋肉部位で異なる。

(3)　畜種，年齢，雌雄，筋肉部位，筋線維型によってミオグロビン含量は異なる。

(4)　無機質とビタミン類をみると，牛肉でビタミンB_1が多く，豚肉で亜鉛が多い特徴がある。

(5)　家畜を肥育した際に筋線維束の間の結合組織に蓄積する脂肪は脂肪交雑と呼ばれ，鶏肉の品質を左右する重要な因子である。

解説

(1)　総脂肪酸に対する飽和脂肪酸の割合は輸入牛肉が最多で，次に豚肉，和牛肉，鶏肉に少ない。

(2)　脂肪酸を構成する脂肪酸の内訳は家畜の種類や筋肉部位で異なる。

(4)　無機質とビタミン類をみると，牛肉で亜鉛が多く，豚肉でビタミンB_1が多い特徴がある。

(5)　家畜を肥育した際に筋線維束の間の結合組織に蓄積する脂肪は脂肪交雑と呼ばれ，牛肉の品質を左右する重要な因子である。

問6　乳の栄養に関する問題である。正しいものはどれか。1つ選べ。

(1)　日本の乳牛の種類は大型で産乳能力や搾乳性等の高泌乳力から約99％がジャージー種である。

(2)　ホルスタイン種の乳量はあまり多くないが，脂肪分やタンパク質量が多いため，チーズの製造などに用いられている。

(3)　人乳は牛乳に比べると，乳糖が多く，タンパク質，Ca，KおよびPが少ない。

(4)　ホルスタイン種とジャージー種を比べると炭水化物や灰分量は前者の方が後者よりも多い。

(5)　人乳のビタミンは牛乳のそれに比べて，ビタミンCが少なく，ビタミンB_1，B_2が多い。

解説

(1)　日本の乳牛の種類は大型で産乳能力や搾乳性等の高泌乳力から約99％がホルスタイン種である。

(2)　ジャージー種の乳量はあまり多くないが，脂肪分やタンパク質量が多いため，チーズの製造などに用いられている。

(4)　ホルスタイン種とジャージー種を比べると炭水化物や灰分量はほとんどかわらない。

(5)　人乳のビタミンは牛乳のそれに比べて，ビタミンCが多く，ビタミンB_1，B_2が少ない。

解　答

問題4　(2)　　問題5　(3)

問題6　(3)

問7　卵の栄養に関する問題である。正しいものはどれか。1つ選べ。

(1)　栄養素の中ではカルシウム，マグネシウム，鉄，ビタミンAおよびアミノ酸等は鶏卵へは移行しやすい。
(2)　うずら卵と鶏卵の栄養成分を比較すると，前者は後者に比べてタンパク質，脂質，Fe，ビタミンA，B_1およびB_2で低い値を示している。
(3)　卵は食物繊維やカロテンを除くとバランスの良い栄養素を持っている食品である。
(4)　一般に飼料中に添加した脂溶性の栄養素は主に卵黄部に，水溶性栄養素は卵黄部と卵白部に移行する。
(5)　うこっけい卵のコレステロール値がうずら卵や鶏卵のそれよりも低い。

解説

(1) 栄養素の中ではカルシウム，マグネシウム，鉄，ビタミンAおよびアミノ酸等は鶏卵へは移行しにくい。
(2) うずら卵と鶏卵の栄養成分を比較すると，前者は後者に比べてタンパク質，脂質，Fe，ビタミンA，B_1およびB_2で高い値を示している。
(3) 卵は食物繊維やビタミンCを除くとバランスの良い栄養素を持っている食品である。
(5) うこっけい卵はコレステロール値がうずら卵や鶏卵のそれらよりも高い。

問8　卵に関する問題である。正しいものはどれか。1つ選べ。

(1)　卵の産卵生理を利用して，通常の卵にビタミン，ミネラル，必須脂肪酸などの栄養素を強化した高付加価値鶏卵（栄養強化卵）の生産が行われている。
(2)　鶏卵は卵殻部，卵白部，卵黄部に分かれ，これらの構成比（重量比）はおよそ1:3:6である。
(3)　卵黄が黄色～橙色を呈しているのはキサントフィルのルテインやゼアキサンチンによるものが多いが，少量のクリプトキサンチンやβ-カロテンの影響はない。
(4)　ビタミンAの飼料への添加は卵黄色の強化が見られる。
(5)　トリメチルアミンは褐色卵鶏より白色卵鶏で卵へ移行しやすい傾向が認められている。

解説

(2) 鶏卵は卵殻部，卵白部，卵黄部に分かれ，これらの構成比（重量比）はおよそ1:6:3である。
(3) 卵黄が黄色～橙色を呈しているのはキサントフィルのルテインやゼアキサンチンによるものが多く，少量のクリプトキサンチンやβ-カロテンの影響もある。
(4) ビタミンAの飼料への添加は卵黄色の退色が見られる。
(5) トリメチルアミンは白色卵鶏より褐色卵鶏で卵へ移行しやすい傾向が認められている。

問9　普通肉と血合肉に関する問題である。正しいものはどれか。1つ選べ。

(1)　近海性回遊魚は体側全部から中央部にかけて少量の血合肉がみられる。
(2)　普通肉は白筋，血合肉は赤筋に属する。
(3)　遠洋性回遊魚では筋肉の深部にのみ血合肉が発達している。
(4)　普通肉は色素たんぱく質，脂質，ビタミン類に富み，エキス成分の総量が少ない。
(5)　普通肉と血合肉を比較すると，たんぱく質のアミノ酸組成や脂質組成には違いがみられる。

解説

(1) 近海性回遊魚は体側中央から後部にかけて多量の血合肉がみられる。
(3) 遠洋性回遊魚では筋肉の表層部と深部にそれぞれ血合肉が発達している。
(4) 血合肉は色素たんぱく質，脂質，ビタミン類に富み，エキス成分の総量が少ない。
(5) 普通肉と血合肉を比較すると，たんぱく質のアミノ酸組成や脂質組成には違いがみられない。

解　答

問題7　(4)　　問題8　(1)
問題9　(2)

問 10 水産物の脂質に関する問題である。正しいものはどれか。1つ選べ。

(1) 蓄積脂質の分布状態は魚種で異なり，いわしやかつおなど肝臓などの内臓器官に多量に蓄積するものと，たらやさめなどのように皮下組織に蓄積するものとがある。
(2) 水分量と脂質量の間には正の相関関係が見られる。
(3) 産卵期の少脂肪期の魚体では，水分量が低いほどたんぱく質量が低い傾向にある。
(4) 脂質量と肥満度との間には負の相関が認められている。
(5) 魚類の中で冷水域に生息するものは，暖流域に生息するものよりも脂質の不飽和度は高い傾向にある。

解説
(1) 蓄積脂質の分布状態は魚種で異なり，いわしやかつおなど皮下組織に多量に蓄積するものと，たらやさめなどのように肝臓などの内臓器官に蓄積するものとがある。
(2) 水分量と脂質量の間には負の相関関係が見られる。
(3) 産卵期の少脂肪期の魚体では，水分量が高いほどたんぱく質量が低い傾向にある。
(4) 脂質量と肥満度との間には正の相関が認められている。

問 11 蓄養に関する問題である。正しいものはどれか。1つ選べ。

(1) 0℃で蓄養したひらめを5℃水槽に投入し，60分後に取り上げて即殺処理することで，従来の安静に蓄養されたひらめに比べてより高品質なひらめを生産することが可能である。
(2) ばふんうには夏季の水温上昇期に24～26℃まで水温を上昇させ，その後，14～16℃で飼育を続けることが生殖巣指数の低下も小さく，身入りが良い条件である。
(3) 蓄養とは漁獲物を出荷調整などのために区画された一定の水域で短期間，餌を与えて飼育する方法である。
(4) 卵形成が進むにつれ苦味成分のプルケリミンが発生して食べられないことが知られている。
(5) 硬直指数とは体長1/5のところで魚体を水平に支え，水平線から頭部までの鉛直距離を測定し，即殺時の値との比で示したものである。

解説
(1) 18℃で蓄養したヒラメを5℃水槽に投入し，60分後に取り上げて即殺処理することで，従来の安静に蓄養されたヒラメに比べてより高品質なヒラメを生産することが可能である。
(2) ばふんうには夏季の水温上昇期に24～26℃まで水温を上昇させ，その後，24～26℃で飼育を続けることが生殖巣指数の低下も小さく，身入りが良い条件である。
(3) 蓄養とは漁獲物を出荷調整などのために区画された一定の水域で短期間，餌を与えないで飼育する方法である。
(5) 硬直指数とは体長1/2のところで魚体を水平に支え，水平線から尾柄部までの鉛直距離を測定し，即殺時の値との比で示したものである。

問 12 養殖に関する問題である。正しいものはどれか。1つ選べ。

(1) 南極オキアミの外殻にはフッ素が含まれているが，成長阻害には種特異性はみられない。
(2) 養殖とらふぐの肉質は天然とらふぐのそれと著しく異なるため筋肉自体の商品価値に著しい違いがみられる。
(3) 養殖アユにおいては前部背側筋肉に15％程度の脂質が蓄積しているが，これは不味の原因ではない。
(4) さけはアスタキサンチンを体内で合成できるために養殖さけに意図的にアスタキサンチンを含むエサを与えなくとも特有の赤色の筋肉がみられる。
(5) アスタキサンチンは養殖魚の色調の改善だけでなく，まだいやぶりの親魚の卵の受精卵や孵化率の向上やにじます等の魚類の肝機能賦活効果を示すことも報告されている。

解説
(1) 南極オキアミの外殻にはフッ素が含まれており，成長阻害には種特異性がみられる。
(2) 養殖とらふぐの肉質は天然とらふぐのそれに近く，筋肉自体の商品価値は両者で類似している。
(3) 養殖アユにおいては前部背側筋肉に15％程度の脂質が蓄積し，これが不味の原因の一つとされている。
(4) さけはアスタキサンチンを体内で合成できないために養殖さけに意図的にアスタキサンチンを含むエサを与えないと特有の赤色が筋肉でみられない。

解 答
問題 10 (5)　問題 11 (4)
問題 12 (5)

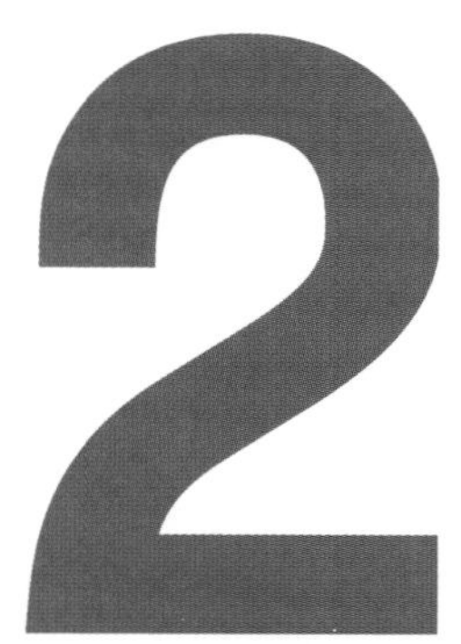

食品加工と栄養

2-1 食品加工の意義と目的

我々が日常食べている食品は何かしらの加工操作がなされている。例えば，収穫された時と同じように見える生食可能な魚介類や果実類であっても，鮮度の維持や変質防止の方策がなされている。これらも重要な食品加工操作の１つであることに違いない。人間は栄養素を食品という形で外部から摂取しなければ生きていくことができない。つまり，人における食は生命維持そのものであり，食生活と加工操作は切っても切れない関係がある。

近年，食料生産と消費の場が地球規模でつながるようになり，情報共有のスピードも格段に速くなった。また，世帯あたりの人数の減少，女性の社会進出拡大，生活水準の向上，平均寿命の延長と少子化など社会状況も変化している。さらに，「人生の価値」に対する個人意識が多様化し，結果的にライフスタイルもまた多様化している。

食品加工の主たる目的はどの時代においても「食べやすくする，または食べられるようにすること（可食化）」と「いつでも食べられる状態を維持すること（保存性の向上）」であることには疑いの余地はないが，ライフスタイルの多様化は「可食性」や「保存性」以外の目的を食品加工にもたらすことになった。例えば，「栄養性」は食品の基本的な特性の１つであるが，単に消化，吸収性を上げ人間の生命活動維持に不可欠な栄養素を効率的に供給するだけではなく，時には特定の成分量やエネルギー量を減少させた食品を提供することも加工操作に求められるようになった。さらに，摂取する人間の性別，年齢，健康状態，生活習慣などが密接に関係する「嗜好性への対応」，生活習慣病の予防や健康維持に着目した「機能性の付与」，輸送，販売そして調理時における「利便性・経済性の向上」といった特性をもたせることも，現在では食品加工の目的に含まれるようになった（表2-1）。

これらの特性は食品の種類だけでなく，同じ食品であっても利用方法によってどれが重要視されるかは変わってくる。しかしながら，どんな食品であってもその重要度が変わらないのは「安全性」である。食品の安全性は，① 食品自体がもつ毒性成分や加工・貯蔵時に生じる有害成分の除去と制御，② 有害微生物の生育制御，③ 添加物の適切な使用な

表 2-1 食品加工の目的

項目	内容
可食性の向上	そのままでは食べられない素材を食べられるまたは調理できる状態にすること.
保存性の向上	品質劣化を極力抑え，食べられる状態を長期間維持させること.
栄養性の変化	消化性や吸収性を向上させること. 特定の成分量やエネルギー量を増減させること.
嗜好性への対応	味，匂い，色，食感を変化させること.
機能性の向上	生活習慣病の予防効果や体調調節作用を付与すること.
利便性の向上	流通，販売方法をより簡単にし，低コスト化すること. 持ち運びを容易にすること. 調理時間の節約と調理方法を簡易化すること.
経済性の向上	廃棄物を削減させること，未利用素材を有効に利用すること. 利益率を向上させること. 低価格化により購入層を拡大させること.
安全性の確保	有害物質の除去や無毒化を行うこと. 微生物の生育を制御すること.

どで保たれるものである。食品の加工は常に安全性の確保を前提として行われるものであるが，食品の安全性は単に加工工程だけでなく，保存（貯蔵）および流通過程を含めて消費者が摂取するまで保証されなければならない。

本章では主に加工技術の特徴について解説するが，特に加工技術と保存（貯蔵）技術が密接につながっていることの理解が重要である。

2-2 食品加工の方法

食品加工の目的に応じてこれまで多くの技術が開発されてきたが，加工の基本操作は，① 機械的な操作を中心に，温度や圧力の変化なども含めた「物理的方法」，② 酵素的および非酵素的な化学反応により食品成分を変化させる「化学的方法」，③ 植物や微生物の生命現象やバイオテクノロジーを応用した「生物的方法」の３つにまとめられる。我々は様々な食品製造において，その加工目的に応じてこれらの方法をうまく組み合わせて使用しているのである。以下に代表的な加工操作と利用例を中心に解説する。

2-2-1 物理的方法

(1) 剥皮（はくひ）・搗精（とうせい）

外皮を除く操作が**剥皮**である。手段としては刃物，ブラシ，圧搾空気などが用いられている。**搗精**とはもみ米からもみ殻を除いた玄米のぬか層を除く操作のことで，玄米同士を擦り合わせる摩擦式と刃によってそぎ落とす研削（けんさく）式がある。

(2) 粉砕・摩砕・擂潰（らいかい）

粉砕とは固体を細粒化する操作のことである。乾式粉砕と水分を加えて粉砕する湿式粉砕がある。乾式粉砕で生じた微粉が弾性を有する塊になるとそれ以上の粉砕は難しくなるが，湿式にすると粘性が増し，さらに粉砕が可能になる場合もある。でんぷん製造におけるいもや香辛料の粉砕にも湿式粉砕が使われている。

豆乳の製造（呉（ご）の調製）のように水とともに磨り潰すことを**摩砕**ともいう。すり身やかまぼこのような魚肉練り製品の製造において，低温下で摩擦力を加えながら粘稠性（ねんちょうせい）がでるまで材料を磨り潰す操作は**擂潰**（らいかい）と呼ばれている。

粉砕機には圧縮式，衝撃式，せん断式，高速気流による渦流式やこれらを組み合わせたものが使用されている。粉砕操作は粉状食品を製造するだけでなく，含まれる成分の分離，抽出，乾燥効率を高める，あるいは他の食材との混合を容易にするためにも利用される。

（3）混合・乳化

混合とは複数の原材料を混ぜ合わせる操作のことである。原材料には液体，固体，気体とあるが，食品加工では気体同士以外の混合操作が一般的である。パンや麺生地の調製のように混ぜながら捏ねる操作は**混捏**（こんねつ）と呼ばれている。

固体と固体の混合は粉状食品の製造でよく行われる。この場合は原材料を容器（混合槽）に入れ，容器を回転または振動させたり，容器内で強制撹拌させたりすることで均一な状態にさせている。固体と液体の混合は，容器内での撹拌操作が基本となる。均一に分散あるいは溶解させたい固体成分の比重が液体よりも大きい場合，撹拌速度が遅いと底部に沈んでしまうため，混合時の撹拌速度は重要である。液体と液体の混合も容器内での撹拌操作が基本である。

水と油のように混ざり合わない液体同士において，液体の一方が微粒子となって他の液体中に分散した状態を**乳化**という。この場合，微粒子となっている方を分散相または不連続相，他方を分散媒または連続相と呼んでいる。**乳化型**には**水中油滴型**（O/W 型，マヨネーズ，生クリームなど）と**油中水滴型**（W/O 型，バターなど）がある（図 2-1）。乳化に使用される乳化剤には天然成分（大豆レシチン，卵黄，カゼインなどのたんぱく質など）と合成品（グリセリン，プロピレングリコール，ショ糖の脂肪酸エステル類など）がある。乳化は化学物質である乳化剤と混合操作で行うものであり，物理的方法と化学的方法を合わせた加工操作といえる。混合に用いる装置には，混合機（単なる混合や溶解，分散を目的としたもの），撹拌機（分散しにくい原材料をやや強力に混合するもの），練り混ぜ機，乳化機などがある。乳化機はホモジナイザー（均質機）と呼ばれるもので，圧力式と超音波式がある。

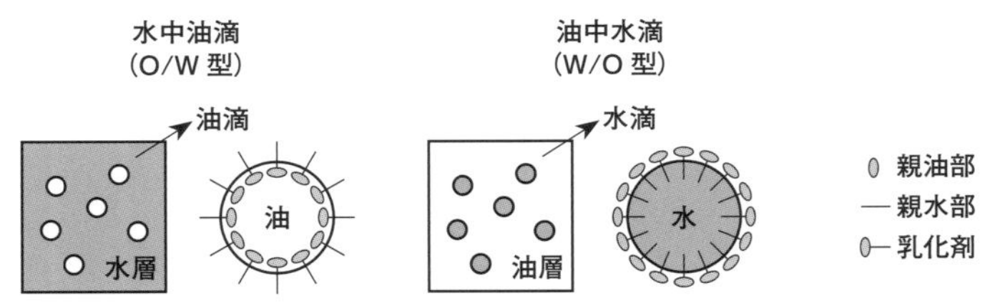

図 2-1　乳化型と乳化剤

（4）分離・蒸留

混合物の中からある成分（必ずしも単一成分というわけではない）を分けることが**分離**である。食品加工では固体同士の分離と固体と液体の分離（固液分離）が特に重要である。固体と固体の分離には大きさによる**篩別**（しべつ），比重差による風撰（ふうせん）（穀類，豆類，粉類の夾雑物を風力で分離する），磁気による鉄物質の除去などがある。

固液分離法にはろ過，圧搾，沈降，浮上，遠心分離などがある。固体と液体のどちらかあるいは両方を回収したいのかという目的に応じた方法が選択される。ろ過は分離したい物質の大きさや性状に合わせて，ろ紙，ろ布，金属メッシュ，セラミック，高分子膜（濃縮を参照）などの多孔性物質がろ材として使われる。分離前の固液混合物をスラリー，流出する清澄液をろ液という。固体濃度が高い場合（容量比で約１％以上）は分離された固体がろ材面に堆積する。これをケークろ過という。一方，固体濃度が低い場合（同0.1％以下）は懸濁固体のケークを形成せず，ろ材の細孔に捕捉される。これを清澄ろ過という。極めて小さい粒子の分離を目的とする場合を特に精密ろ過といい，高分子膜，セラミックなどを用いてビールや清酒，清涼飲料などの液体食品の除菌に利用されている。ろ過速度を速めるために，① 加圧ろ過（スラリー側を大気圧以上にする），② 真空ろ過（ろ液側を減圧する），③ 遠心力を利用するなどの装置的な工夫と，④ ろ過助剤（ケイソウ土剤，パーライト剤など）の利用といった方法がある。ろ過助剤は予めろ材に付着させておく場合とスラリーに添加してろ過する場合とがある。

蒸留とは混合液中において沸点の異なる成分間の蒸気圧の差を利用して分離する方法のことである。蒸留条件の異なるいくつかの方法が食品製造に利用されている。

① 単蒸留：沸点に大きな差がある場合に使われる（蒸留酒の製造など）。

② 精留（分留）：多成分を含む蒸留において，蒸発した成分をある温度範囲ごとに分取する（蒸留酒や濃縮果汁フレーバーの製造など）。

③ 水蒸気蒸留：高温では熱分解しやすく，さらに水に溶解しない成分の分離に使われる（油脂の脱臭など）。

④ 分子蒸留：高真空下で行うため沸点以下で蒸留できることから，熱や酸素で変化しやすい成分の蒸留に適している（脂溶性ビタミン，モノグリセリドの分離など）。

ろ過以外の分離方法については表2-2にその特徴をまとめた。どの操作方法でも完全に液体と固体を分離することは不可能であり，いくつかの方法を組み合わせる工夫が必要となる。

表 2-2 各種分離方法の特徴

方 法	特 徴
ろ 過	固体の大きさにより，様々なろ材を用いて液体から固体を分離する．
圧 搾	圧力をかけて固体から液体を分離する．果実からの果汁分取，食油用種子類からの油の分取，もろみからの酒粕と清酒の分離など．
沈 降	固体と液体の密度差（沈降速度差）を利用して，濃縮沈殿物と清澄液に分離する．各種でんぷんの精製，清酒やワインにおける“おり”の除去，酵母回収，穀類洗浄時の夾雑物除去など．
浮 上	液中の懸濁分子に気泡を付着させ浮上させる．果汁中の酵素凝集コロイド物質の除去，油水の分離など．
遠心分離	遠心力で，ろ過，脱水，沈降分離を行う．牛乳からの塵，微生物およびクリームと脱脂乳の分離，酵母や乳酸菌の回収，砂糖結晶の回収，油脂類の分離，果汁の清澄化，でんぷんの脱水など．

(5) 抽　出

抽出とは固体または液体の原材料中の成分を溶剤（溶媒ともいう）を用いて分離することで，化学的要素も多い。水溶性成分の抽出溶媒はもちろん水であるが，用途に応じて軟水化（脱イオン化）を施すこともある。コーヒー，紅茶，緑茶のエキス成分の抽出（脱イオン水を使用）や，てんさいからのショ糖抽出は水を溶剤としている。一方，油脂などの水に不溶な成分の抽出には*n*-ヘキサン，ベンゼン，エタノール，アセトンなどの有機溶剤が使われる。大豆油は抽出法で製造される代表的な食用油で，主に *n*-ヘキサンが溶剤として使われている。近年，超臨界ガスを溶剤とした抽出法（**超臨界ガス抽出**）が実用化されている。**超臨界ガス**とは気体と液体が共存できる臨界状態を超えた状態で存在している流体である。臨界点以上に圧力を上げると超臨界ガスの密度は上昇し，溶解力が高まることから，圧力や温度を調整しながら目的の成分を抽出する。二酸化炭素（臨界温度 31 ℃，臨界圧力 7.38 MPa）は比較的低温で超臨界状態となり，しかも安価で無害なため，超臨界ガス溶剤として使われている。この抽出方法は装置や操作コスト面で高いものの，液体溶剤による抽出に比べて条件が温和なため，熱などに不安定な芳香成分の分離にも適している。現在，コーヒーやお茶の脱カフェイン化，ホップからのエキス成分抽出，香料，スパイス，色素の抽出，油脂の抽出，油脂からの異臭の抽出，除去に利用されている。

(6) 濃　縮

溶液中の溶質の濃度を高める操作を一般的に**濃縮**と呼ぶ。広い意味では分離や抽出も濃縮操作の１つと捉えられるが，主に脱水操作を行うことが濃縮とされており，「**蒸発濃縮**」，「**膜濃縮**」，「**凍結濃縮**」の３つの方法に分けられる。

蒸発濃縮は加熱により水分を蒸発させる方法である。加熱による成分変性が製品特性に大きな影響を与えない場合は常圧下で行うが，加熱による成分変性や空気（酸素）との接触による酸化が品質低下につながる場合は，より低温で水分の蒸発が行えるよう減圧下で行う。濃縮装置を構成する蒸発缶（水を蒸発させる部分）が１つのものを単一効用缶，２つ以上のものを多重効用缶と呼ぶ。他の２つの濃縮法に比べて，蒸発濃縮の消費エネルギーは大きいと言われているが，多重効用缶の開発により熱エネルギーの効率的な利用が可能となった。ジャム，トマトペースト，トマトジュース，果汁，コーンシロップ，砂糖液，乳の濃縮に広く利用されている。

膜濃縮は多孔性の高分子膜を用いて成分をろ過分離する方法である。膜の寿命からくるコスト面と濃縮限界が蒸発濃縮よりも小さいというデメリットがあるが，水分蒸発のための加熱を必要としないことから，エネルギー消費が少なく，成分の変性も起こさないというメリットを活用して近年，多くの食品の製造に利用されるようになってきた。膜濃縮の原理は分離したい成分の大きさの違いよる分子篩（ふるい）とイオン性物質の分離を目的とした電気透析がある。使用される膜は高分子素材，セラミック膜，金属膜などがある。分離，濃縮の原理を図 2-2 と 2-3 に，主な膜分離技術の特徴を表 2-3 にまとめた。

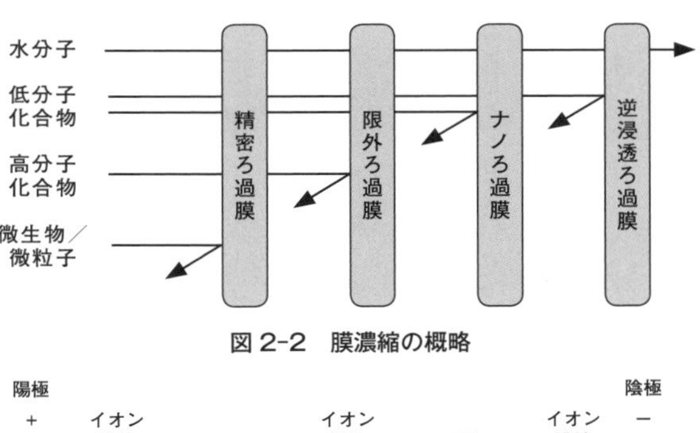

図 2-2 膜濃縮の概略

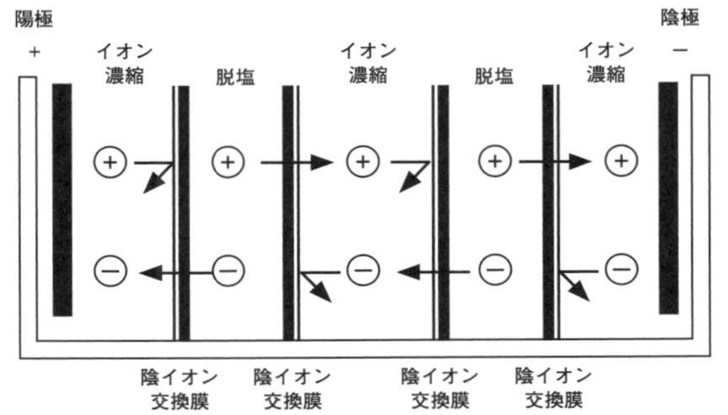

図 2-3 電気透析の概略 ⊕ 陽イオン ⊖ 陰イオン

表 2-3 膜技術を用いた濃縮操作の特徴

ろ過方法	分画分子と分子量	駆動力・操作圧力	用途概要	実用例
精密ろ過（MF）	粒径 0.1 〜数μm	減圧または〜数百 kPa の加圧	微生物，微粒子の分離 エマルジョンの形成	生ビールの製造，ミネラル水の除菌，しょうゆの除菌，清澄化など． 低脂肪マーガリンの製造（エマルジョン形成）など．
限外ろ過（UF）	数千 〜数十万	減圧または〜数百 kPa	コロイド，高分子物質の分離	各種酵素の精製，果汁の清澄化， チーズホエーのたんぱく質濃縮， 生酒の製造，蜂蜜の精製など．
ナノろ過（NF）	100 前後 〜数千	数百 kPa〜数 MPa の加圧	低分子物質の分離	チーズホエーの濃縮，脱塩， しょうゆの脱色，オリゴ糖分画， アミノ酸調味液の濃縮，脱塩など．
逆浸透（RO）	水とその他の分子	数百 kPa〜数 MPa の加圧	水の分離	果汁，チーズホエー，卵白の濃縮， 海水の淡水化など．
電気透析（ED）	電解質と非電解質	電位差	塩，酸の分離	乳，ホエー，海水などの脱塩， 食塩の製造，減塩しょうゆの製造など．

MF；microfiltration，UF；ultra filtration，NF；nano filtration，RO；reverse osmosis，ED；electric dialysis.
Pa; 圧力の単位，1 Pa = 1 N/m^2.

溶液を徐々に冷却すると水部分は凍結を始める。この時溶質が固体部分（氷）には取り込まれずに液体部分（水）に残ることを利用して，生成した氷部分を除くことで成分を濃縮する方法が**凍結濃縮**である。水の蒸発潜熱に比べて，氷結潜熱の方が小さいことから，エネルギー面で有利なだけでなく，低温で操作することから，成分の変性や香気の散逸がほとんどないこと，微生物汚染のリスクも低いことなどからも凍結濃縮法のメリットは大きいと言える。しかしながら，装置や操作コストが高いことから，果汁やコーヒー抽出液の濃縮などまだ限られたものにしか実用化されていない。

(7) 乾　燥

濃縮と同じように脱水操作を基本とするが，最終的に固体製品を得る操作が**乾燥**である。大別すると自然の太陽光や風力を利用した**自然乾燥**（天日乾燥）とそれ以外の**人工乾燥**に分けられる。

自然乾燥は水産物（魚介，海藻の干物，乾物など）や農産物（きのこ，野菜，果実の乾燥品など）に使われている。操作は簡単でありエネルギーコストも低いが，時間と労力と場所が必要であり，品質は自然条件に左右されやすく厳しい管理が必要である。

自然乾燥の欠点を補うために考えられたのが人工乾燥である。乾燥の条件，食品の状態，装置の形状などの組合せで，様々な乾燥法がある。乾燥時の気圧により，加圧，減圧（真空），常圧に分けられる。

加圧乾燥は比較的水分含量が少ない（15～50％程度）食品を加圧可能な装置に入れ，所定の温度（120～150℃），圧力に達したところで常圧に戻し，水分を一気に蒸発させるものである。ばくだんあられや穀類のパフ状食品の製造に使われている。

真空乾燥は減圧下で沸点を下げることで水分を蒸発させるもので，熱による成分の変性や香気成分の散逸を抑えられる。果汁，コーヒー，みそ，調味料などの乾燥に使われている。**（真空）凍結乾燥**は食品を－30～－40℃で凍結した後，真空下（13～133 Pa）で氷を昇華させることで水分を除去する方法である。製品は加熱されていないため，成分の変性，酵素の失活，香気成分の散逸も極力抑えられる。製品は多孔性で復元性（復水性）もよい半面，壊れやすく，吸湿性も高い。また，乾燥にかかる時間も長く，装置や操作コストも他の乾燥法に比べて高くなると言われているが，コーヒー，野菜，果実，畜肉，魚介など多くの食品の乾燥に使われるようになってきている。

常圧で行われる乾燥では加熱方法として，① 熱風吹き付け，② 加熱した金属面に接触させる，③ マイクロ波，あるいは（遠）赤外線照射などの方法がある。代表的な乾燥法の特徴と利用例を表 2-4 に示す。

表 2-4　代表的な乾燥装置の特徴と利用例

乾燥方法	特　徴	利 用 例
箱型乾燥	箱の中の棚に材料を並べるか，または吊下げて熱風と接触させる．大きめな食品の小量乾燥に適している．	魚介，野菜，肉，麺類など．
通気バンド乾燥	金網状のバンドの上に材料をのせ，熱風と接触させる．原料が高濃縮溶液か界面活性剤を加え，気体により泡沫状にした場合，泡沫（フォームマット）乾燥と呼ぶ．	野菜，コーヒー，茶葉，麺類など．果実ペーストなど（泡沫乾燥）．
回転乾燥	横型回転円筒の中に原料を入れ，熱風を吹き込み回転させながら乾燥する．	穀類，砂糖，魚粉，干し草など．
気流乾燥	原料を熱風に分散させ，気流とともに移動させながら乾燥する．乾燥時間が短く，効率もよい．	穀物，小麦粉，ココア，クリーム，おからなど．
噴霧乾燥	熱風気流中に液体原料を霧状に噴出して乾燥する．液体から瞬時に乾燥粉末が得られる．	粉乳，コーヒー，卵，粉末油脂など．
円筒乾燥	粘性の高い液状またはスラリー状の原料を加熱した円筒（ドラム）表面に付着させ乾燥させた後，かき取る．	マッシュポテト，ベビーフードなど．
遠赤外線乾燥 マイクロ波乾燥	遠赤外線の照射，あるいはマイクロ波の電場中に原料を置くことで分子運動を活発化させ，その摩擦熱で水分を蒸発させる．	のり，茶葉，ポテトチップの仕上げ，せんべい，あられの膨化など．

(8) 加　熱

水を媒体とする**湿式加熱**(水で加熱する煮熟(しゃじゅく), 水蒸気で加熱する蒸煮(じょうしゃ))と放射熱や油, 電磁波などを媒体とする**乾式加熱**(焙焼, 焼き, 炒り, 揚げなど)がある。媒体と食品がじかに接触する場合を**直接加熱**, 容器や器具を介する場合を**間接加熱**という。先に述べたマイクロ波や遠赤外線による乾燥も手段としては加熱操作ということになる。加熱の目的は可食化, 消化性向上, 芳香性の付与, 着色など食品自体に変化を与えるほかに, 殺菌, 酵素活性の消失, さらに様々な加工操作の効率を上げることを目的としても行われるもので, 食品加工では極めて基本的な操作である。

コラム　ジュール加熱によるたんぱく質加工食品の開発

一般的に食品を加熱殺菌する場合, 湯煮や蒸煮による方法が多いが, ジュール加熱は目的の中心温度までの到達時間が速いため高品質の製品が得られる。ジュール加熱装置は, バッチ処理と連続処理するものがあり, 前者では筒体の両端を平面状の電極で塞いだ形状のもので, 後者は, 筒体に体を成して電極が設けられたタイプのものである。従来, 魚肉ソーセージはケーシングに充填してレトルト処理して製造されているが, その製品とほぼ同等の食感のケーシング無しの魚肉ソーセージが製造可能である。連続生産では, 筒体中に練り肉がつまることもなく, ケーシング無し魚肉ソーセージの連続生産が可能である。

(9) 加　圧

水を媒体として数千気圧の圧力を食品にかけることで食品の外観や物性の変化, 成分変性, さらには殺菌効果を引き起こすことが可能となる。現在, 加熱処理食品とは異なる性質をもつ「超高圧処理食品」としてのジャム, ジュース, 生ハムなどが製造されている。

コラム　フラットサワー型変敗

缶詰, びん詰, レトルト食品のいくつかある変敗パターンとして膨張型変敗とフラットサワー型変敗があげられる。前者は文字どおり食品中で増殖した微生物が発生する気体成分によって缶やびんのふた, レトルト容器が膨らむものである。一方, フラットサワー型変敗は増殖した微生物がガスを発生しないため, 容器の膨れは生じず, 発生した酸により酸敗したり, 食品の粘度が低下したりする(フラットサワーとは容器の膨らみが無く(フラット), 酸性化する(サワー)ことに由来する)。フラットこのタイプの変敗は膨張型変敗とは異なり, 外観では全く区別がつかず, 実際に食品に開封して初めて変敗していることがわかる。

(10) 膨　化

一般的に**膨化**は加圧下で加熱した食品を常圧下に放出することで引き起こされる現象である。エクストルージョン・クッキングとは**エクストルーダー**を用いた加工のことで, 原材料の圧縮, 混合, せん断から加熱と加圧による原材料の物理的および化学的変化, 殺菌, 成型, 膨化による組織形成を1つで行う装置である(図2-4)。内部スクリューの数で一軸型と二軸型がある。二軸型は広範囲の水分含量の原料に応用でき，複雑な加工形態にも対応できる。発泡状のスナック菓子，パン粉，大豆たんぱく加工食品，マカロニ，スパゲッティなど現在では様々な食品製造に利用されている。

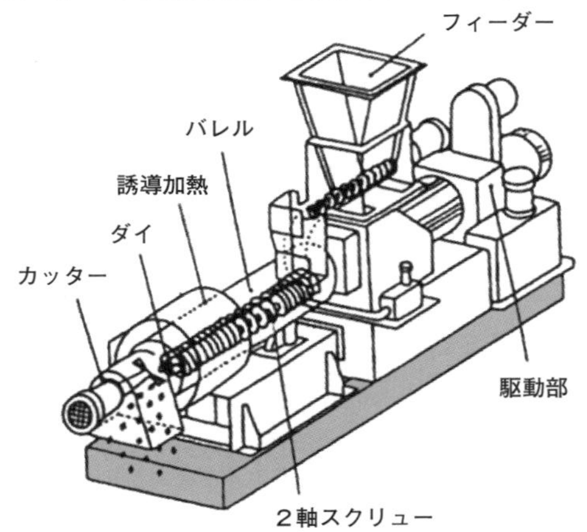

図 2-4　2軸エクストルーダーの基本構造
（日本食品工学会編，『食品工学ハンドブック』，朝倉書店，p.135（2006）より抜粋）

2-2-2　化学的方法

（1）加水分解

加水分解とは酸やアルカリ処理によりでんぷんやセルロースなどの多糖類やたんぱく質を低分子化することで新たな食品製造や不用成分の除去に利用するものである。

でんぷんを塩酸やシュウ酸などで加水分解し，炭酸カルシウムで中和する工程を経てグルコースとデキストリンからなる水飴が作られる。たんぱく質の加水分解は大豆粉や魚粉を原料とした調味料やエキスの調製，低アレルゲン化に応用されている。みかん缶詰製造時におけるみかんジョウノウ（個々の果実）は，塩酸処理でプロトペクチンを可溶化させた後，アルカリ処理（水酸化ナトリウム）でセルロースやヘミセルロースを溶解させ内皮が除去されている。

（2）ゲル化・凝固

食品の**ゲル化**や**凝固**には種々のゲル化剤（増粘剤）やアルカリ剤（こんにゃく製造時の水酸化カルシウムによって生じるグルコマンナンのゲル化，ピータン製造時の酸化カルシウムや炭酸ナトリウムによるたんぱく質の変性によるゲル化）や酸および塩類が使用されている。ゲル化剤の添加は粘性増加による食感の変化，水分分離阻止，凍結時の氷晶巨大化の抑制などの効果もある。代表的な天然ゲル化剤を表 2-5 に示す。ジャムやゼリーは植物細胞間物質であるペクチンと糖および有機酸の適当量存在下（例えばペクチン 0.5～1.5 %，糖分 60 % 以上，pH2.8～3.6）でゲル化が引き起こされた食品である。豆腐は豆乳に塩化マグネシウム（にがりの主成分），硫酸カルシウム（すまし粉の主成分），塩化カルシウムなどを添加することで大豆たんぱく質が 2 価のアルカリ金属塩存在下で凝固する性質を利用している。また，大豆たんぱく質は酸凝固も起こすことから，加熱によりグルコン酸を生成するグルコノ-δ-ラクトン（GDL）も凝固剤として使用されている。カルシウムやマグネシウムの塩類，鉄およびアルミニウム塩はたんぱく質やペクチンと反応し，これらを硬化させることから，果実やトマト缶詰における果肉の身崩れ防止に利用されている。

表 2-5　代表的な天然ゲル化剤（増粘安定剤）

由来	成分
海藻	アルギン酸，カラギーナン，寒天*など.
植物	アラビアガム，グアガム，ペクチン，ローカストビーンガム など.
微生物	カードラン，キサンタンガム，ジェランガム など.
動物	ゼラチン など.

*食品添加物としての分類は製造用剤である.

（3）水素添加

反応形式は還元反応である。硬化油の製造では通常ニッケルを触媒として，不飽和脂肪酸の二重結合に水素を添加して飽和結合に変化させている。反応後の油脂は融点が上昇するが，硬化度は水素添加の程度により変化する。油脂の物性改善，酸化安定性の向上，異臭防止などが期待できるが，この過程で心疾患リスク因子との報告もある**トランス（型）脂肪酸**が生成されることが知られており，摂取量の注意が必要である（トランス脂肪酸の含有量表示については7章を参照）。

糖類の多くは水素添加により糖アルコールとなり，**アミノカルボニル反応**を起こさない甘味料となる。元の糖類に比べて一般的に甘味度は下がる。

（4）エステル交換

エステル交換はナトリウムメトキシドのような触媒を用いて，グリセリドにおける脂肪酸の位置を分子内または分子間で変化させる方法である。油脂とグリセロールの混合によるモノおよびジグリセリドの製造や，別種の（構成脂肪酸が異なる）油脂との混合による部分的な脂肪酸の変換（ラードの品質改善など）が可能である。

（5）色調保持と退色防止

食肉製品を製造する際の色素たんぱく質であるミオグロビンの変化については3-10-1に詳述する。

アントシアン系の色素は酸性では赤色で安定するが，アルカリ性では青色で不安定なものが多い。そのため，しその葉を加えた梅づけはしその色素（シソニン）が酸性になることで安定した赤色が維持できる。また，なすの色素（ナスニン）はミョウバンの添加で金属（アルミニウム）とキレートを形成し安定化する。

クロロフィルはアルカリ性では比較的に安定であるが，酸性では極度に不安定となる。緑色野菜は薄い重炭酸塩下で湯通し（ブランチング）することで，クロロフィラーゼを失活させるだけでなく，クロロフィルがクロロフィリンとなり緑色が保持される。

小麦粉中のフラボノイド系色素は淡黄色だが，中華麺の製造で使われるアルカリ性のかん水で捏(こ)ねることで，より鮮やかな黄色に変化する。

（6）その他の化学的処理

果実類の乾燥時におけるイオウ燻蒸や亜硫酸処理による褐変防止，アルコールや二酸化炭素処理によるタンニンの不溶化（脱渋）処理などがある。

（7）酵素の利用

酵素は生体反応を担うたんぱく質である。酵素反応の特徴は生物が生育している温度域で反応が進行することと反応の選択性が高いことである。生物による食品製造は最終的にはその生物が含有する酵素反応の結果ともいえるが，活性を保持したまま生物体より酵素の抽出や精製が可能となったことで，数多くの酵素が食品加工に使えるようになってきた。代表的な酵素とその用途を表 2-6 に示す。

表 2-6　食品加工に用いられる代表的な酵素の作用と用途

作用対象	酵素名	用途
糖質・配糖体	α-アミラーゼ	でんぷんの分解による液化. パン生地粘度の調節，生地体積増加，軟らかさ保持.
	β-アミラーゼ	でんぷんからの麦芽糖生成による水あめの製造.
	グルコアミラーゼ	でんぷん，デキストリンの分解によるぶどう糖生成.
	グルコースイソメラーゼ	ぶどう糖からの果糖，異性化糖生成.
	インベルターゼ	ショ糖の分解による転化糖生成.
	ラクターゼ	乳糖の分解による乳糖不耐症用ミルクの製造.
	ペクチナーゼ	ペクチンの分解による果汁搾汁効率向上，果汁清澄化.
	ナリンギナーゼ	柑橘類苦味成分（ナリンギン）の分解による苦み除去.
	ヘスペリジナーゼ	柑橘類白濁成分（ヘスペリジン）の分解による濁り防止.
	セルラーゼ	農産品の品質改善，成分抽出効率向上.
	イヌリナーゼ	イヌリンの分解による果糖生成.
	フラクトフラノシダーゼ	糖転移作用によるフルクトオリゴ糖生成.
	シクロデキストリン合成酵素	でんぷんからのシクロデキストリン生成.
	トレハロース合成酵素	でんぷんからのトレハロース生成.
アミノ酸，たんぱく質	プロテアーゼ（たんぱく質分解酵素）全般	みそ・しょうゆ：速醸と呈味成分増強. 肉類：軟化による食感改善. パン：生地伸展性増強，生地体積増加. ビール・清酒：沈殿防止や凝集促進による濁り除去.
	キモシン（レンネット）	カゼイン分解作用によるチーズ製造での凝乳作用.
	トランスグルタミナーゼ	架橋化によるたんぱく質のゲル形成性強化.
	アスパルターゼ	フマル酸の L-アスパラギン酸への変換.
脂質	リパーゼ	エステル交換による脂質特性改善. ジアシルグリセロールの生成. フレーバー成分としての脂肪酸生成.
核酸	5'-ホスホジエステラーゼ	酵母 RNA の分解による 5'-ヌクレオチド生成.
	アデニル酸デアミナーゼ	5'-アデニル酸から 5'-イノシン酸の生成.

2-2-3　生物的方法

（1）微生物の利用

発酵食品に見られるような微生物の生体活動を利用した食品加工法として，様々な細菌，かび，酵母が単独または組合せて用いられている。最終的に生きた微生物が含まれているものと殺菌や除菌操作がなされているものがある。製造過程で意図的に加える微生物（スターター）とは別に，原材料に存在している微生物が熟成中に増殖し，風味醸成に関与している食品も多い（漬物や塩辛など）。主な微生物利用食品と使用されている微生物については表 2-7 にまとめた。

表 2-7 代表的な微生物利用食品と製造に関係する主な微生物

食品区分	食品名；関連微生物
アルコール飲料	清酒：カビ（麹カビ，*Aspergillus* 属），酵母（*Saccharomyces* 属）， 乳酸菌（*Leuconostoc* 属，*Lactobacillus* 属）． ビール：酵母（*Saccharomyces* 属）． ワイン：酵母（*Saccharomyces* 属），乳酸菌（*Leuconostoc* 属）．
発酵調味料	みそ，しょうゆ：カビ（麹カビ，*Aspergillus* 属），酵母（*Zygosaccharomyces* 属，*Candida* 属）， 乳酸菌（*Tetragenococcus* 属）． 醸造酢：カビ（麹カビ，*Aspergillus* 属），酵母（*Saccharomyces* 属），酢酸菌． グルタミン酸ナトリウム：細菌（*Corynebacterium* 属）． 核酸系うま味調味料：細菌（*Bacillus* 属）．
畜産加工品	チーズ：乳酸菌（*Lactococcus* 属，*Leuconostoc* 属，*Lactobacillus* 属，*Strepotococcus* 属）， プロピオン酸菌 (*Propionibacterium* 属)，リネンス菌（*Brevibacterium* 属）． カビ（白カビ，青カビ，*Penicillium* 属）． 発酵乳：乳酸菌（*Lactococcus* 属，*Leuconostoc* 属，*Lactobacillus* 属，*Strepotococcus* 属）， ビフィズス菌（*Bifidobacterium* 属）． 発酵ソーセージ：乳酸菌（*Lactobacillus* 属，*Pediococcus* 属，*Leuconostoc* 属，*Lactococcus* 属）．
農産加工品	発酵パン：酵母（*Saccharomyces* 属）． 糸引き納豆：納豆菌，浜（塩）納豆：カビ（麹カビ，*Aspergillus* 属）． 漬物：乳酸菌（*Leuconostoc* 属，*Lactobacillus* 属，*Tetragenococcus* 属．
水産加工品	かつお節：カビ（*Aspergillus* 属）． 塩辛：細菌（*Micrococcus* 属）．

（2）バイオリアクター

酵素や微生物をカラムやカプセルに閉じ込め溶出しないように固定化し，原料を加えることで反応生成物を生成させる装置あるいはシステムを**バイオリアクター**と呼ぶ。発酵タンクは広い意味でのバイオリアクターではあるが，一般的には連続的に原材料を通すことが可能なものを表わしている。装置内では酵素や微生物を担体に結合させるか，マトリックス中に包括させている。L－アミノ酸，異性化糖およびフルクトオリゴ糖の製造などに実用化されている。

（3）遺伝子組換え技術

直接的な食品加工方法ではないが，食品素材のもつ栄養性や加工性などの質的な特性改善と生産量の増加や収穫までの労力減少など量的な特性改善を行う方法として遺伝子組換え技術が多くの作物に取り入れられ実用化されている。

従来の育種方法は種間の限界が存在するが，**遺伝子組換え技術**は原理的には種の枠を超えて，必要とする形質を導入することが可能である。また，植物や動物の酵素や有用たんぱく質の遺伝子を取り出し，微生物を利用して大量生産することも可能である。

食品生産において遺伝子組換え技術は多様な可能性をもっている。しかし，この技術のさらなる活用には，今以上に遺伝子組換え技術と組換え食品に対する正しい知識と情報を生産者と消費者で共有することが重要となる。

2-3 三次加工食品とその利用

一次加工食品とは，農畜水産物を原料として加熱や搾汁などの物理的な加工あるいは発酵といった微生物的な加工を行った食品をいい，小麦粉，果汁，食用油，味噌，醤油，漬物などがあげられる。**二次加工食品**とは，一次加工した食品を原料としてさらに加工した食品をさし，パン，麺，ゼリー，マヨネーズ，たれ，つゆなどがあげられる。**三次加工食品**は一次，二次食品を組み合わせて，これまでとは異なる形態とした食品で，カップ麺，冷凍食品，レトルト食品，惣菜，持ち帰り弁当などの調理済食品が該当する。

2-3-1　調理済食品

調理済食品は，もとの食品に何らかの加工を加えてあり，そのまま持ち帰って食べたり，長期保存を可能にしたり，電子レンジで温めるだけで簡単に食べられるようにしたりした食品である。現在では，多種多様な調理済み食品が存在し，共働き家庭や単身者の増加により中食（なかしょく）市場が年々拡大している。**中食**は，総菜や弁当などの，外部の人手によって調理されたものを自宅で食べることで，外食と内食（うちしょく）の中間に位置づけられている。調理済食品は，インスタント食品，チルドおよび冷凍食品，缶詰，レトルト食品，惣菜，持ち帰り弁当類などを含めることができる。インスタントラーメンは，日本で発明され世界に広がったインスタント食品である。揚げる必要のない冷凍フライ食品，個食分けされ殺菌密封された各種総菜は，弁当には欠かせない物となり，チルド惣菜は中食として一般化している。加工技術や品質保持技術の進歩，チルド流通網の確立により美味しさの向上や保存期間の延長も進み，多くの総菜や弁当などの調理済食品が店頭を賑（にぎ）わしている。

2-3-2　冷凍食品

冷凍食品は，長期保存を目的に冷凍状態で製造・流通・販売されている食品である。水分が凍結する状態まで品温を下げ，組織中の酵素活性を低下させて品質劣化を防ぐとともに，微生物の繁殖による腐敗を防止することを目的としている。冷凍食品は食品衛生法の保存基準により，① −15 ℃以下で保存しなければならない，② 清潔で衛生的な合成樹脂，アルミニウム箔または耐水性の加工紙で包装して保存しなければならない，と定められている。

冷凍処理において緩慢凍結では氷結晶の粗大化により組織が損傷し，解凍時の組織軟化やドリップなどの品質低下をひき起こす。品質劣化を抑制するためには −1〜−5 ℃の**最大氷晶生成帯**の温度域を速やかに通過させる必要があり，様々な急速凍結技術が開発されている（冷凍保存については 4 章を参照）。

（1）凍結方法

凍結方法は大きく分けて 4 種類あり，① 冷却した空気による冷凍，② 冷却した金属板による凍結，③ 冷却した液体に浸すことによる凍結，④ 液化ガスの噴霧による凍結に分けることができる。なお，個別急速冷凍を IQF といい，Individual（個別に），Quick（すばやく），Freezing（冷凍）の略である。製品同士がくっついていない冷凍品となることから，別名バラ凍結ともいう。

1）空気冷凍法

a）管棚(かんだな)式流動空気凍結法（セミエアーブラスト式凍結法）

－35～－45℃の寒冷な管棚式凍結室の天井付近に送風機を取り付け，空気の風速を毎秒1～2mで作動させて食品を凍結する方法である。

b）送風凍結法（エアーブラスト式凍結法）

冷凍庫の上部または側面に冷凍機を設置し，－40～－55℃に冷却した空気を送風機でダクトを通じて毎秒3～5mの速度で冷凍庫の一方から送風し，棚付き台車上の食品を凍結する方法である。最近では－70℃の冷凍機を装備した急速凍結庫もみられるようになった。

2）接触凍結法（コンタクト式凍結法またはプレート式凍結法）

－30～－40℃に冷却した金属板に食品をはさんで凍結する方法である。連続かつ短時間の急速冷凍が可能であるため，主にフィレーや貝類などの鮮度が落ちやすい水産物に対して用いられている。

3）ブライン凍結法

－17～－40℃に冷却した濃厚溶液（22％食塩水，アルコールなど）に食品を浸漬し，凍結する方法である。魚介類の急速凍結に利用され，特に鮮度が重要視される刺身などに用いられている。

4）液化ガス凍結法

液体窒素（－196℃）や液化炭酸ガス（－57℃）を直接食品に噴霧して凍結する方法である。急速凍結が可能であるがランニングコストが高価であるため，カニなどの付加価値の高い水産物に利用されることが多い。

5）その他の凍結法

過冷却(かれいきゃく)を応用した冷凍方法が注目されている。**過冷却状態**とは，物質の相変化において，変化するべき温度以下でもその状態が変化しないでいる状態を指し，わずかな刺激（振動など）により急速に結晶化（凍結）する現象である。自然現象の雨氷や霧氷も過冷却によるものであり，この原理を応用した冷凍方法も考案されている。

（2）冷凍食品

冷凍食品は調理済み，または下ごしらえ済みであるため調理の省力化に役立つことから，飲食店から一般家庭まで広く普及している。冷凍食品は常温や冷蔵庫で解凍してから食する。近年では電子レンジの普及に伴い，盛り付け済みで専用容器付きの冷凍食品も多数存在している。

1）解凍後にそのまま食する冷凍食品

a）無加熱摂取冷凍食品

凍結前の加熱の有無にかかわらず，食べる前に加熱しないでそのまま食べる冷凍食品（茹(ゆ)でたこ，冷凍みかん，冷凍ケーキなど）のことである。

b）生食用冷凍魚介類

魚介類の刺身やむき身など下ごしらえ済みの商品（まぐろ，いかなど）のことである。

2）解凍後に再加熱してから食する冷凍食品

a）加熱後摂取冷凍食品（凍結直前未加熱）

製品全体が未加熱なもの，または大部分が加熱調理済で一部分に加熱されていない食材（コロッケやフライ）を含む冷凍食品のことである。

b）加熱後摂取冷凍食品（凍結直前加熱済）

凍結前に加熱調理がしてあるが，食べる前に加熱が必要なフライドポテト，シュウマイ，うなぎのかば焼きなどの冷凍食品のことである。

2-3-3 レトルト食品

レトルトはフランス語で蒸留釜を意味するretortが語源である。**レトルト食品**とは，レトルト（加圧加熱殺菌装置）で殺菌できるパウチ（袋状のもの），または成形容器（トレイ状など）に詰められた食品で，軽量で取り扱いやすく簡単に開けられ，わずかな時間で温めて食べることができるうえに，容器の廃棄処理がしやすいなど手軽なことから消費が大きく伸びている。レトルト食品は，元来缶詰に代わる軍用の食料として1950年代にアメリカ陸軍のナティック研究所で開発されたもので，アメリカの有人月探査・アポロ計画において，宇宙飛行士の食料として採用されたことで注目を集めた。一般家庭用のレトルト食品はわが国で1969年に発売されたレトルトカレーが世界初で，それ以来，釜飯の素，シチュー，ミートソース，赤飯，米飯をはじめ，ソース類，スープ類，丼の素，かゆ類など新しい料理が開発されている（図2-5）。

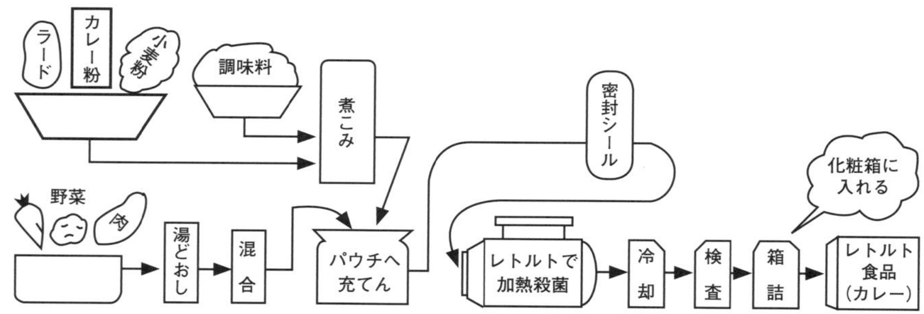

図2-5 レトルトカレーの製法
（日本缶詰協会レトルト食品部会編.『レトルト食品を知る』，丸善（1996）の図を一部改変）

（1）殺菌装置を用いた加圧加熱殺菌

加熱殺菌には加熱空気による乾熱殺菌と蒸気や熱水による湿熱殺菌があり，殺菌効果は後者の方が大きく，サウナの温度は100℃近くあるにもかかわらずやけどをしないが，同じ温度の熱水ではやけどすることからも乾熱殺菌と湿熱殺菌での熱効率の違いがわかる。微生物を湿熱で殺菌する最も簡単な方法がボイル殺菌（湯殺菌）であるが，包装容器内に空気が残存していると，熱伝導が悪く，浮き上がって殺菌効率が低下するので脱気包装あるいは真空包装される。しかし，加熱時間が長いと食品が熱により劣化する。また，細菌には芽胞形成細菌など100℃でも死滅しない耐熱菌が存在し，このような常圧での滅菌（微生物を完全に殺菌すること）は不可能である。

圧力釜を用いて，蒸気や熱水を加圧下で使用することで，100℃を超えて加熱すること（**加圧加熱殺菌**）が可能となる。加圧加熱殺菌が可能な圧力釜（以下，レトルト殺菌装置）は温度と圧力の緻密な調整，高圧に耐えうる素材と構造などが必須でかなり高額である。装置は加熱蒸気を利用する蒸気式と，加圧加熱水を利用する熱水式がある。現在の主流は熱水式である。包装品がレトルト釜の中で固定されている静置式と，時間短縮と熱ムラを少なくするために回転させる回転式など，生産性や内容物に応じた各種のタイプがある（図2-6）。容器に空気が入った状態でもレトルト殺菌が可能な熱水シャワー（スプレー）式も普及しはじめ，形状保護のため真空包装できない食品でも処理が可能となった。最近では様々な種類のパウチや容器に対応できるように，熱水式＋シャワー式などの兼用タイプも増加している。

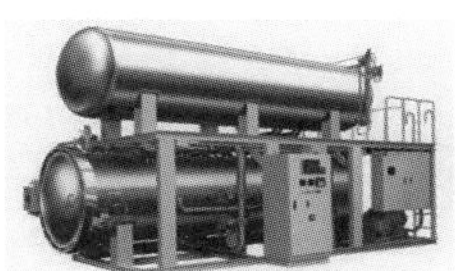

熱水貯湯式レトルト殺菌機

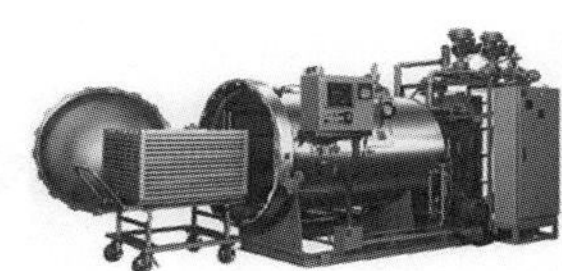
熱水スプレー式レトルト殺菌機

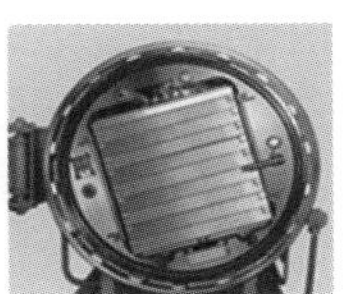
回転式レトルト殺菌機

図2-6　レトルト殺菌機
（（株）日阪製作所ホームページを一部改変）

（2）包材と形状

一般に，食品の表面や内部にはカビ，酵母，細菌などの微生物が付着あるいは混入しており，水分が多い場合には腐敗，変敗を引き起こす。このために食品の保存方法として乾燥，塩蔵，低温貯蔵などが昔から行われてきたが，レトルト食品においては強靭なラミネート樹脂フィルムを包装容器として，加工済み食品を加えて密閉後，加熱殺菌することで常温での長期保存を可能にした。これは，缶詰や瓶詰とその加工原理は同一であるが，包装形態がより簡便で扱いやすくインスタント食品の形態として優れている。

製品の包装形態は，パウチ詰食品（主に袋状の容器に詰められた食品）とトレイやカップ状の成形容器に詰められた成形容器詰食品の2つのグループに大別される。製品の種類や生産量も多く，レトルト食品の主流を占めるのがパウチ詰食品で，金属箔積層パウチ（不透明パウチ）と透明パウチのいずれかのパウチが使用される。パウチには平袋または自立型のスタンディングパウチが使われている。成形容器詰食品は，食品を成形容器に詰めてふたをシールした後，加圧加熱殺菌されている。容器には中身の見える透明容器と外部からの光をしゃ断する不透明容器とがある。

（3）法的な基準

これらレトルト食品は，JAS法と食品衛生法によって規格基準等が定められている。

JAS法では**レトルトパウチ食品品質表示基準**（JAS規格）は，「プラスチックフィルム若しくは金属はくまたはこれらを多層に合わせたものを袋状その他の形に成形した容器（気密性及び遮光性を有するものに限る。）に調製した食品を詰め，熱溶融により密封し，加圧加熱殺菌したもの」という定義があり，レトルト食品の中でも，金属箔を積層加工した空気，水分および光を遮断可能なフィルムでできた袋（いわゆるレトルトパウチ）を使用したものについての規格基準が定められている。食品衛生法上は厚生省告示第72号「容器包装詰加圧加熱殺菌食品」に成分規格および製造基準があり，**加圧加熱殺菌**する場合は，「pHが4.6を越え，かつ水分活性が0.94を越えるものを加圧加熱殺菌する場合，中心温度120℃，4分間，または，これと同等以上の効力を有する方法」または「該当する食品に存在し，かつ，発育し得る微生物を死滅させるに十分な効力を持つ方法」で殺菌すること，と定められ，JAS法上のレトルトパウチ食品に加え，透明もしくは半透明の容器に詰められたもので，油脂の酸化の恐れのないもの（消費期限が明示され，その期間に油脂が酸化しないものを含む）も対象となる。したがって，レトルトパウチを使用していないレトルト食品は，「加圧加熱食品」という表示となる。

（4）種類と殺菌条件

レトルトに適さない食品は，高温加熱により，変色，異臭，熱分解，組織変化などが生じ，本来の食味が損なわれる食品であるが，基本的に加熱調理できるものはレトルト処理も可能である。ただし，原材料および調味料の選択，調理方法の工夫は必要になることが多い。

食中毒菌である大腸菌O 157は75℃，1分間の加熱で死滅し，多くの病原菌，食中毒菌も耐熱性は低い。しかし，ボツリヌス菌は耐熱性があり，いったん食中毒になると致死率が高く，治療も困難であることから，ボツリヌス菌による中毒を防止することが重要である。このボツリヌス菌は120℃，4分間で死滅することから，一般的なレトルト食品では中心温度120℃，4分相当の加熱（$F_{120} = 4.0$）が最低条件になっている[*1]。実際には，この殺菌条件でも完全に死滅しない菌も数多くあり，商業的無菌状態[*2]にしようとする場合は，安全度をみて$F_{120} = 5〜10$で実施されることが多い。レトルトの殺菌条件としては115〜120℃で20〜40分，135℃で8分，150℃で2分などがある[*3]。容器形態がパウチあるいはトレイであるため熱伝導面積が広くなり，缶詰に比べ約1/2〜1/3の殺菌時間で済むのが利点である。微生物の殺菌では温度を上げると殺菌時間が短縮可能となり，

＊1：F値は一定温度で一定数の細菌を死滅させるのに要する加熱時間を意味し，ボツリヌス菌は120℃，4分で死滅するので120℃におけるF値は4となる。したがって，表2-8の場合，120℃におけるF値4と同等な殺菌条件とは，110℃では36分必要で，130℃では30秒でよいことになる。

＊2：一般に無菌状態とは微生物が全く存在しない状態を指すが，商業的無菌とは生育している微生物がいない状態であり，芽胞などの状態で微生物が存在していても，増殖ができない状態であれば商業的無菌といえる。

＊3：たとえば殺菌条件が120℃達温（または中心温度），4分の場合，被殺菌物の中心部分が所定の温度（120℃）に達してから所定の時間（4分間）保持するという意味で，加熱開始から終了までの時間ではないので注意が必要である。

内容物の熱による劣化も同時に少なくなる（表2-8）。さらに，レトルト殺菌した商品は商業的な無菌状態にできるので，常温流通が可能となる。

表2-8 殺菌温度と芽胞致死時間・食品成分残存率*

温 度（℃）	芽胞致死時間	食品成分残存率（%）
100	400分	0.7
110	36分	33
120	4分	73
130	30秒	92
140	4.8秒	98
150	0.6秒	99

*食品成分が変性していない比率.
（山口尹通，New food Industry，17 (8)，46-51 (1975) より引用）

コラム 茶殻やコーヒー粕などのリサイクル資源を利用した低コスト殺菌技術について

近年，ノロウイルスなどによる食中毒が多く発生している。ウイルスや細菌によって引き起こされる食中毒は，健康を損なうだけでなく，時には生命の危機にかかわることから，大きな問題となっている。そのため食品加工施設等では殺菌処理が行われているが，よく使用されている塩素系殺菌剤は塩素臭が残るなどの課題がみられた。一方，安全と言われているオゾンを利用したオゾン殺菌は，装置の導入コストが高いという課題があった。そのため，安全で低コストの殺菌法が求められている。独立行政法人農業・食品産業技術総合研究機構 野菜茶業研究所では，飲み物として使用した後の茶殻やコーヒー粕を利用した殺菌技術を開発した。この技術の特徴は，茶殻やコーヒー粕に鉄を含む原料を混ぜ反応させて殺菌用資材を作り，これに過酸化水素を混合させることで，強力な酸化力を持つ物質ヒドロキシラジカルを発生させ殺菌を行うという点にある。この物質は，殺菌後は消滅し無害化するため，カット野菜などの食品の殺菌だけでなく，農業分野における種子消毒や青枯病（トマトなどナス科植物でみられる細菌病で，感染すると水分を吸収できなくなり，枯れてしまう）やうどんこ病（葉や茎がうどん粉をふりかけたようにカビで白くなる病害で，生育悪化や果実の品質低下につながる）への適用や，牛舎内や植物工場内の洗浄殺菌などでの利用が見込まれている。また，農業分野だけでなく，汚染土壌の浄化などの幅広い分野に応用面でも期待されている。

章末問題

問1　食品加工操作に関する記述である。正しいのはどれか。1つ選べ。

(1) 搗精（とうせい）とは，もみ米からもみ殻を除くことである。
(2) 魚肉練り製品の製造における原材料を磨り潰す操作は，擂潰（らいかい）と呼ばれている。
(3) 水分を加えると，食品の粉砕はできない。
(4) 食品製造に使用される乳化剤は，すべて天然物である。
(5) 混合とは複数の液体同士を混ぜ合わせる操作のことである。

解説
(1) 搗精とは玄米のぬか層を除く操作のことである。
(3) 水分を加えても粉砕は可能である（湿式粉砕）。
(4) グリセリン，プロピレングリコール，ショ糖の脂肪酸エステルが合成乳化剤として使用されている。
(5) 混合とは複数の原材料を混ぜ合わせることだが，液体同士とは限らない。

問2　食品成分の分離に関する記述である。正しいのはどれか。2つ選べ。

(1) 篩別は物質の比重差によって分離する方法である。
(2) 固体濃度が1％以上のある場合，ろ過操作はできない。
(3) ろ過法によりビールや清酒の除菌が可能である。
(4) 蒸留とは異なる成分間の密度の差を利用した分離方法である。
(5) 遠心分離は比重が異なる物質であれば液体同士でも分離が可能である。

解説
(1) 篩別は物質の大きさの違いで分離する方法である。
(2) 成分濃度が1％以上であってもろ過操作は可能である。
(4) 蒸留は成分の沸点の違いを利用した分離方法である。

問3　食品加工技術に関する組合せである。正しいのはどれか。1つ選べ。

(1) 超臨界ガス抽出 ……………………………窒素ガス
(2) 噴霧乾燥 …………………………………(遠)赤外線照射
(3) 膜濃縮 ……………………………………多重効用缶
(4) 電気透析 …………………………………イオン交換膜
(5) エクストルージョン・クッキング ……有機溶媒抽出

解説
(1) 超臨界ガス抽出に用いられる気体は二酸化炭素である。
(2) 噴霧乾燥は，霧状にした原材料溶液を熱風空気で瞬間的に乾燥する。
(3) 膜濃縮は，分離あるいは濃縮したい物質の大きさに合った多孔性の膜を利用する。多重効用缶とは，減圧加熱濃縮の熱効率を上げるために使われる装置である。
(5) エクストルージョン・クッキングとは加熱および加圧操作により一連の食品加工を行う操作で膨化状の食品製造に使われる。

解答
問題1 (2)　問題2 (3)(5)
問題3 (4)

問4 化学的な食品加工法に関する組合せである。正しいのはどれか。2つ選べ。

(1) 水酸化カルシウムによるゲル化 … こんにゃくの製造
(2) シュウ酸による加水分解 ……… 糖アルコールの製造
(3) 塩化マグネシウムによる凝固 ……… ピータンの製造
(4) 不飽和脂肪酸への水素添加 …… 油脂のエステル交換
(5) エタノール処理 …………………………… 柿の渋抜き

解説

(2) 糖アルコールは，糖類を還元処理（水素添加）することで作られる。シュウ酸による加水分解は，でんぷんからの水飴製造に利用される。

(3) 塩化マグネシウムによる凝固は，豆腐の製造に利用されている。ピータンは卵をアルカリ処理することでたんぱく質をゲル化させたものである。

(4) 不飽和脂肪酸への水素添加は，硬化油の製造に使われる加工操作である。油脂のエステル交換は，化学触媒あるいはリパーゼの作用で起こすことができる。

問5 食品の加工とそれに関与する酵素の組合せである。正しいのはどれか。1つ選べ。

(1) でんぷんからのブドウ糖生成 ……… β－アミラーゼ
(2) ブドウ糖からの異性化糖生成 ……… ラクターゼ
(3) ショ糖からの転化糖の生成 ………… インベルターゼ
(4) 柑橘果汁の濁り防止 ………………… ナリンギナーゼ
(5) チーズの製造 ………………………… リパーゼ

解説

(1) でんぷんを非還元末端からブドウ糖単位に分解する酵素は，グルコアミラーゼである。β－アミラーゼはでんぷんをほぼ非還元末端から麦芽糖単位に分解する酵素である。

(2) 異性化糖の生成には，ブドウ糖を果糖に変化させるグルコースイソメラーゼが使われる。ラクターゼは，乳糖を分解する酵素である。

(4) 柑橘類の白濁成分（ヘスペリジン）の分解作用を有する酵素は，ヘスペリジナーゼである。ナリンギナーゼは，かんきつ類の苦み除去に使われる酵素である。

(5) チーズ製造に使われる酵素は，プロテアーゼ（たんぱく質分解酵素）の一種で，乳を凝固させるキモシン（レンネット）である。リパーゼは，脂肪分解酵素である。

問6 微生物利用食品と使用されている主要な微生物の組合せである。正しいのはどれか。1つ選べ。

(1) 糸引き納豆 ………… 麹カビ
(2) 発酵パン …………… 酢酸菌
(3) 醸造酢 ……………… 酵母
(4) 清酒（日本酒）……… 麹カビ，酵母，乳酸菌
(5) ワイン ……………… 麹カビ，乳酸菌

解説

(1) 糸引き納豆は，納豆菌で作る。麹カビを利用するのは浜(塩)納豆。

(2) 発酵パンの製造には酵母が使用される。

(3) 醸造酢は，アルコール（エタノール）を酢酸菌の作用で酢酸に変換させて製造する。

(5) ワインは，アルコール発酵を行う酵母で作られる。

解 答

問題4 (1)(5)　問題5 (3)
問題6 (4)

問７　食品の冷凍に関する記述である。正しいものはどれか。1つ選べ。

(1) 液体窒素や液化炭酸ガスによる凍結は，手軽なため様々な食品の冷凍に利用される。

(2) 接触式凍結法とは，－30～－40℃に冷却した濃厚溶液に食品を浸漬して凍結させる。

(3) 冷凍する時は，－1～－5℃での滞留時間を長くする。

(4) ブライン凍結法とは液体窒素や液化炭酸ガスを食品に直接噴霧して凍結する方法である。

(5) IQFとは個別急速冷凍の略であり，別名をバラ凍結ともいう。

解説

(1) 液体窒素や液化炭酸ガスによる凍結は，急速凍結が可能だが高コストであり，付加価値の高いかになどの水産物に利用されることが多い。

(2) 接触式凍結法は，－30～－40℃に冷却した金属板に食品をはさんで凍結する方法で，連続かつ短時間の急速冷凍が可能であるため，鮮度が落ちやすい水産物に対して用いられている。

(3) －1～－5℃は最大氷結晶生成帯で，氷の結晶が大きく食品に物理的損傷を与えやすいため，冷凍保存の際にはこの温度帯をできるだけ短くする。

(4) ブライン凍結法は－17～40℃に冷却した濃厚溶液（22％食塩水，アルコールなど）に食品を浸漬し凍結する方法。食品を液体窒素や液化炭酸ガスを食品に直接噴霧して凍結する方法は，液化ガス凍結法である。

問８　食品の殺菌に関する記述である。正しいものはどれか。1つ選べ。

(1) 缶詰よりもレトルトパウチ食品の方が殺菌に時間を要する。

(2) レトルト殺菌はすべての食品に適した殺菌方法である。

(3) レトルト食品に用いる包装材料は金属箔を積層加工したものでなければならない。

(4) レトルト殺菌は，加圧加熱殺菌である。

(5) 空気による乾熱殺菌と蒸気や熱水による湿熱殺菌では，前者の方が殺菌効果は大きい。

解説

(1) 容器形態がパウチあるいはトレイであるため熱伝導面積が広くなり，缶詰に比べ約1/2～1/3の殺菌時間で済む。

(2) 高温加熱により，変色，異臭，熱分解，組織変化などが生じ，本来の食味が損なわれる食品は，レトルト殺菌に適さない。

(3) JAS法上のレトルトパウチ食品に加え，油脂の酸化の恐れのないものであれば，透明もしくは半透明の容器も使用可能である。

(5) 乾熱殺菌より湿熱殺菌のほうが殺菌効果は高い。

解答

問題7 (5)　　問題8 (4)

問9　三次加工食品に関する記述である。正しいものはどれか。1つ選べ。

(1)　JAS法では調理冷凍食品は－15℃以下の保存温度であると定められている。

(2)　賞味期限と消費期限は同じである。

(3)　レトルト食品は，黄色ブドウ球菌を死滅可能な条件で製造されている。

(4)　JAS規格でレトルトパウチは密封性，強度，材質，気密性，遮光性，強度などが規定されている。

(5)　総菜や弁当など，外部の人手によって調理されたものを自宅で食べる中食の市場が縮小している。

解説

(1) 調理冷凍食品の保存温度を－15℃以下と定めているのは食品衛生法である。

(2) 賞味期限は，缶詰やレトルト食品など品質劣化が遅い食品に表示され，安全性や味などの品質を保証する期限であり，消費期限は，弁当や総菜など傷みやすい食品が安全に食べられる期限である。

(3) ボツリヌス菌は耐熱性があり，食中毒になると致死率が高く，治療も困難であることから，レトルト食品はボツリヌス菌を死滅させる加熱条件で製造されている。

(5) 中食とは総菜や弁当などの，外部の人手によって調理されたものを自宅で食べるという意味で，外食と内食（うちしょく）の中間に位置づけられている。共働き家庭や単身者の増加により，市場は拡大を続けている。

問10　冷凍食品に関する記述である。正しいものはどれか。1つ選べ。

(1)　冷凍食品は冷凍状態で販売されている食品である。

(2)　冷凍の目的は腐敗防止であり，組織中に残存する酵素の活性低下は意図していない。

(3)　冷凍は腐敗の防止の他に組織中の酵素活性を低下させて品質劣化を防ぐ目的がある。

(4)　冷凍食品は解凍後に必ず再加熱してから食する必要がある。

(5)　加熱後摂取冷凍食品は製品全体が未加熱，または一部分に加熱されていない食材を含む。

解説

(1) 冷凍食品は長期保存を目的に冷凍状態で製造・流通・販売されている食品である。

(2) 冷凍処理は水分が凍結する状態まで品温を下げ，組織中の酵素活性を低下させて品質劣化を防ぐとともに，微生物の繁殖による腐敗を防止することを目的としている。

(4) 冷凍みかんや冷凍ケーキなど凍結前の加熱の有無にかかわらず，食べる前に加熱しないでそのまま食べる冷凍食品もある。

(5) 加熱後摂取冷凍食品は製品全体が未加熱，または一部分に加熱されていない食材を含む凍結直前未加熱のものと，凍結前に加熱調理してあるが，食べる前に加熱が必要な凍結直前加熱済のものがある。

解　答

問題9 (4)　問題10 (3)

問 11　加工食品に関する以下の記述のうち正しいものはどれか。1 つ選べ。

(1)　加工食品は一次，二次，三次があり，加工方法によって分けられている。

(2)　水分活性が 0.94 を超える食品を常温流通させる場合は，容器包装詰加圧加熱殺菌食品の製造基準が適用される。

(3)　店で売っている弁当や惣菜などは調理済食品である。

(4)　チルド食品と冷凍食品は調理済食品に該当しない。

(5)　日本は食品の加工技術は進歩しているが低温流通網は脆弱である。

解説

(1) 加工方法によってではなく，加工の度合いや組み合わせの有無によって分けられている。

(2) 食品衛生法で「pH が 4.6 を越え，かつ水分活性が 0.94 を越えるものを加圧加熱殺菌する場合，中心温度 120 ℃，4 分間，または，これと同等以上の効力を有する方法，または該当する食品に存在し，かつ，発育し得る微生物を死滅させるに十分な効力を持つ方法で殺菌すること」と定められている。

(4) 調味済食品はそのまま，または温めるだけで食べられる食品のことで，チルド食品や冷凍食品も含まれる。

(5) 日本は低温流通網も充実している。

問 12　加工食品に関する記述である。正しいものはどれか。1 つ選べ。

(1)　過冷却状態とは，冷凍されている食品をさらに低い温度で貯蔵することで保存性を高めた状態のことである。

(2)　インスタントラーメンは，アメリカで発明され世界に広がったインスタント食品である。

(3)　加熱殺菌には加熱空気による乾熱殺菌と蒸気や熱水による湿熱殺菌があり，後者の殺菌効果が大きい。

(4)　冷凍食品には包装材料に関する定めはない。

(5)　調理済食品は，一次加工した食品を原料としてさらに加工した食品をさし，パン，麺，ゼリー，マヨネーズ，たれ，つゆなどがあげられる。

解説

(1) 過冷却状態は，物質の相変化において変化すべき温度以下でも，その状態が変化しないでいる状態である。

(2) インスタントラーメンは，日本で発明された。

(4) 食品衛生法の保存基準により，清潔で衛生的な合成樹脂，アルミニウム箔または耐水性の加工紙で包装して保存しなければならない，と定められている。

(5) 調理済食品は，もとの食品に何らかの加工を加えてあり，そのまま持ち帰って食べたり，長期保存を可能にしたり，電子レンジで温めるだけで簡単に食べられるようにしたりした食品である。

解　答

問題 11 (3)　　問題 12 (3)

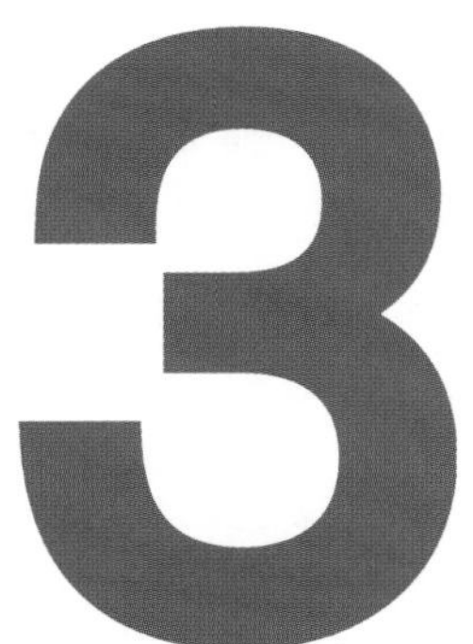

加工食品とその利用

3-1 穀　類

穀類の定義は一定ではなく，通常は，種子を主食あるいは主食に準じる形で食べるものを対象としている場合が多い。イネ科に属するいね，むぎ，あわ，きび，ひえ，もろこし，とうもろこし，タデ科のそばの種実が主として穀類といわれ，マメ科のだいず，あずきとゴマ科のごまの種実を加える場合もある。

世界で最も多く栽培されているのはこむぎで，次いでいね，とうもろこしの順で，これらを「世界主要三大作物」と呼ぶことがある。

穀物の食べ方は粒食と粉食に大別され，粒食の代表がいねで粉食の代表がこむぎであるが，近年，いねの粉食への利用が進んできている。

3-1-1 こ　め

こめは一般的に収穫されたいねの種子をいう。こめは**アミロース**と**アミロペクチン**の2種類のでんぷんを含んでいる。共にグルコースの**グルコシド結合**による高分子物質であるが，アミロースは直鎖状の高分子物質で，アミロペクチンは多数の枝分かれを持つ巨大な高分子物質である。うるち米はアミロース約20％とアミロペクチン約80％を含み，もち米はアミロペクチンのみからなる。アミロペクチンの多いでんぷんは糊化した際の粘性が高く，餅の粘りが強いのはアミロペクチンのみからなっているためである。

こめは白色の他，黒，紫，赤などいろいろな色素を持つものがあり，近年，量は少ないが黒米（古代米）が生産されている。

こめは収穫後に乾燥され，籾殻（もみがら）を外されて玄米となる。玄米は精米され，ご飯として食べられる白米となる。白米は玄米から胚芽と胚乳表面を削り落としたもので，精米歩合は約92％である。精米歩合は用途で異なり，日本酒の場合は，清酒の品質表示基準で，本醸造酒の場合は70％以下，吟醸酒の場合は60％以下，大吟醸酒の場合は50％以下の精米歩合とすることが定められている。

（1）無洗米

無洗米は，精米工程後に表面に残っている肌ぬか（通常洗米で洗い流しているぬか）を無洗米加工（図3-1）により取り除いたもので，近年その手軽さと環境負荷軽減の観点から需要が増加している。無洗米加工は，大きく4種に大別され，BG（ブラン・グラインド）精米法，水洗乾燥法・湿式法，NTWP（ネオ・テイスティ・ホワイト・プロセス）加工法，研磨法がある（表3-1）。

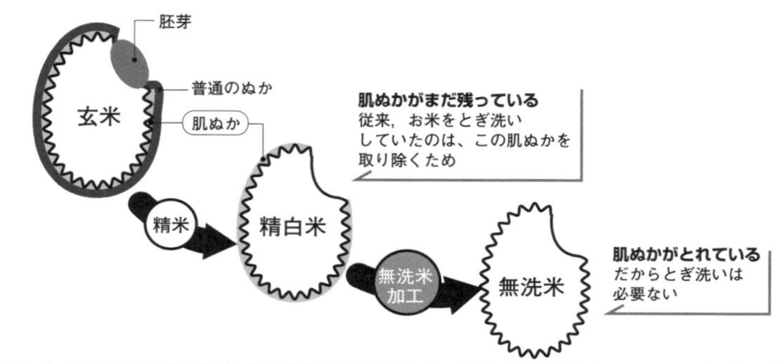

図3-1　無洗米の製造方法（特定非営利活動法人全国無洗米協会ホームページより引用）
肌ぬか：精白米の表面に残っている粘着性の高いぬかのこと

表3-1　各種無洗米の製法

製法名	処理方法
BG精米法	精米後の白米表面に残る肌ぬかの粘着性を利用し，くっつけてはがし取り除く方法．BGとはBran（糠）Grind（削る）の頭文字．
水洗乾燥法・湿式法	肌ヌカを洗米して除去した後，乾燥させる方法．
NTWP加工法	米表面を湿らせ肌ぬかを軟らかくした後，加熱したタピオカでんぷんに付着させ取り除く方法．NTWP（ネオ・テイスティ・ホワイト・プロセス）．
研磨法	特殊ブラシや不織布を用いて肌ヌカを取る方法や，乾式研米機を使う方法などがある．製造時に水は使用しないので乾燥工程は不要であるが，肌ぬかが取りきれない．

（2）アルファ化米

アルファ化米は，炊飯した精白米を急速に乾燥させたもので，こめのでんぷんがアルファ化状態（糊化状態）を維持したまま乾燥されている。水やぬるま湯などにより短時間で元に戻る。日本国内ではアルファ（α）米と呼ばれることが多い。

（3）米粉（米穀粉）

米粉は，精白したうるち米やもち米をそのまま製粉した製品と，加熱しアルファ化した後に製粉した製品がある（表3-2）。米粉の主な加工用途は菓子，ライスペーパー，ビーフンである。菓子では団子や白玉餅，落雁（らくがん）などに用いられている。近年，米粉の粒度をより細かくする製粉が可能となり，パンへの利用が広がってきている。米粉の普及に向け平成29年度に農林水産省から「米粉の用途別基準，用途表記（表3-3）」が示された。基準は項目として粒度，でんぷん損傷度，アミロース含有率，水分含有率があり，アミロース含有率によって用途表記1番（菓子・料理用），2番（パン用），3番（麺用）と主な用途で区分されている。こめはこむぎが持つグルテンを含まないため，そのままではパンの製造は困難であることから，小麦グルテンの添加が行われる場合が多い。現在，小麦グルテンを添加しない米粉パンの製法の開発や米粉の加工適性に影響する要因の解析など，米粉の利用拡大に向けた検討が進んでいる。

表 3-2　米粉とその加工品

原料米	加熱	でんぷんの状態	名称	用途
うるち米	無	生	上新粉	団子，すあま，草餅，ういろう，柏餅
もち米	無	生	白玉粉	白玉団子，大福餅，求肥
	有	糊化（α化）	求肥粉	求肥，大福餅，しるこ餅
			落雁粉	落雁
			道明寺粉	桜餅，おはぎ

表 3-3　米粉の用途別基準・用途表記

<table>
<tr><td>用途表記</td><td colspan="2">1番</td><td>2番</td><td colspan="2">3番</td><td rowspan="2">測定法</td></tr>
<tr><td>主な用途
項目</td><td colspan="2">菓子・料理用</td><td>パン用</td><td colspan="2">麺用
(一部，菓子・料理用を含む)</td></tr>
<tr><td>粒度（μm）</td><td colspan="5">粒径 75 μm 以下の比率が 50 %以上</td><td>レーザー回折散乱式</td></tr>
<tr><td>でんぷん損傷度（%）</td><td colspan="5">10 %未満</td><td>酵素法
(AACC 法 76 -31)</td></tr>
<tr><td>アミロース含有率(%)</td><td colspan="2">20 %未満</td><td>15 %以上
25 %未満</td><td colspan="2">20 %以上</td><td>ヨウ素呈色比色法
または
近赤外分光方式</td></tr>
<tr><td>水分含有率（%）</td><td colspan="5">10 %以上 15 %未満</td><td>105 ℃絶乾法または電気抵抗式（電気水分計）</td></tr>
<tr><td>グルテン添加率（%）</td><td colspan="2">[－]</td><td>[18～20 %程度
（グルテンを添加している旨を明記する必要）]</td><td colspan="2">[－]</td><td>[－]</td></tr>
<tr><td rowspan="4">適用する用途の詳細</td><td colspan="2">アミロース含有率</td><td rowspan="4">パン全般</td><td rowspan="3"></td><td>アミロース含有率</td><td rowspan="4"></td></tr>
<tr><td>ソフトタイプ</td><td>ミドルタイプ</td><td>ハードタイプ</td></tr>
<tr><td>15 %未満</td><td>15 %以上
20 %未満</td><td>25 %以上</td></tr>
<tr><td>柔らかいスポンジケーキ（シフォンケーキなど），クッキー</td><td>スポンジケーキ，クッキー，天ぷら粉，お好み焼き粉，唐揚げ粉，惣菜類（とろみ付けなど）</td><td>麺全般</td><td>強弾力の麺，洋酒に浸すなどの固めのケーキ</td></tr>
</table>

注）上新粉など，既存用途向けの米穀粉は対象としない．

3-1-2　こ　む　ぎ

こむぎ（小麦）は，主に製粉されて小麦粉として利用される。こむぎには**グリアジン**という伸びやすい性質のたんぱく質と**グルテニン**という弾力性のあるたんぱく質が含まれる。小麦粉に加水して捏ねていくとグリアジンとグルテニンが絡まり合って網目構造を持つ**グルテン**を形成する。グルテンは双方のたんぱく質の性質を引き継いだ粘弾性のあるたんぱく質で，グルテンの形成によって食品に粘りやコシが付与される。

こむぎは一般的にたんぱく質含量により**薄力粉**（たんぱく質含量が概ね7～9％），**中力粉**（同8～11％），**準強力粉**（同11～13％），**強力粉**（同12～13％）に分けられ，それぞれの特徴に合わせて使用される。薄力粉は菓子，ケーキ，天ぷらなど，中力粉はうどん，菓子など，準強力粉は菓子パンや中華麺など，強力粉はパン，中華麺，餃子の皮，パスタなどに使用される。

（1）パ　ン

パンはこむぎなどの穀物を挽いた粉を加水して練ったものを焼いた「無発酵パン」が原型と言われ，インドなどで食べられているナンやチャパティ，フランスのクレープが無発酵パンとして今日まで続いている。酵母で発酵させて製造する現在のパンは，紀元前3000年頃にエジプトで生まれたと言われている。現在の主流のふっくらとしたパンは，小麦粉中のグルテンが加水され練られることにより三次元網目構造を形成し，続いて酵母の発酵によって生成する炭酸ガスを，その構造の中に保持することにより膨張する現象を利用して製造される。同じむぎの仲間であるライ麦はグルテンを持たないことから，このような現象は起こらない。そのため，組織の締まった固いパンとなる。

パンの製造方法は，すべての材料を一度に混ぜ込んで捏(こ)ねる製法の**直捏法**(じかごね)（ストレート法），材料の一部（小麦粉の一部，酵母，食塩，砂糖など）を捏ねておいて発酵させ中種(なかだね)を作り，そこへ残りの材料を混ぜる製法の**中種法**（スポンジ法）が主流である（表3-4）。この他に，液種法，老麺法がある。直捏法は家庭や小規模パン製造企業（いわゆる町のパン屋さん）などで用いられている。中種法は製造工程中で調整が容易で均一なパンが製造されやすいことから大量生産に向いており，規模の大きなパン製造企業で用いられる。

表3-4　パンの製法

直捏法	中種法	工　程	内　容
	①	中種仕込	小麦粉（全量の約7割），塩，酵母などを適量の水を加えてよく捏ねる.
	②	中種発酵	温度約26℃，湿度約75％で4時間発酵.
①	③	本捏	全ての原料を混合して，十分に捏ねる.
②		一次発酵	温度約26℃，湿度約75％で4時間発酵.
③	④	フロアタイム	室温で約20分寝かせる.
④	⑤	分割	生地を一定量に分割する.
⑤	⑥	丸め	分割された生地を丸める.
⑥	⑦	ベンチタイム	温度約28℃，湿度約70％で約20分間寝かせる.
⑦	⑧	整形	生地のガスを抜き，形を整える.
⑧	⑨	型詰	必要があれば型に詰める.
⑨	⑩	二次発酵	温度約40℃，湿度約90％で3～40分発酵させる（ほいろ）.
⑩	⑪	焼成	220℃，30分焼成する（食パン）.
⑪	⑫	放冷	オーブンから取り出し粗熱を取る.
⑫	⑬	製品	十分に放冷した後，包装する.

（2）うどん

うどんは，奈良時代に中国からもたらされた唐菓子の索餅(さくべい)や餺飥(はくたく)から製造工程が伝達されたと考えられている。索餅はこむぎと塩が原料で，手延べで作られていたようであり，索餅がのちに「そうめん」や「うどん」に変化したと考えられている。餺飥は小麦粉を捏ねて薄く延ばして切ったりしたもので，現在の山梨県の「ほうとう」に繋(つな)がったと考えられている。これら両者の製法が，現在のうどんの製造方法に繋がっている。小麦粉に塩と水を入れて捏ねるとグルテンが形成され，うどんにコシ（抗張力）がでる。良く捏ねるほどグルテンの繋がりが強固になり，食塩によって引き締められることでコシが強くなり，アシ（伸展性）が増す。食塩濃度が増すとコシやアシがより強くなる。乾麺は日本農林規格（JAS）では，うどん（長径：1.7 mm 以上），きしめん（幅 4.5 mm 以上，厚さ 2.0 mm 未満），ひやむぎ（長径：1.3 mm 以上，1.7 mm 未満），そうめん（長径：1.3 mm 未満）の 4 種類に分類されている。

（3）中華麺

中華麺（ラーメン）は小麦粉にかん水を添加して作られる麺である。**かん水**とは炭酸ナトリウム・炭酸カリウム混合物，またはさらにリン酸塩を加えたものが現在の主流であるが，かつては炭酸ナトリウムを含む湖沼の水が使用されていた。かん水の添加により麺のコシが強くなり，伸びも良くなる。また，かん水はアルカリ性であるため，小麦粉中のフラボノイド色素が黄色になることで，麺の色を黄色に変える。この点がうどんやそうめんと大きく異なる。

中華麺は即席麺のブームにより全国に広がって国民食としての地位を築き，今日のご当地ラーメンブームなどへ繋がった。

（4）パスタ

パスタは小麦粉，水，食塩，鶏卵などから作られる。デュラム小麦のセモリナ（粗挽き粉，たんぱく質含量：13～14 %）を使ったものが最良とされる。デュラム小麦はガラス質と呼ばれる半透明の硬い胚乳が特徴である。JAS 法ではマカロニ類に分類され（表 3-5），マカロニ，スパゲティー，ラザニアなどがあり，ほとんどが乾燥品として流通している。

表 3-5　JAS 規格によるマカロニ類の分類

分　類	用語の定義
マカロニ類	1．デュラム小麦のセモリナもしくは普通小麦粉または強力粉小麦のファリナ*または普通小麦粉に水を加え，これに卵，野菜などを加えまたは加えないで練り合わせ，マカロニ類成型機から高圧で押し出した後，切断し，および熟成したもの．
	2．1 にあげるものにビタミン，ミネラル，必須アミノ酸などの栄養成分を加えたもの．
マカロニ	マカロニ類のうち，2.5 mm 以上の太さの管状またはその他の形状（棒状または帯状のものを除く）に整形したもの．
スパゲティー	マカロニ類のうち，1.2 mm 以上の太さの棒状または 2.5 mm 未満の太さの管状に整形したもの．
バーミセリ	マカロニ類のうち，1.2 mm 未満の太さの棒状に整形したもの．
ヌードル	マカロニ類のうち，帯状に整形したもの．

*セモリナよりは細かいが，小麦粉（フラワー）よりは粗い粉．

（5）麩(ふ)

麩は小麦粉に含まれるたんぱく質であるグルテンにもち粉や強力粉を混合して作られた食品で，生麩と焼麩がある。麩の製造方法は，まず強力粉に水を加え良く練りグルテンを形成させる。次いで水洗によりでんぷんを洗い流し，グルテンを取り出す。生麩はグルテンにもち粉を加えて良く練り，成型して茹でたものをいう。焼麩は産地によって製法が異なり，グルテンに強力粉，準強力粉または中力粉のいずれかを加え良く練り成型して焼成する。生麩はもちもちした食感があり，焼麩は保存性が高い。いずれの麩も高たんぱく低カロリーな食品である。

3-1-3　そ　ば

そばは「蕎麦」と書き「麦」という字が入っているが，麦の仲間ではなくタデ科の植物で，吸肥力が強く生育が旺盛なために痩せた土地にも良く育つ。そばは日本独特の食べ物のように思われがちだが，多くの国で食べられている。日本では麺として食するのが一般的であり，ヨーロッパではクレープにして食べられている。

現在食用にされているそばは，普通そば（甘そば），だったんそばの2種類があり，通常食べられているのは普通そばである。だったんそばは独特の苦みがあり，苦そばともいわれ，機能性成分である**ルチン**（クエルセチンの3位にルチノースが結合したフラボノール配糖体）を普通そばの約100倍含んでおり，近年の健康志向にマッチし商品化が進んでいる。

そばは製粉・篩分けにより一番粉・二番粉・三番粉などに分けられる。**一番粉**は，そばの実の中心部が主体の白色でうま味や甘みが高い最上級粉（更科粉）で，更科そばとして食べられている。**二番粉**は，胚乳と子葉（胚芽）の一部が主体のうすい緑黄色で香りが高く風味に優れ栄養価も高い粉である。**三番粉**は，表層粉，胚乳の一部と子葉（胚芽）と種皮（甘皮）の一部が主体のうすい青緑色の粉で，香りが強く栄養価も高いが味と食感が劣る。**ひきぐるみ**は，抜き実（殻をとりはずしたそばの実）もしくは玄蕎麦（殻のついたそばの実）を直接ひいた粉を篩で調製したもので，色が黒く，田舎そばに使用される。

そばは加水して練ってもグルテンが形成されないため，そば粉100％では製麺は難しく，つなぎとして小麦粉が使用される。つなぎは手打ちでは2割（二八そば）が多い。この他に鶏卵，やまいもなどが用いられ，つなぎの種類により食感やコシが異なってくる。

3-1-4　とうもろこし

とうもろこしは，16世紀にポルトガルから伝えられた。すでに中国から入っていた唐黍（英名：ソルガム，中国名：コーリャン）に似ていたことから「唐のもろこし」（唐は舶来の意味）と呼ばれ，それが「とうもろこし」となった。とうもろこしは，世界各地の品種が交配され，用途に合わせて種々の品種が生み出されている。とうもろこしの品種区分で一般的なものは，粒のでんぷん構成による粒質区分である。甘味種（スイートコーン）は，未熟な状態で収穫され，茹でる，焼く，蒸すなどして直接食される他，缶詰などにも加工される。馬歯種（デントコーン），硬粒種（フリントコーン）は，子実を完熟・乾燥させてから収穫し，家畜用飼料，あるいは工業用原料に主に使用される他，後者はコーンフレーク原料にも使用される。糯種（ワキシーコーン）は，でんぷんの多くがアミロペクチンであり，餅を作ることができるため，製菓原料に使用される他，のり繊維工業用にも使用される。爆裂種（ポップ種）は，炒って膨化させることによりポップコーンを製造するのに用いられる。

（1）コーンスターチ

コーンスターチはとうもろこしのでんぷんのことで，原料とうもろこしを吸水させた後に磨砕し，水中で撹拌してでんぷんを沈殿させて回収したものである。用途に合わせていろいろな形体で供給されている。主として加工食品に利用され，弾力，ふっくら感やすっきり感などを作り出す一助となっている。他に乾式粉砕による**コーングリッツ**（粗挽き粉），コーンフラワー，コーンミールなどがあり，コーングリッツはスナック菓子や酒類の醸造原料として用いられる。

（2）コーンフレーク

コーンフレークはとうもろこしを薄い薄片状に成型後，乾燥した食品である。とうもろこしを破砕してコーンミール（0.3～0.6 mm 程度に砕かれた胚乳）とし，加水および調味料等を加え，乾燥してから圧ぺんして薄い薄片に成型後に焙煎して製造する(図 3-2)。アメリカの朝食を一変させたとされ，近年日本での生産も増加している。

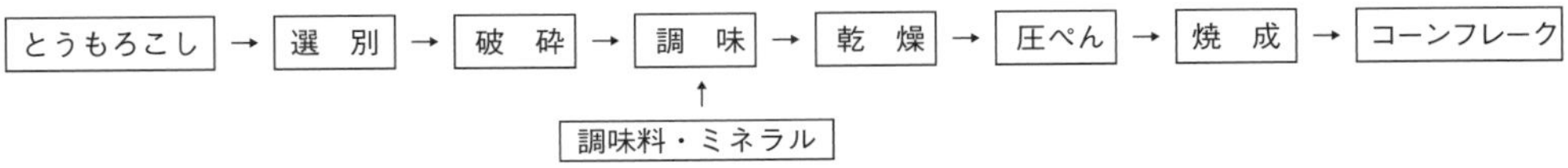

とうもろこし → 選　別 → 破　砕 → 調　味 → 乾　燥 → 圧ぺん → 焼　成 → コーンフレーク

（調味 ↑ 調味料・ミネラル）

図 3-2　コーンフレークの製造工程

3-1-5　その他の穀類

穀物のほとんどが海外から渡来したものである。いね，むぎ，あわ，ひえ，そばは有史以前に伝わったと言われ，きびは平安時代，もろこしは鎌倉時代以降に導入されたという説がある。近年，食物アレルギーを持つ人が多くなり，こめ，むぎの代替物として，あわ，ひえ，きび，もろこしなどが再び注目されている。

（1）あ　わ

あわは糯(もち)種と粳(うるち)種とがあり，日本では糯種のほうが多い。糯あわは，蒸して餅のようにつき，粟餅(あわもち)や粟団子(あわだんご)，飴や粟おこしなどの菓子の材料や泡盛などの醸造原料とされる。食用の他には小鳥の餌として用いられる。

（2）ひ　え

ひえは，古くから，庶民にとっての重要な食料作物であったが，食味が悪いため，精白したものを米と混炊する。団子，餅，飴，みそやしょうゆ，酒などの醸造原料とされる。

（3）き　び

きびは，あわより少し大きく粳(うるち)種と糯(もち)種がある。そのまま炊いて粥や，粉にして餅や団子などにする。また，飴などの菓子原料や小麦粉と混ぜてパン，醸造原料とされる。桃太郎伝説に登場するきびだんごはきびで作られた団子である。

（4）もろこし

もろこし（コーリャン）は，世界的に見ると主要な栽培食物のひとつで，生産面積では世界第5位である。熱帯，亜熱帯の作物でいね，こむぎなどが育たない地域でも栽培可能である。濃褐色で食味が悪いため小麦粉を多く混ぜ，団子，菓子などのほか醸造原料となる。中国の茅台酒（マオタイチュウ）はもろこしの酒である。

3-2 いも類とでんぷん類

3-2-1 いも類

わが国のいも類は，じゃがいも，さつまいもを中心に，さといも，やまのいも，こんにゃくいもなどがある。いずれも加工されることが多く，じゃがいも，さつまいもは，でんぷんの原料などに用いられる。たんぱく質の含量は少なく，こんにゃくいもを除いて主成分はでんぷんである。

（1）じゃがいも

じゃがいもは生食用，加工用，でんぷん原料用の3種類に大別され，ヨーロッパでは主食に用いられている。鮮度を保つため3～10℃の低温で貯蔵される。また生食用は家庭やレストランなどの料理用に，加工用はポテトチップ，マッシュポテト，フライドポテトに使われている。男爵芋（だんしゃくいも），メークインは生食用品種である。コロッケには生食用品種が多く使われている。

1）ポテトチップ

ポテトチップはじゃがいもの皮をむき，薄くスライスして油で揚げたもので，製品の色が重視される。端境期（はざかいき）に低温貯蔵したじゃがいもを原料にすると，保管中に還元糖が増えているためアミノカルボニル反応による褐変の原因になることから，一時的に保管温度を上げて還元糖を消費させる**リコンディショニング**が行われている。原料としてトヨシロ，きたひめ，スノーデンなど低温貯蔵で糖含量の上昇しにくい品種を用いる。また，スライスしてそのまま放置すると，酸化酵素によって褐変するので切ってすぐ水につける。水をよく切り190℃くらいの油で揚げ，熱いうちに塩などを振りかけて味をつける。保存中の油脂の酸化を防ぐため，窒素充填やアルミ蒸着フィルムなどガスバリア性の高い包材に封入するなどして流通している。

2）マッシュポテト

マッシュポテトは蒸煮したじゃがいもを裏ごしして加熱乾燥したものである。じゃがいもの皮をむき，輪切りにし70℃で予備加熱後，冷水で冷却し100℃，20～30分蒸煮し，熱いうちに磨砕機で裏ごしをし，乳化剤を添加後，ペースト状にして回転するドラムに塗布し，加熱乾燥して製造する。

（2）さつまいも

さつまいもは食用以外にでんぷん製造，アルコール製造，飼料用などにも用いられる。**β-アミラーゼ**を含むため加熱によってでんぷんが糖化し，麦芽糖などができる。さつまいもの貯蔵に先立ち，温度 31～35 ℃，湿度 90 %以上に 5 日ほど置くことで，さつまいも表面の傷口にコルク層を形成させ病原菌や低温に対する抵抗力を高める処理である**キュアリング**を行う。この後，13～16 ℃程度で貯蔵する。

切干しは，さつまいもを生のままあるいは蒸してから厚さ 7～8 mm に切り，すのこやむしろに広げて乾燥させ製造したものである。生のまま乾燥した場合は主に保存性を高める目的で行われ，アルコール原料などに使用される。蒸してから乾燥した場合は製品に白い粉が出るが，干しいもとして食用にされる。

（3）やまのいも

やまのいもはすり下ろしたものが加工原料として凍結，あるいは乾燥品として流通しており，はんぺんやそばなどのつなぎ，かるかん（米粉，砂糖，やまいもを混ぜて蒸した菓子）に使用される。やまいもと通常呼ばれているものには，ながいも，じねんじょ，だいじょの３種があるが，いずれもヤマノイモ属の別種である。なお，ながいもはその形態から円筒形のものを「ながいも」，扇型のものを「いちょういも」，球型のものを「つくねいも」と呼ぶ。非加熱で食用となる。

（4）こんにゃくいも

こんにゃくいもはシュウ酸含量が高く，そのままでは食用にはされない。他のいも類と異なり主成分は**グルコマンナン**である。グルコマンナンは水酸化カルシウムなどのアルカリを加えて加熱するとゲル化する性質があり，この性質を利用して作られたものが**こんにゃく**である。グルコマンナンを粉末化したものを精粉（せいこ）と呼ぶ。精粉を使用して製造したこんにゃくが白こんにゃく，なま芋を原料とすると皮が混入するため色が付いた黒こんにゃくとなる。黒こんにゃくには，精粉に海藻等を加えて製造するものもある。グルコマンナンは食物繊維が主成分でエネルギーがほとんど無く，糖質や脂質の消化吸収を抑制するため，こんにゃくゼリーなどのダイエット食品に利用される他，腸内で水分を吸収して膨潤する性質から便秘改善などの作用が認められている。

（5）さといも

さといもはやまのいもが山中に自生するのに対し，郷（さと）で栽培されることからこの名で呼ばれる。葉柄部分はズイキと呼ばれ食用となる。郷土料理として有名な芋煮には，このいもを用いる。皮付きのまま茹でたものは，中秋の名月の供え物にされる。きぬかつぎと呼ばれ生のものと乾燥のものがあり，前者は皮を剥いて茹でて酢の物などに，後者は水戻しして煮物や炒め物にして食する。さといもにはぬめりがあり，その成分は**ガラクタン**や**ムチン**である。

3-2-2　でんぷん類

でんぷんは多数のα-グルコース分子がグリコシド結合（α1-4結合またはα1-6結合）によって重合した多糖類である。非加熱のでんぷん（生でんぷん）は水素結合が規則的に集合した状態となっており水に不溶で，消化酵素の作用を受けにくい。生でんぷんに加水して加熱するとでんぷんが膨潤して糊状となる（**糊化**（こか））。一方，糊化したでんぷんが冷えると白濁し，やがて離水する。この現象を**老化**という。詳細は，5章 5-3-1　でんぷんの糊化と老化を参照。

（1）じゃがいもでんぷん

じゃがいもでんぷんは，じゃがいもを磨砕してふるい，遠心分離または沈殿によって分離し，不純物を取り除いてろ過後，乾燥して製造したものである。じゃがいもは不純物が少ない良質のでんぷんが容易に得られる。でんぷんの粒子は他のでんぷんに比べ大きく，糊化温度が低いので，糊は透明度が高い。その特性を利用して加工でんぷんの原料をはじめ食品加工用，医薬品，工業用に使われ，糖化酵素を作用させることで水あめ，ブドウ糖原料にも用いる。原料としてはコナフブキや紅丸などの品種が用いられる。

（2）さつまいもでんぷん

じゃがいもでんぷんとほぼ同様に作られるが，比重の差によりでんぷんを沈殿させるが夾雑物が多いので，時間をかけて精製する。じゃがいもでんぷんと比べ，粘度が高いのが特徴である。水あめ，ブドウ糖の製造などに用いられている。

（3）化工（加工）でんぷん

化工でんぷんは，でんぷん分子を化学的，物理的，酵素的に修飾して新たな特性を付与したもので，α-でんぷん，でんぷん糖，デキストリンなどがある。主に，増量剤や食品のテクスチャー改良剤として用いられている。

α-でんぷんは，でんぷんを加熱糊化した状態で，高温で脱水乾燥したものであるため貯蔵中の老化が起きにくい。インスタント食品，養鰻（ようまん）飼料などに利用される。

デキストリンは，でんぷんを熱，酸，酵素（α-アミラーゼ）によって部分的に加水分解したものである。噴霧乾燥（スプレードライ）の際の固形分・粘度の調整にも用いられる。結合しているグルコース残基の数から，アクロデキストリン（4～6残基），エリスオデキストリン（8～12残基），アミロデキストリン（30～35残基）と呼ばれるものがある。保湿剤，香気成分の保持などに使用されるシクロデキストリン（グルコース6～8分子が環状に結合したもの）の原料などに使われる。

レジスタントスターチは，通常のでんぷんに比べて消化酵素の作用を受けにくい難消化性でんぷんをいい，でんぷんを湿熱処理させて得られる。糖尿病食などにも利用されるなど近年注目されている。

3-3　砂糖類と甘味類

3-3-1　砂　糖　類

砂糖の主成分であるショ糖（スクロース）はさとうきび，てんさいに多く含まれている。砂糖の製法は，まず，裁断機で細片とし，圧搾して抽出液を得て，その抽出液に石灰乳を加えて加熱し，上澄み液とろ液を得る。次に，蒸発缶で濃縮した後，真空結晶缶で濃縮して白下と呼ばれる粗結晶を得て，それを分蜜機で砂糖と廃糖蜜に分け，洗浄，溶解，再結晶して製品とする。

廃糖蜜は発酵原料として利用される。砂糖はその精製度合いや結晶の粒径などによって，図 3-3 に示したように細分化される。双目糖（ざらめとう）は結晶が大きく，車糖（くるまとう），加工糖は結晶が小さい。車糖は固結防止としっとりとした感触を出すために，転化糖（ビスコ）が 2 ％程度加えられている。還元末端を持たない非還元糖であるため，褐変反応が生じにくいことから加温した状態で販売されることの多いコーヒー飲料などに用いられる。一般的に糖は温度によって甘味度が変化するが，ショ糖は温度による甘味の変化がほとんどないことから，甘味度の基準物質として使用される（図 3-4）。果糖は温度が低下すると甘味度が大きく上昇する特徴がある。そのため，果糖を含む果物は冷やして食べる方が甘く感じる。

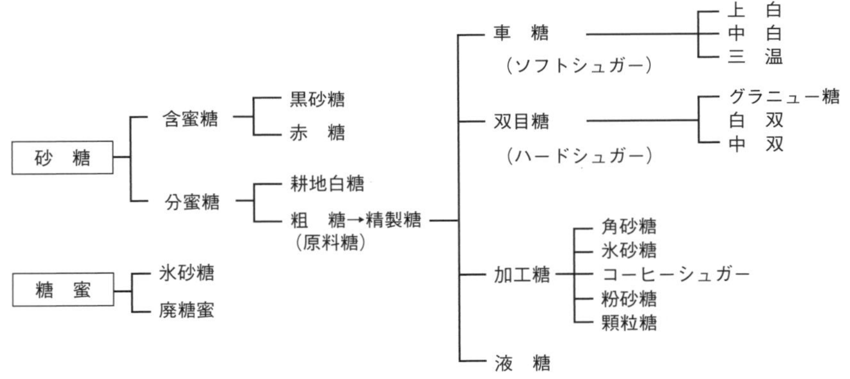

図 3-3　精製度の違いによる各種砂糖製品

3-3-2 甘　味　類

食品栄養成分表上の甘味類とは，でんぷんを原料とするでんぷん糖類の他，はちみつやメープルシロップをさす。一般に甘味料とは，食物に甘味を添える精製した甘味成分で，糖質（糖類，糖アルコール，オリゴ糖），非糖質（配糖体，ペプチド，合成甘味料）に区分される。甘味料はそれぞれ甘味の強さ（表 3-6，ショ糖を 100 とした甘味度で表す）や甘味の持続時間，および温度による甘味の強弱などが異なっており，用途に応じて使い分けられている。ここでは砂糖以外の糖質甘味料（でんぷん糖類，はちみつ，メープルシロップ），および非糖質甘味料について解説する。

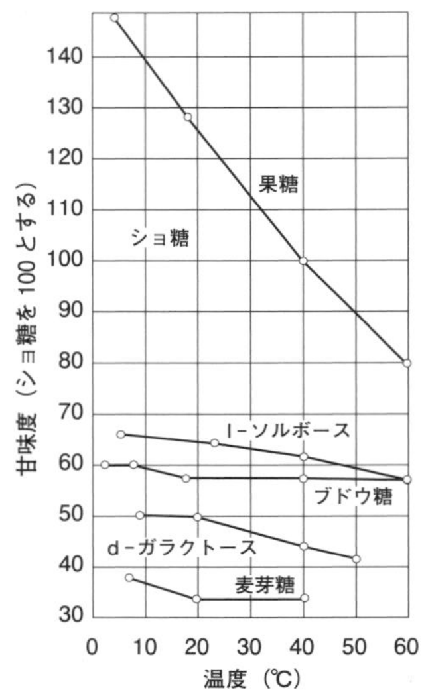

図 3-4　種々の温度における糖類の甘味度
（都築洋次郎，『糖類』岩波全書（1964））

表 3-6　甘味料と甘味度

名　称	種類	甘味度	名　称	種類	甘味度
サッカリンナトリウム	▲	350～900	パラチニット	○	50
グリチルリチン	▲	200～300	フラクトオリゴ糖	○	30～60
アスパルテーム	▲	200～230	マンニトール	◆	70
ステビア	▲	100～200	キシロオリゴ糖	○	40～50
果糖	○	120～180	イソマルトオリゴ糖	○	30～50
異性化糖	○	100～120	水飴	○	45
ショ糖	○	100	トレハロース	●	45
キシリトール	◆	100	ガラクトオリゴ糖	○	20～25
マルチトール	◆	80	ラクチトール	◆	40
エリスリトール	◆	80	麦芽糖	○	33～40
大豆オリゴ糖	○	70	パラチノースオリゴ糖	○	30
ブドウ糖	○	50～70	マルトオリゴ糖	○	25
乳果オリゴ糖	○	50～80	ラフィノース	○	22
パラチノース	○	55～65	ニゲロオリゴ糖	○	15
ソルビトール	◆	60	ゲンチオオリゴ糖	○	40
ラクチュロース	○	60	乳糖	○	10～30
カップリングシュガー	○	50～60	還元水飴	◆	10～60

○：糖類・オリゴ糖　◆：糖アルコール　▲：たんぱく質・植物抽出物.

（1）でんぷん糖類

糖質は図 3-5 のように分類される。そのうち甘味料として使用されるのは，糖類，糖アルコール，オリゴ糖であるが，その多くはでんぷん糖に分類される。でんぷん糖には，でんぷんを酸または糖化酵素で加水分解して製造される糖類（水あめ，ブドウ糖など），転移酵素を作用させた糖（異性化糖，トレハロースなど），およびこれらを還元させた糖アルコールなどがある（図 3-6）。

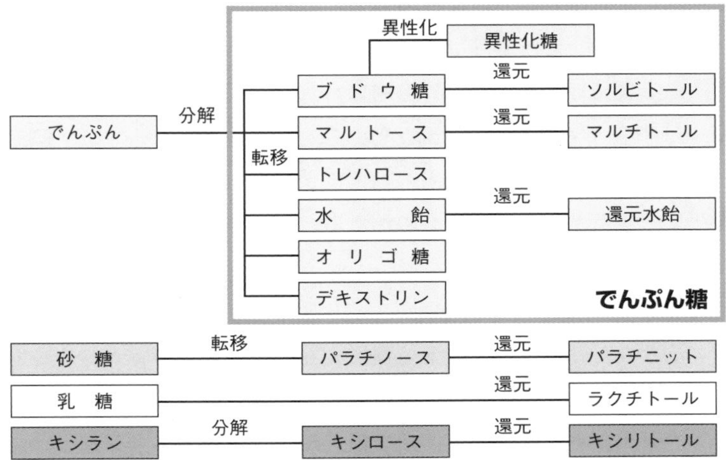

図 3-5　栄養表示基準による糖の分類
((株)林原ホームページを一部改変)

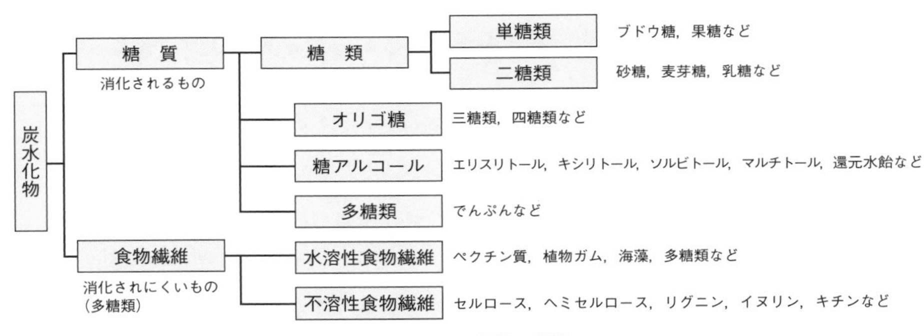

図 3-6　糖質の分類
((株)林原ホームページを一部改変)

1）単糖類

ブドウ糖（グルコース）は水溶化したでんぷんを *Rhizopus* 属のグルコアミラーゼで酵素分解し，結晶化して得る。異性化糖はグルコース溶液にグルコースイソメラーゼを作用させてグルコースの一部を果糖（フルクトース）に変えたもので，生じた果糖により甘味が強くなる。図 3-4 で述べたように果糖は低温で甘味が強く，味質がすっきりとしていることから，果糖を含む液糖は，冷蔵販売されることが多い清涼飲料水の甘味料としてよく用いられる。

2）糖アルコール

糖アルコールは，糖類のカルボニル基が還元された構造をしており，天然に存在するものの他，糖類を還元して製造するものがある。ソルビトール（グルコースの還元物），マルチトール（マルトースの還元物），キシリトール（キシロースの還元物）などがある。また，**還元水飴**は水飴（主成分はマルトース）を還元したものである。共通の性質として還元末端が存在しないため，メイラード反応（アミノカルボニル反応）の基質とならず，加熱による褐色化が生じないことがあげられる。さらに，全般的に微生物に利用されにくいことから，非発酵性糖などとも呼ばれ，糖類と置換することにより浸透圧の上昇（水分活性の低下）による食品の保存性向上にも用いられる。

糖アルコールは小腸から体内への吸収が低いことからカロリーになりにくく，低カロリー甘味料として用いられたり，口腔内の細菌による酸への代謝がされにくいため，抗う蝕性の甘味料として使用されたりするものがある。

3）オリゴ糖

オリゴ糖は同種あるいは異なる単糖類が 2～10 個結合したもので，ラフィノースのように天然に存在するものだけでなく，酵素処理により種々のオリゴ糖が合成されており，低カロリーあるいは非う蝕性甘味料として使用されている。パラチノース，ガラクトオリゴ糖，カップリングシュガー，フルクトオリゴ糖，シクロデキストリンなどがある。

（2）はちみつ

はちみつはみつばちが花の蜜を採集し，巣の中で加工，貯蔵したもので，糖質が約 8 割と水分が約 2 割含まれる。その他に，ビタミンとミネラルがわずかに含まれる。糖はほとんどがグルコースとフルクトースで，わずかにオリゴ糖とデキストリンを含む。

（3）メープルシロップ

メープルシロップはサトウカエデなどの樹液を濃縮したもので，主成分はショ糖である。

（4）非糖質甘味料

1）配糖体（ステビオシド，フィロズルチン，グリチルリチン）

配糖体とは糖と非糖成分（アグリコン）がグリコシド結合した化合物の総称で，甘味料として使用されているものにはステビオシドやグリチルリチンがある。

ステビオシドは南米産のキク科のステビアの葉から抽出されるジテルペン配糖体で，甘味度が砂糖の 100～250 倍と高い。非発酵性であるため漬物や水産練り製品に，また，低カロリー，非う蝕性であることからダイエット食品などにも利用されている。**フィロズルチン**は甘茶の葉に含まれているグルコフィロズルチン（甘味はない）が発酵により加水分解されたもので，砂糖の 400～1,000 倍の甘味度を示す。多くの食品に用いられているが，特に低カロリーのため糖尿病患者の甘味料としても利用されている。**グリチルリチン**は，古くから知られているマメ科カンゾウ属の薬草である甘草の根から抽出したトリテルペン配糖体である。甘味度は砂糖の 50～200 倍あり，甘味が後味に残る特徴を持っている。ナトリウム塩はみそ，しょうゆに使用されている。

2）アスパルテーム

アスパルテームはアスパラギン酸とフェニルアラニンが結合したジペプチドのメチルエステル（アスパルチルフェニルアラニンメチルエステル）である。甘味は砂糖の約 200 倍あり，低エネルギーの甘味料で非う蝕性であり，食卓用や清涼飲料などに使用されている。ペプチドであるため長時間の加熱により一部加水分解して甘味が減少するので，注意する必要がある。また，体内ではアスパラギン酸とフェニルアラニンに分解されるが，フェニルケトン尿症患者は分解することができず有害であるので，食品に添加した場合は表示が義務づけられている。

3）サッカリン

サッカリンは化学名を安息香酸スルファミドといい，本来水に溶けにくいためナトリウム塩として使用される。砂糖の350～900倍の甘味を示す。

4）スクラロース

スクラロースはショ糖のヒドロキシ基の3つを選択的に塩素で置換した甘味料で砂糖の600倍の甘味度がある。苦味や渋味が少ないとされ，清涼飲料水やアイスクリームなどに使用される。

5）アセスルファムカリウム

アセスルファムカリウムは，酢酸由来のジケテンを原料とする甘味料で，砂糖の200倍の甘さがある。すっきりとした甘味であることから，清涼飲料水やアイスクリームなどに使用される。

3-4　豆　類

わが国ではだいず，あずき，金時豆など10種類以上の豆類が栽培されている（図3-7）。

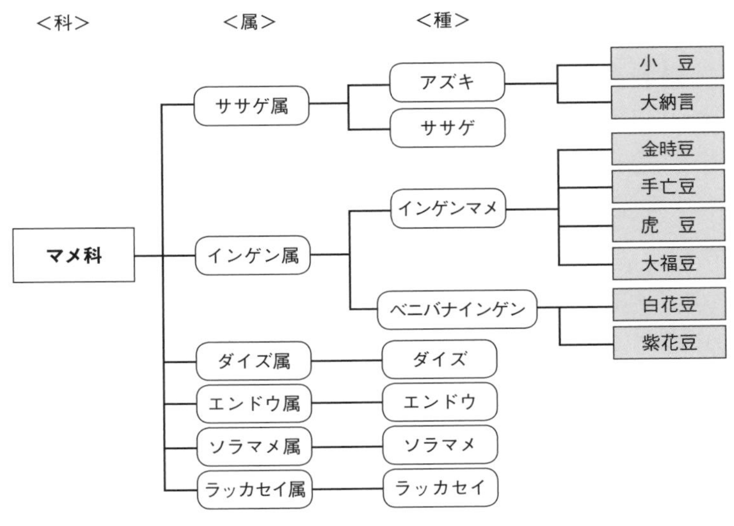

図3-7　豆の分類

だいずは豆腐，みそ，しょうゆなど日本の食卓には欠かせない食品の原料となるだけでなく，食用油や飼料としても重要な作物である。だいずには多くの健康機能性があることが明らかにされ，近年，女性ホルモン（エストロゲン）様作用を示す大豆イソフラボンが注目されている（図3-8）。欧米では飼料としての用途が中心であるが，日本食の普及や健康機能性の観点から食品としての需要が伸びている。

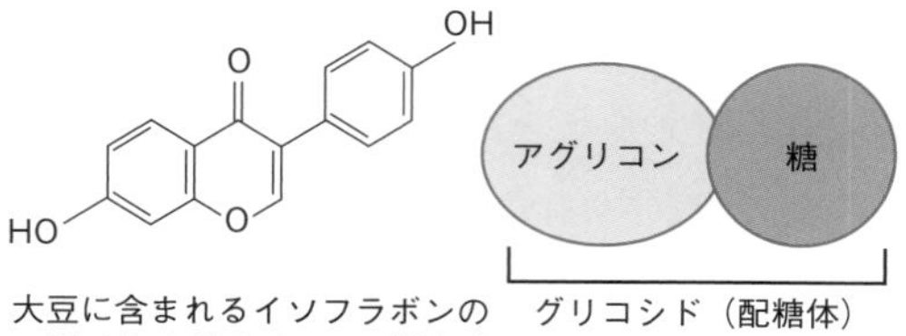

OH
O
HO
O
アグリコン　糖

大豆に含まれるイソフラボンの一種であるダイゼインの構造式（アグリコン）

グリコシド（配糖体）

アグリコン・糖・グリコシドとの模式図

大豆イソフラボン配糖体　10 mg＝大豆イソフラボンアグリコン　6.25 mg

図 3-8　イソフラボンの構造

あずきやいんげんなど，だいずと落花生以外の豆は雑豆（ざつまめ）とも呼ばれる。あずきやいんげんなどの雑豆には食物繊維やミネラルなどが豊富に含まれており，その機能性も注目されているが，餡や煮豆などの伝統的な調理分野以外では消費者になじみが薄い。

3-4-1　だいず

だいずはたんぱく質約 34 %，脂肪約 20 %を含み（国産黄大豆乾の値），たんぱく質と脂肪の豆と表現できる。この 2 つの量が肉に近いことから，畑の肉といわれる。この高いたんぱく質含量を活かして豆腐が作られ，みそやしょうゆではたんぱく質が分解したアミノ酸によりうま味が作り出される。だいずは低糖質であることから低糖質食品への利用が拡大している。また，代替肉原料としても注目されている。

（1）豆　腐

豆腐の製法は，まず，だいずを約 3 倍量の水に浸し十分に吸水させた後，水と共に磨り潰し呉汁（ごじる）を作る。次に等量の水と混合して沸騰させ固液分離する。液体部分が豆乳，固形物がおからである。さらに，豆乳ににがり（凝固剤）を添加し，素早く十分に撹拌して静置し凝固させる。木綿豆腐は凝固し分離してきた固形分を型に入れて余分な湯（水分）を除去して固めたものであり，絹ごし豆腐は豆乳の濃度を木綿豆腐の場合よりも高くし，凝固剤を入れたものをそのまま型に入れて固めたもので，なめらかな食感が得られる（図 3-9）。木綿や絹といった表現は，呉汁を漉す時に使う布の種類ではなく，食感の違いによるものである。

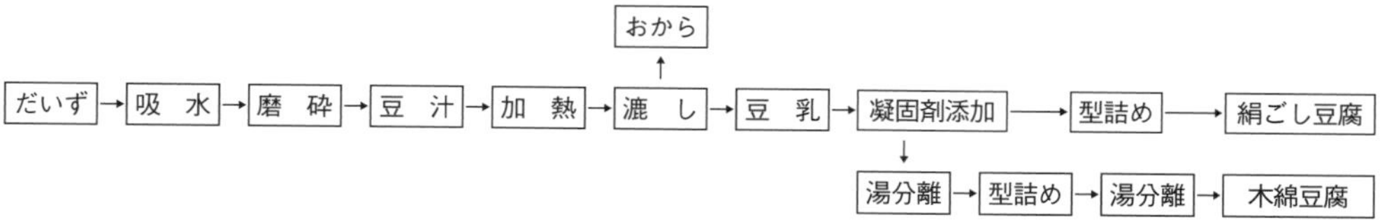

おから
↑
だいず → 吸　水 → 磨　砕 → 豆　汁 → 加　熱 → 漉　し → 豆　乳 → 凝固剤添加 → 型詰め → 絹ごし豆腐
凝固剤添加 ↓
湯分離 → 型詰め → 湯分離 → 木綿豆腐

図 3-9　豆腐の製造工程

凝固剤には，にがり（塩化マグネシウム），すまし粉（硫酸カルシウム），グルコノ-δ(デルタ)-ラクトン（GDL）などがある。にがりとすまし粉はマグネシウムイオン，カルシウムイオンにより大豆たんぱく質が架橋し凝固する。グルコノ-δ-ラクトンは，加熱によって加水分解され，生成したグルコン酸により豆乳のpHが低下し，大豆たんぱく質が酸凝固する。

（2）湯葉(ゆば)

湯葉は，豆乳を煮つめ，表面にできる被膜状のものをすくい取ったもので，そのままを生(なま)湯葉，乾燥させたものを干し湯葉と呼ぶ。一般的に湯葉と言われるのは干し湯葉である。湯葉は豆乳中のたんぱく質が主要な成分で，干し湯葉で約50％含まれている。生湯葉はそのまま食べる他，から揚げ，煮物，吸い物に用い，干し湯葉は水戻し，煮物，吸い物，鍋物などの具材として用いる。どちらも精進料理には欠かせない食材である。

（3）きな粉

きな粉は，だいずを焙煎して剥き，挽いた粉で，加熱により消化酵素の阻害成分であるトリプシンインヒビターが失活すると共にだいず特有の臭みが抜け，香ばしい香りがつく。きな粉は消化が良く，たんぱく質，食物繊維の他，カルシウム，マグネシウム，カリウム，リン，鉄などのミネラルが多く含まれている。

（4）大豆たんぱく質

大豆たんぱく質は，大豆油を抽出した後の脱脂大豆を原料とし，処理方法の違いにより濃縮大豆たんぱく質，分離大豆たんぱく質，脱脂大豆たんぱく質がある。**濃縮大豆たんぱく質**は，脱脂大豆粉を酸またはアルコール洗浄後中和して乾燥したものである。**分離大豆たんぱく質**は，脱脂大豆を水または薄いアルカリ性水溶液で可溶性画分を抽出し，酸を加え抽出液のpHを等電点（pH4.3）にしてたんぱく質を沈殿させ，中和後，乾燥したものである。なお，**等電点**とはアニオン（陰イオン）になる官能基とカチオン（陽イオン）になる官能基の両方を持つ化合物において，電離後の化合物全体の電荷平均が0となるpHのことである。**脱脂大豆たんぱく質**は，脱脂大豆を加熱乾燥したものである（図3-10）。いずれも，製菓，製パン，食肉加工など多くの加工食品の原料として使用されている。

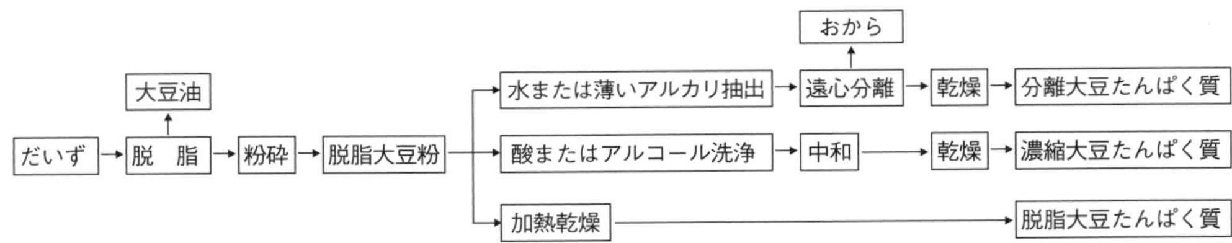

図3-10　大豆たんぱく質の製造工程

分離大豆たんぱく質は，アルカリ水溶液に溶解し多数のノズルから酢酸溶液中に吹き出し，繊維状に凝固させることで繊維状大豆たんぱく質となり，結着剤や脂肪，香辛料などを加えると食肉に近い食品となる。また，濃縮大豆たんぱく質と共にエクストルージョン処理（圧縮－高温高圧処理－常圧）することにより，多孔質で肉様の食感を有する粒状大豆たんぱく質となり，畜肉製品の増量材や品質改良材として使用される。

（5）その他の利用方法

だいずを製粉した大豆粉やだいずを水と共に磨砕した大豆ペーストが利用され始めている。大豆粉はきな粉とは異なり非加熱の大豆を製粉したもので，ともにクッキーなどの焼き菓子類やパン，麺などへの利用も広がりつつある。健康意識の高まりから低糖質食品の需要が増加し，大豆粉を使用した低糖質パンや低糖質麺が増えている。また，だいずを使った代替肉の品質が向上し，低脂肪，低カロリー，高たんぱく質な食材として見直されている。ただし，大豆粉を使用する際は，消化酵素の阻害成分であるトリプシンインヒビターなどを失活させる十分な加熱工程を加えるなどの注意が必要である。

コラム　枝豆って何の豆？

枝豆は，茹でておつまみに，砂糖と共に潰してずんだ餅にしたり，ご飯と一緒に炊いてえだまめごはんにしたりとなじみのある食材であるが，枝豆という豆はない。では，何の豆なのか。実は枝豆は未成熟の大豆である。完熟するとみそやしょうゆ，豆腐などの原料となる大豆となる。普段目にする緑がきれいな品種の他に茶豆系のだだちゃ豆や黒豆系の丹波黒豆の枝豆など多様な品種がある。

3-4-2　あずき

あずきは古くから人々の生活に密接に結びつき，日本だけでなく中国，韓国ではあずきの色に魔除けなどの神秘的な力があると信じられ，行事や儀式などに供されてきた。また，風味や色合いから赤飯や和菓子の原料として親しまれてきている。あずきはたんぱく質約 21 %，でんぷん約 42 % を含み，たんぱく質とでんぷんの豆と表現できる。でんぷん含量の多さからだいずとは大きく用途が異なっている。

あずきは，細胞壁が延伸性を持ち，内部が加水加熱により膨潤しても壊れにくく，細胞膜が熱変性により凝固し，内部のでんぷん粒を包み込み細胞内に留まる構造をとり，餡粒子を形成する（図 3-11）。この餡粒子が餡独特の食感を生み出している。なお，餡粒子は麹による分解が難しいため醸造食品には用いられないが，最近では餡粒子を酵素分解することにより食酢を製造する技術が開発された。

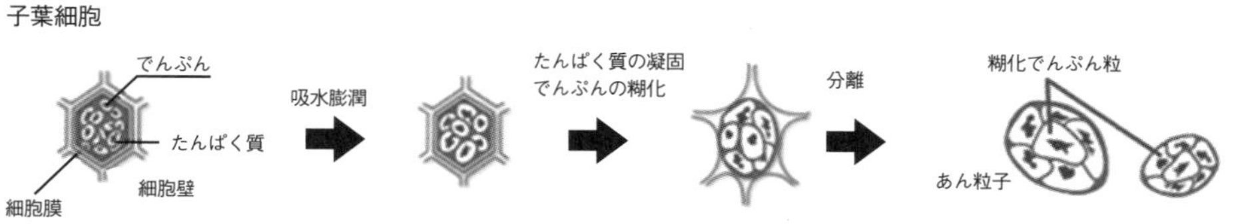

図 3-11　餡粒子の形成
（井村屋（株）のホームページより引用）

餡は，こしあん，粒あんに大別される。あずきは洗浄，2 度炊き，磨り潰し，裏ごし，水晒し，脱水され，こしあん（生あん）となる。生あんを原料に，さらしあん（乾燥），練りあん（砂糖を加えて練り上げたもの）が作られる。粒あんは，あずきを炊きあげた後，砂糖を加えあずきが潰れないように練ったもので，粒あんを小倉あんという場合もあるが，厳密には小倉あんはこしあんに炊いて蜜漬けしたあずきを混合したものである。

3-4-3 いんげんまめ

いんげんまめは大変種類が多く，金時豆，うずら豆，虎豆，白いんげん豆などは，すべていんげんまめである。煮豆の需要が多く，レトルト食品や缶詰に加工される。また，餡として利用され，手亡（てぼう）豆などの白いんげん豆により白あんが作られる。

3-4-4 その他豆類

緑豆（りょくとう）は，**もやし**の原料として用いられる。もやしは緑豆を暗所で発芽させたもので，もやしを太くするために，エチレンを加えた空気中で栽培される（図 3-12）。

らっかせいは，そのまま食べるだけでなくピーナッツバターやペースト化されてアイスクリームなどのお菓子に利用されている。

緑　豆 → 洗　浄 → 吸　水 → 殺　菌 → 遮光下で栽培（7～10 日）→ 緑豆もやし

図 3-12 もやしの製造法

3-5 野　菜　類

縄文時代の遺跡からごぼうの種子やアブラナ科の種子が出土する例があることから，野菜の栽培は非常に古くから行われていた可能性がある。明治時代には多くの野菜が欧米から移入され，現在までに多くの移入野菜が定着している。栽培技術の進歩により長期間にわたる栽培が可能となってきているが，収穫時期が集中することや年により豊作凶作などの収穫量の変動は避けられない。このため，生鮮による供給と合わせて，保存性を高めた加工食品は野菜生産および供給において重要である。

生鮮野菜の流通では，冷蔵貯蔵が一般的であり，長期保存のためには冷凍，乾燥，塩蔵などが行われるが，野菜の種類，使用目的によって保存方法は異なる。

3-5-1 漬　物

漬物は野菜に食塩，しょうゆ，酢，みそ，麹などと共に漬け込み，保存性と風味を持たせたもので，原料や漬け込み材（塩，しょうゆなど），漬け込み期間により様々に分類される。

野菜は食塩により脱水し細胞壁から細胞膜が分離する原形質分離がおこり柔軟になる。野菜の内部では外部に比べ浸透圧が低いために，食塩や漬け込み材が細胞内へ浸透していくことで味が付与される。また，細胞内部にある酵素の働きによりアミノ酸や糖類などが生成しうま味や甘みが増す。さらに，麹などの酵素を含む漬け込み材を使用した場合は，これらの影響も受け独特の風味に変化していく。漬け込み期間の長い漬物では，乳酸菌や酵母の働きも加わりさらに風味が増し，乳酸やアルコールの生成により保存性が向上する。

（1）塩漬け

漬物の塩漬けには2種類あり，単に食塩で漬けるだけの当座漬け（一夜漬け）と長期漬け（貯蔵漬け）するための下漬けとして用いる場合がある。**当座漬け**には，白菜漬けやきゅうりやきゃべつの塩漬けなど3～7日で食せるものがある。サラダ感覚の浅漬けも塩漬けが多い。**長期漬け**は塩漬けで下漬けを行い，一度脱塩してからしょうゆやみそなどに再度漬け込むもので，奈良漬けや古漬けなどがある。

（2）たくあん漬け

名称は考案者である江戸時代に品川の東海寺を開いた沢庵宗彭（たくあんそうほう）に由来するとされる。生だいこんを天日乾燥させて成分を濃縮し，うま味を増した後，食塩，米ぬかなどの混合物で1～数か月漬け込む。副原料として昆布や唐辛子などを加えて風味付けをすることもある。

（3）酢漬け

酢漬けは，塩漬けしたものが自然に乳酸発酵したものが原形である。酢漬けは，調味した食酢に野菜を漬けるもので，らっきょう漬け，しょうが漬け（ガリ）などがある。また，ピクルスはスパイスのきいた調味酢に歯切れの良い野菜を漬けた西洋の酢漬けである。

（4）その他の漬物

梅干しは，熟したうめを用い塩漬けにした後，3日ほど日干しした後，本漬けしたものが伝統的な梅干しである。JAS法では，伝統的製法によって製造された梅干しを梅干（梅の果実を漬けたものまたはこれを梅酢もしくは梅酢に塩水を加えたものに漬けたもの），梅干しを砂糖類，食酢，梅酢，香辛料など，もしくはこれらに削りぶしなどを加えたものに漬けたものまたは調味梅漬けを干したもの，調味されたものを調味梅干と表示するよう義務付けられている。

ふくじん漬けは，JAS規格では農産物しょうゆ漬け類のうち，だいこん，なす，うり，きゅうり，しょうが，なたまめ，れんこん，しそ，たけのこ，しいたけ若しくはとうがらしを細刻したものまたはしその実もしくはごまのうち5種類以上の原材料を主原料とした漬けものとされている。7種類の野菜を用いるところから，七福神になぞらえてつけられた名前という説がある。

キムチ漬けははくさいなどの野菜と塩，唐辛子，魚介塩辛，にんにくなどを主に使用した漬物で，以前は朝鮮漬けと呼ばれていた。日本では浅漬けの製法（白菜などの塩漬けに調味料を混合する方法）でもキムチが作られており，韓国のキムチよりもすっきりした味になっている。

3-5-2　ピューレ

ピューレは，主に野菜もしくは果物の食材を生のまま，あるいは加熱し，すり潰した後，裏ごし器を使って滑らかな半液体状にしたものである。いろいろな野菜や果実のピューレがあるが，トマトピューレが最も知られている。**トマトピューレ**はトマトを煮こみ裏ごしした後に煮詰め濃縮したもので，びん詰，缶詰，冷凍品あるいはレトルト食品で流通している。ほぼ同様の加工処理したもので固形分が多いものはペーストと表現される(ごまペーストなど)。

3-5-3 冷凍野菜

冷凍野菜とは，前処理（冷凍前に行う皮剥ぎ，カッティング，ブランチング（食品に含まれる酵素を不活性化し，貯蔵中の変質や変色を防ぐために短時間行う加熱）など）を施し，酵素を失活させることで保存中の劣化を防ぎ，−18℃以下になるように急速に冷凍したものである。葉物野菜は冷凍には向かないとされてきたが，近年冷凍技術の発達によりほうれんそうなどの冷凍野菜が製造可能となっている。ブロッコリー，いんげん豆やさといもなど単一の冷凍野菜や，にんじん，とうもろこし，グリーンピースなどによるミックスベジタブル，数種類の野菜をミックスした冷凍野菜ミックスなどが市販されている。

3-5-4 乾燥野菜

乾燥野菜の歴史は古く，江戸時代には切り干しだいこんやかんぴょうが普及していた。野菜を乾燥させる第一の目的は，保存性の向上である。一時期に大量に収穫される野菜を長期間保存するために乾燥させ，冬期間や移動時の食料とした。第二の目的は風味の増強である。乾燥させることで，栄養分の濃縮，成分の分解によるうま味や甘味を増加させる。

乾燥方法は自然乾燥（天日乾燥，冷風乾燥など）と機械乾燥（温風乾燥，凍結乾燥，皮膜乾燥など）がある。また，フライも水分を蒸発させることから乾燥方法の１つとして捉えることができる。多くの場合，乾燥中の劣化を防ぐためにブランチングなどの前処理が行われ，使用目的に合わせた乾燥方法が選択される。

(1) 自然乾燥

切り干しだいこんは，だいこんを細切りにしてブランチングせずに生のまま天日乾燥させたものである。切る太さによっていくつかの種類に分かれ，たて四つ割にしたものは割り干しだいこんという。地域によっては，だいこんを茹でてから乾燥させたゆで干しだいこんもある。だいこんは乾燥により，常温流通可能なほど保存性が向上し，甘みやうま味が増強される。

かんぴょうは，ウリ科のつる性１年草である夕顔の果実の果肉を幅３cm，厚さ３mmのひも状に削ってブランチング無しに天日乾燥したものである。褐変と微生物の繁殖を抑制するため，乾燥途中で硫黄薫蒸を行うことがある。

干しいもは，収穫後のさつまいもを洗浄後，皮のまま1～2時間蒸し，蒸し器から取り出して剥皮し，ピアノ線などを使用して約１cmの厚さにスライス後，すだれに広げ冬場の寒風を利用して天日乾燥したものである。スライスせずにそのまま干したものを**丸干しいも**という。

自然乾燥は天候による影響を受けるため，天候によっては腐敗や品質劣化が起こることから機械乾燥が併用される場合も多い。

（2）機械乾燥

機械乾燥で用いられる乾燥法は，温風乾燥，減圧乾燥，凍結乾燥，皮膜乾燥，真空フライなどがある。通風乾燥や熱風乾燥では，乾燥中に熱変性を受けるため着色や変色が起こるとともに水戻しした際の復元性が悪く品質低下しやすいが，乾燥コストは低い。イタリア料理などで用いられるドライトマトは，通常温風乾燥によって製造されている。

減圧乾燥は野菜を密閉容器に入れ内部を減圧し水分の蒸発を促す。水分蒸発に伴い乾燥物の温度が低下し，乾燥効率が低下するため外部からの加熱が必要となる。野菜だけでなくスライスした果実などの乾燥にも用いられている。

凍結乾燥は野菜を凍結させ，真空下で凍結した水分を昇華により除去するため，変性および色調や栄養成分への影響が少なく，復水性がよい反面，多孔質で吸湿しやすく酸化されやすいものとなる。また，乾燥コストが高い。

インスタント食品に用いられている乾燥野菜は，ほとんどが凍結乾燥法で作られている。凍結による損傷の影響が大きい野菜は，ブランチングなどの前処理を行う場合もある。また，乾燥野菜は，インスタントみそ汁やカップ麺などの具材に用いられている。

皮膜乾燥法はマッシュポテトなどで用いられている乾燥法で，ドラムドライヤーと呼ばれる内部から加熱したドラムに液状にした原料野菜を薄い皮膜状に付着させ，シート状に乾燥する方法である。

リンゴチップスやじゃがいもの風味を良く残したスナック菓子は，真空フライヤーを用いて製造される。真空フライは減圧下で比較的低温の油で野菜中の水分を蒸発させることから，糖分が多く焦げやすいもの，高温では風味がぬけてしまうものや色調の維持が困難なものに適している。

この他，遠赤外線乾燥法，マイクロ波減圧乾燥法などいろいろな乾燥方法があり，野菜の種類や乾燥の目的によって使い分けられている。

3-6 果実類

果樹の栽培は古くから行われ，室町時代には果実の名産地が尊重され，江戸時代には甲斐（かい）のぶどう，紀伊のみかんなど，現在のように果実の地域ブランド化が確立した。明治以降は欧米からの輸入や果実樹木の導入などにより果実は多様性を増した。

果実はブドウ糖，果糖，クエン酸やリンゴ酸などを含み，甘酸っぱいものが多く，し好性が高く，ビタミン，ミネラルなども豊富で栄養的にも優れている。しかし，保存性が低いものが多く，古くから加工し保存性を高める工夫が行われてきた。

3-6-1　ジャム

ジャムは，ペクチン，有機酸，糖が共存し加熱されることによりゼリー化して形成されたものである。ペクチン濃度は1〜1.5％，有機酸は0.5〜1.0％（pH 2.8〜3.5），糖50〜70％の範囲でゼリー化することから，ペクチン含有量が低い果実の場合はペクチンの添加，有機酸の少ない果実は有機酸（レモン汁）などを添加する。ジャムは，JAS規格において，ジャム類，ジャム，マーマレード，ゼリー，プレザーブスタイルの5区分に分類されている（表3-7）。

ペクチンには，**高メトキシペクチン**（HMペクチン）と**低メトキシペクチン**（LMペクチン）の2種類があり，ジャムではHMペクチンが用いられる。LMペクチンは酸と糖によるゼリー化は起こらないが，カルシウムイオンの添加によりゼリー化することから，牛乳を用いたデザート菓子などに用いられている。また，カルシウムイオンによるゼリー化を利用し低糖度ジャム製造に使用される。

表3-7　JAS規格によるジャム類の分類

分　類	定　義
ジャム類	1．果実，野菜または花弁（以下，果実など）を砂糖類，糖アルコールまたははちみつとともにゼリー化するようになるまで加熱したもの. 2．1に酒類，かんきつ類の果汁，ゲル化剤，酸味料，香料などを加えたもの.
ジャム	ジャム類のうち，マーマレードおよびゼリー以外のもの.
マーマレード	ジャム類のうち，かんきつ類の果汁を原料としたもので，かんきつ類の果皮が認められるもの.
ゼリー	ジャム類のうち，果実などの搾汁を原料としたもの.
プレザーブスタイル	ジャムのうち，ベリー類（いちごを除く）の果実を原料とするものにあっては全形の果実，いちごの果実を原料とするものにあっては全形または2つ割りの果実，ベリー類以外の果実等を原料とするものにあっては5㎜以上の厚さの果肉等の片を原料とし，その原形を保持するようにしたもの.

3-6-2　果実飲料

果実飲料は，JAS規格では濃縮果汁，果実ジュース，果実ミックスジュース，果粒入り果実ジュース，果実・野菜ジュースおよび果汁入り飲料に分類されている（表3-8）。

表3-8　JAS規格による果実飲料※の分類の概略

分　類	定義の概略
濃縮果汁	果実の搾汁を濃縮したもの.
果実ジュース	1種類の果実の果実の搾汁または還元果汁.
果実ミックスジュース	2種類以上の果実の搾汁または還元果汁を混合したもの.
果粒入り果実ジュース	果実の搾汁もしくは還元果汁にかんきつ類の果実のさのうもしくはかんきつ類以外の果実の果肉を細切したものなど（以下，果粒）を加えたもの.
果実・野菜ミックスジュース	果実の搾汁もしくは還元果汁に野菜汁を加えたものであって，果実の搾汁または還元果汁の原材料に占める重量の割合が50％を上回るもの.
果汁入り飲料	果汁10％以上100％未満のもの，またはこれに野菜汁や果粒を加えたもの.

※オレンジ，うんしゅうみかん，グレープフルーツ，レモン，りんご，ぶどう，パインアップル，ももについては，それぞれ果実の搾汁もしくは還元果汁またはこれらに砂糖類，はちみつなどを加えたものと定義されている.

一般に果実を搾汁すると懸濁状態になることが多い。この状態はペクチン質を中心に破壊された果実組織やたんぱく質などによるもので，ペクチン質を分解することで安定性が失われ沈殿する。透明果汁はペクチン分解酵素を作用させて製造される。

3-6-3　果実缶詰

果実缶詰は，果実をシロップ漬けした缶詰である。一般的に果実缶詰は，原料果実を洗浄した後，皮や芯の部分を取り除きブランチングし，製品に合わせた大きさにカットして缶に詰め，シロップを入れてから脱気密封して加熱殺菌される。

3-6-4　乾燥果実

乾燥果実は，低水分にすることにより微生物の繁殖を防止し品質の劣化を抑制したものである。常圧乾燥の場合，乾燥に時間がかかるため酵素等による成分変化が生じることや乾燥により成分の濃縮がおこるため風味が変化する。凍結乾燥の場合，凍結下で乾燥が起こるため成分の変化は生じないが，多孔質で吸湿しやすい乾燥物となる。このように，乾燥果実は，乾燥方法の違いにより多様な製品が作られている。

主として天日乾燥される果実に，ぶどうとかきがある。ぶどうは，0.5％のアルカリ溶液で処理し，表面のワックス層を除去した後，乾燥されて干しぶどうとなる。かきは，皮を剥き乾燥され干しがきとなる。なお，乾燥時に保存性を高めるために硫黄燻蒸する場合がある。渋がきは，乾燥過程で内部に生成するアセトアルデヒドと渋み成分であるシブオールが酸化重合し渋みを感じなくなる。

常圧あるいは真空下のフライによりバナナチップスやリンゴチップスが製造される。高温で揚げると褐変するため，果実の色を残すには低温で揚げられる真空フライを用いる。

3-7　きのこ類

わが国では食用きのことして約20種類ほどが栽培されており，代表的なものではしいたけ，えのきたけ，しめじ類，まいたけ，なめこ，つくりたけ（マッシュルーム），エリンギ，やまぶしたけ，たもぎたけなどがある。まつたけは栽培には成功しておらず，輸入品も多く流通している。一方，きぬがさたけやフォアグラ，キャビアと並び世界3大珍味といわれているトリュフなどの珍重されるきのこもある。

きのこ類は水分含量が多くエネルギーは少ない。食物繊維は豊富であり，ビタミンB群（B_1，B_2，B_6，ナイアシン）やプロビタミンD_2（エルゴステロール）を多く含んでいる。また，遊離アミノ酸や呈味性ヌクレオチドである5'-グアニル酸が多く含まれているものが多く，しいたけはだしを取るのに利用されている。さらに，きのこ類には生理機能性成分を含むものが多く，きのこ類に含まれているβ-グルカンのがん予防効果，しいたけのエリタデニンのコレステロール低下効果，レンチニン酸の抗腫瘍効果などは健康食品に応用されている。

野生種の食用きのこは300種を超えるといわれている。一方，有毒成分を含むものも多く存在し，致命的な毒を持つどくつるたけ，しろたまごてんぐたけ，ふくろつるたけ，にせくろはつ，どくやまどり，かえんたけなど，中程度の毒を持ち神経系に異常をきたすてんぐたけ，べにてんぐたけ，おおわらいたけや胃腸系に障害をきたすかきしめじ，いっぽんしめじなどがある。食用きのことの判別が困難なものも多く，注意が必要である。

3-7-1 しいたけ

しいたけは干ししいたけ，水煮，佃煮，乾燥粉末品などに加工される他，調味料原料としてだししょうゆ，つゆ，ドレッシングなどに用いられる。**干ししいたけ**は生しいたけを天日による自然乾燥や機械乾燥したものである。生しいたけを乾燥して干ししいたけに加工すると，保存性が増すだけでなくうま味や香りの成分が増す。干ししいたけの特有の風味は乾燥する過程で酵素と熱の働きにより，香気成分（レンチオニン）とうま味成分（5'-グアニル酸）が増加することで形成される。天日干しを行った干ししいたけはビタミンDが増加する。また，干ししいたけは栽培環境や収穫時期によって3種類に大別される。**冬菇**（どんこ）は晩秋から春先にかけてゆっくり成長した，かさの開く前のしいたけを干したもので，丸型で肉厚である。その中でも寒さと乾燥により，かさの表面がひび割れているものを花冬菇といい最高級品とされる。**香信**（こうしん）は，気温と湿度が高い時期（春と秋）に短期間で成長したかさの開いたしいたけを干したもので，肉が薄く歯ごたえがしなやかである。**香菇**（こうこ）は，冬菇と香信が生育する中間の時期のしいたけを干したもので，かさが大きく肉厚である。

3-7-2 えのきたけ

えのきたけには水煮や塩蔵されたものがある。「なめ茸」の品名で知られる佃煮は，えのきたけを細断し，しょうゆやみりんなどで調味付けした後に煮詰めてびん詰めにしたものである。

3-7-3 まいたけ

まいたけはプロテアーゼ活性が強く，肉と一緒に調理すると軟化効果が期待できる。従来品種に比べ，食物繊維やβ-グルカンを多く含む品種も開発されている。

3-7-4 その他の加工

きのこ類を調味・ボイルした後に容器に密封して加熱殺菌した製品には，冷蔵流通品と常温流通品がある。しいたけ茶や粉末調味料は干ししいたけを粉末にしたものである。業務用の調味料はしいたけの煮汁を濃縮したエキスや粉末化したエキスパウダーがある。

3-8 藻　類

藻類は90％以上水分を含むので生のままでは保存性が悪く，乾燥品などにされることが多い。また，藻類に含まれるアルギン酸やカラギーナン，アガロース，ラミナランなど難消化性多糖類は水溶性食物繊維として作用することから，その健康機能性が注目されている。海藻は色調により緑藻類，褐藻類，紅藻類に大別される。

3-8-1 緑 藻 類

緑藻類は緑色を呈し，クロロフィルa（青緑色）とクロロフィルb（黄緑色）を多く含む。一般に暖海に多く，あおのり，ひとえぐさ，あおさ，みる，海ぶどう，川のり，クロレラなどが食用とされる。

のり製品は干しのりを主体として生産されている。原料のりの主な産地は，有明海，瀬戸内，伊勢湾，三河湾などの沿岸各地である。干しのりの価値は，色，つや，香り，味で左右され，さらにこれを焙焼した際の焼き色がよくでることも条件にあげられる。干しのりの二次加工品として焼きのりがあり，干しのりの生産量の80％以上が焼きのりや味付けのりとして加工されている。

3-8-2 褐 藻 類

褐藻類は黄褐色，または黒褐色でクロロフィルaを主体に，カロテン，キサントフィル，フコキサンチンなどの色素を含み，寒海に多く，大型のものが多い。もずく類，こんぶ類，わかめ類，ひじきなどは食用とされ，塩蔵品や乾製品が製造されている。こんぶ，あらめ，かじめ，ほんだわらなどからはアルギン酸が抽出され，増粘剤として利用されている。アルギン酸はカルシウムなど2価の金属イオンと反応しゲル化する。

（1）こんぶ

まこんぶ，りしりこんぶ，おにこんぶ，みついしこんぶ，ながこんぶ，ほそめこんぶ，がごめこんぶなどが食用とされる（表3-9）。ほとんどが北海道で採取されており，その他は青森，岩手，宮城県の東北3県で採取されている。こんぶ製品は，干しこんぶ，つくだ煮，とろろこんぶ，こんぶ巻の他，こんぶ茶，こんぶ砂糖漬けなどのおつまみ用途や様々な総菜製品にも利用されている。

干しこんぶは，こんぶ製品の3割近くを占めているが，その中で長切りこんぶは生産量の70～80％近くを占め，最も重要な製品である。ながこんぶ，りしりこんぶ，みついしこんぶなど葉の長いこんぶを原料として用い，根，茎を除いて1枚ずつ石を敷き詰めた専用の干場（かんば）に広げて天日乾燥される。天候の急変，または品質の悪化を考慮し，昆布専用の乾燥機を使用する場合もある。昆布の種類にもよるが，比較的短時間で乾燥するものか

表 3-9 昆布の種類，産地，主な用途

昆布の種類	主産地	特徴と主な用途
まこんぶ（真昆布）	松前～室蘭までの道南，および青森県北部	清澄で上品な出汁がとれ，おぼろ昆布，とろろ昆布，塩ふき昆布，バッテラに使用する白板昆布など高級品として扱われ，その他，塩昆布，出汁昆布，酢昆布，りゅうひ昆布，昆布茶などに利用される.
おにこんぶ（羅臼昆布）	知床半島東岸～厚岸沿岸	香りがよく，黄色味を帯びたコクのある高級出汁昆布として流通している．カットしてそのまま食する（富山地方），昆布茶などにも利用される．また，佃煮，角切などの加工原料に利用される.
りしりこんぶ（利尻昆布）	増毛～利尻・礼文～知床半島西岸	清澄で癖のない上品な出汁で高級品．千枚漬け，湯豆腐，おぼろ昆布，とろろ昆布，白板昆布，昆布茶，昆布菓子などの加工原料に利用される.
ほそめこんぶ（細目昆布）	渡島福島～天売・焼尻両島	肉厚で硬い．とろろ昆布，おぼろ昆布，刻み昆布，松前漬，佃煮など，比較的幅のあるものは出汁昆布として用いられる.
みついしこんぶ（三石昆布）	主に日高地方	繊維質は比較的柔らかい．日高産は日高昆布として流通している．煮上がりが早く出汁昆布として利用され，昆布巻，佃煮，豆昆布などにも用いる.
ながこんぶ（長昆布）	釧路～歯舞・貝殻島周辺	昆布巻，結び昆布，佃煮等の加工品，昆布しょうゆの原料用のエキス素材として用いられる．棹前（さおまえ）こんぶは海藻サラダ，早煮昆布にも用いる.
あつばこんぶ（厚葉昆布）	釧路～貝殻島周辺	塩昆布，昆布巻，酢昆布，佃煮，粉末にして汁物などの加工原料に用いられる.
ねこあしこんぶ（猫足昆布）	釧路～納沙布岬の沿岸	名称は根が猫の足に似ることによる．マンニットを多量に含み，とろろ成分と甘味に優れる．とろろこんぶ，おぼろこんぶ，その他加工原料用.
がごめこんぶ	室蘭～松前に至る道南	粘りが強く，とろろ昆布，おぼろ昆布，松前漬など加工原料に用いられる．粘性多糖類のフコイダン，ラミナラン，アルギン酸などの有用成分が多い.
ややんこんぶ	室蘭付近	加工原料として関西，九州に出荷される.
あつばすじこんぶ（みすじこんぶ）	知床半島東岸の羅臼沿岸	刻み昆布，とろろこんぶ製品などの加工原料して用いる.
とろろこんぶ	釧路～納沙布岬の沿岸	粘質が多いので，おぼろこんぶやとろろこんぶ製品などの加工原料などに用いる.
ちぢみこんぶ	日本海およびオホーツク海沿岸	各種加工原料として用いる.

（(一社)北海道水産物検査協会ホームページを一部改変）

ら，厚みのある昆布では数日かかるものもある。乾燥した昆布は，決められた長さに切り揃えられ，または伸ばされて昆布専用の倉庫で熟成され，この間に色艶も良くなり味が深まる。これから赤葉などの悪い葉を除き，結束し，等級選別後，製品となる。

また，葉のしわを伸ばしながら乾燥して葉元を三日月形に整形した元揃（もとぞろ）いこんぶ，こんぶを伸展して乾燥し，一定の長さに折りたたんだ折りこんぶ，こんぶを乾燥し，一定の長さに切った長切り昆布などがあるが，いずれも乾燥後，それぞれの方法で結束したものである。

（2）わかめ

わかめはわかめ，ひろめ，あおわかめの3種が食用となり，製品としては鳴門わかめ，湯抜きわかめ，素干しわかめ，塩抜きわかめ，塩干しわかめ，すだれわかめなどがあるが，いずれも乾燥加工品である。この他にも総菜向けやお菓子用途にも利用されている。原料のわかめは北海道から九州まで広く分布している。また，中国や韓国などからの輸入も近年増加している。

3-8-3 紅 藻 類

紅藻類は暖海にも寒海にも分布し，クロロフィルの他，フィコエリスリン，フィコシアニン，カロテンなどを含むため紫紅色，紅褐色，黄赤色，藍緑色などを呈する。あまのり類，とさかのり，おごのりなどは食用とされ，てんぐさ類やおごのりからは心太(ところてん)や寒天が製造される。

（1）てんぐさ，おごのり

てんぐさやおごのりに加水し，煮溶かしたものをろ過し，成形後冷やし固めたものが**心太**である。心太を切断し，戸外で凍結融解(ゆうかい)を繰り返すことにより脱水と同時に不純物が除かれ，これを乾燥したものが角寒天や糸寒天などの**天然寒天**と呼ばれるものである。一方，てんぐさや　おごのりを漂白後加水し，煮溶かしたものをろ過し，成形後冷やし固めて，圧搾後，乾燥機で乾燥後粉末化したものが粉末寒天などの**工業寒天**と呼ばれるものである。天然寒天は天候などにより生産量や品質が左右されるが，工業寒天は通年生産可能であり，品質が安定している。寒天の主成分であるアガロースは様々な純度に生成され，食用から遺伝子工学に用いる電気泳動ゲル，細菌培養用の基材，歯科用の印象材など様々な用途に使用されている。また，ふのり，つのまたからは糊料なども製造される。その他，カラギーナンなどが抽出され，増粘剤として使用されている。κ-カラギーナンはカリウムなど1価の金属イオンと反応しゲル化する性質を持つ。

（2）あまのり類

あまのり類はウシケノリ科に属する海草類の総称で，すさびのり，うっぷるいのり，あさくさのりなど20種類ほどある。岩のりと呼ばれて売られているものの多くはうっぷるいのりである。海藻類の中では高たんぱくであり，ビタミンA，B群，Cも多い。

3-8-4 藍 藻 類

藍藻類(らんそうるい)はシアノバクテリア（cyanobacteria）という細菌の一種で，光合成を行うためクロロフィルを有しており，光合成に伴い酸素を発生する。藍藻類を使用した食品には，熊本県の特産品であるすいぜんじのりと，サプリメントの素材として使われているスピルリナがある。

（1）すいぜんじのり

通常ののりは海産ののりを使用するのに対し，すいぜんじのりは，淡水産で，単細胞の個体で硫酸多糖であるサクランを分泌し，青色色素であるフィコシアニンを含むなどの特徴がある。酢の物や刺身のつま，佃煮などに用いられる。

（2）スピルリナ

スピルリナは淡水産の多細胞微細藻類で，名称は螺旋(らせん)状の形状に由来する。容易に養殖でき，たんぱく質含量が高く，乾燥物が粉末やタブレット状に成形され市販されている。

3-8-5 海藻食品

海藻食品は，様々な海藻原料から多種多様な製品が製造されているが，中でもこんぶやわかめ，のりを素材とするものが多く，乾燥製品が主体となっている（表3-10）。

表3-10 海藻食品の分類と製品

一次加工品		
乾製品	素干し品	こんぶ，わかめ，青のり，あおさ，ひじき，寒天原料
	抄き製品	干しのり，青板のり，抄きこんぶ，まつも，板わかめ，岩のり，はばのり
	灰干し品	灰干しわかめ
	煮干し品	ひじき，湯抜きわかめ
塩蔵品	散塩漬	塩蔵わかめ，もずく，おごのり，めかぶ
	湯通し塩蔵品	湯通し塩蔵わかめ
石灰処理品		おごのり，青とさかのり
二次加工品		
調味品	つくだ煮	角切りこんぶ，欄切りこんぶ，のりつくだ煮
焙焼調味品		味付けのり，味付けわかめ
漬物類	しば漬	しば漬，茎わかめ
その他		細工こんぶ，寒天，カラゲナン，アルギン酸

3-9 魚 介 類

魚介類は水産動物の総称であり魚類，貝類，頭足類（いか，たこ）および甲殻類（えび，かに）の他，うに，なまこなどが含まれ，古くから人類の大切な食料源である。一方で，魚介類は季節変動や環境変化による漁獲量や魚種の変動が激しく，また，漁獲後の自己消化や腐敗も速い。そのため，洋上では船上での前処理や冷蔵冷凍による鮮度保持技術が発達し，陸揚げされた後は様々な加工技術によって保存性を高める取り組みが続けられてきた。

魚類の筋肉中のATPは魚種によらず，死後に図3-13の順に分解され，鮮度低下に伴って反応は右に進むが，これらのATP関連化合物の総量はほぼ一定であることからこの総量に対するイノシン（HxR）やヒポキサンチン（Hx）の合計量の百分率を求め，これを魚肉の生鮮度指標（**K値**）と定義された。K値の計算式は図3-13に示したとおりである。なお，HxRやHxの量が少ないほどK値は低く，魚の鮮度が良いことを示す。死殺直後の魚のK値はおおむね10％以下で，刺身などの生食には20％以下が目安とされるが，K値の上昇速度は魚種によって大きく異なり，生での可食限界をK値で示すには魚種ごとに検討が必要となる。また，無脊椎動物では魚類と同様の経路の他に，IMPを経由せずAMPからアデノシンを経てイノシンに変化する経路も存在するため，無脊椎動物にはK値による鮮度判定指標は適用できない。

ATP → ADP → アデニル酸（AMP） → イノシン酸（IMP） → イノシン（HxR） → ヒポキサンチン（Hx）

K値（％）＝（HxR+Hx）/（ATP+ADP+AMP+IMP+HxR+Hx） × 100

図3-13 ATPの分解経路およびK値の計算式

3-9-1　冷蔵品および冷凍品

食品衛生法では冷凍は−15℃以下，冷蔵は10℃以下での保存と定められている。これに対しチルドは5℃以下である。JIS規格では，冷蔵そのものに関する規定はないが，チルドは0℃付近，氷温は−1℃付近，パーシャルは−3℃付近の温度帯と定めている。水産加工における一般的な凍結方法を図3-14に示す。

原料の洗浄 → 選　別 → (調　理) → (血抜き) → 凍　結 → グレーズおよび包装 → 凍結保管

図3-14　水産加工における一般的な凍結方法

3-9-2　塩　蔵　品

塩蔵品は食塩により水分活性を低下させることで微生物の増殖を抑制し，保存性を高めたものである。原料処理した後に食塩が配合された調味液につけ込んで製造する。粗塩を直接魚体にすり込んで製造する新巻さけや塩引きさけもある。塩蔵魚卵にはさけ，ますの卵のすじこ，いくら，すけとうだらの卵のたらこ，にしんの卵のかずのこなどがある。その他，魚介類の肉，内臓，卵巣，精巣などから作る塩辛があり，いかの赤づくり（皮あり）・白づくり（皮なし）・黒づくり（皮・墨あり），酒盗（かつおの内臓），うに（粒うに，練りうに），このわた（なまこの腸），うるか（あゆの内臓・肉），めふん（さけの腎臓）などがある。

魚しょうゆは，魚介類に食塩を加え，長期間熟成して液化したもので，調味料として古くから利用されている。国内では秋田のはたはたを原料として製造されたしょっつるや石川のいかの内臓，いわしを原料として製造されたいしりが有名である。近年のエスニック料理のブームによりベトナムのニョクマムやタイのナンプラなど海外の魚しょうゆも輸入されている。

魚しょうゆは一般的に長期間の熟成によって製造されるが，この熟成には自己消化作用と微生物の作用が関与し，一年以上の長期間の熟成を要するものが多い。しかし，最近ではたんぱく質分解酵素を用いた製法，麹や酵母および乳酸菌のスターターを添加する製法など従来法に比べてうま味が豊富で魚臭さを抑えた魚しょうゆを短期間で製造する技術も開発されている。これまでにわが国では魚しょうゆの原料として，いわし，いかなご，いかなどが主に利用されてきたが，最近では北海道において，さけやほっけ，たら，うに，えび，ほたてがいなど多種類の魚介類を原料とした魚しょうゆが製造されており，生産量も多い。

3-9-3　乾　燥　品

乾燥品とは，製品の水分を減少させることで水分活性を低下させ，微生物の増殖を抑制して食品の保存性を高めたものである。原料処理を行った後に調味し，天日乾燥や機械乾燥を行って製造する。最近では糖類の添加などによってソフトな食感にした製品が好まれている。

(1) 素干し品

原料処理を行った後，天日乾燥，または機械による通風乾燥を行って製造する。素干し品の代表的なものはいかの乾燥品であるするめである。原料のいかの種類や製法によりさまざまな名称があり，するめの他，するめをローラーで圧延したのしいか，機械により裁断したさきいか，いかのえんぺら（胴体側面に付属した三角形のひれ）を貼り合わせて成型したいかざぶとんなどがある。にしんを乾燥して製造する身欠きにしんは，乾燥度合いによって6分干，8分干，本干に分けられる。その他，いわし，ふかひれ，干しえび，干しわかめ，干しのり，干しなまこがある。

(2) 塩干し品

原料処理を行った後で塩漬けし，その後乾燥して製造する。いわし，あじ，さんま，さば，かれいなどの比較的小型の魚介類が原料として利用されている。代表的なものは，いわしの丸干し，めざし，ほお刺し，あじの開き，くさや，干しかれいなどがある（塩漬けの方法については第4章 4-2-1　水分活性調節による保存を参照）。

(3) 煮干し

原料処理を行った後，ボイルしてから乾燥し，製造する。比較的小型の魚介類が原料として用いられる。いわしをはじめ，えび，ほたてがいなどが代表的である。生産量は煮干しいわしの生産量が最も多く半数以上を占め，いかなご，干しえびがこれにつづいている。干しあわびは中国で珍重されており，需要が高まっている。

(4) 節　類

原料処理を行った後に煮熟し，焙乾を繰り返して乾燥させて製造する。原料はかつお，さば，いわし，まぐろ，とびうおなどが用いられる。製造期間は1〜3か月を要し，最終製品の水分量は10〜15％程度である。節類のうちかつお節の製造方法を図3-15に示した。

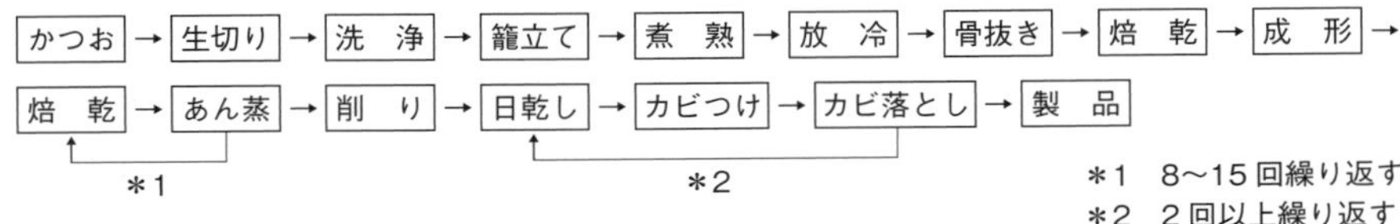

図3-15　かつお節の製造工程

煮熟した原料魚を焙乾して乾燥したものを**荒節**という。さらにかつお，まぐろ，さばを原料としたものでは焙乾した原料（荒節）の表面を削り，鰹節の製造に適したカワキコウジカビ属（*Eurotium*）のうち，*E.herbariorum* や *E.repens* などを接種するカビつけを2回以上行って乾燥したものを**かれ節**という。かつおぶしかびは節の水分の均一化，脂肪の分解による魚臭の発生抑制およびだしの濁り防止，節特有の芳香の生成，たんぱく質の分解によるアミノ酸などのうま味生成など多様な働きをする。

かつお節の生産量が最も多く，小型のかつお原料を3枚に卸した半身から製造したものは亀節といい，腹須（はらす）を除いて半割したものの背肉から製造したものを雄節，腹肉から製造したものを雌節という。節類は東海地方から九州の沿岸地域での製造が盛んである。近年，北海道ではさけを原料にした鮭節が製造されている。

（5）燻製品

原料処理を行った後に調味付けし，燻煙処理または燻液につけ込んで製造する。燻製品には20℃以下の低温で長時間燻煙する冷燻品，20～30℃で短時間燻製した温燻品および60～100℃の高温で短時間燻煙した熱燻品がある。冷燻品の代表はスモークサーモンがあり，比較的油分の多い魚介類が用いられる。温燻・熱燻品は魚類の他，貝類も多く製造される。燻製材としては堅木のかし，なら，さくら，ヒッコリーなどのチップが使われる。

3-9-4　魚肉練り製品

原料処理を行った後に魚肉を採肉し，2～3％の食塩を加えてすりつぶし，でんぷん，調味料などの原料を配合した後，加熱して製造したものである。かまぼこ，ちくわ，はんぺん，あげかまぼこなどを総称して魚肉練り製品とよんでいる。広義には魚肉ハム・ソーセージも加えられる。原料はすけとうだらを主体とする冷凍すり身が主原料となっており，これに各沿岸地域で漁獲される魚類が使用されている。

塩ずり身（肉糊）を油で揚げた**揚げかまぼこ**，板に盛りつけて製造する**板かまぼこ**，円筒状の棒に付けて焼いて製造する**ちくわ**，やまいもを加えボイルして製造する**はんぺん**などが代表的である。製品の種類，生産される地域によって原材料の配合，加熱方法，包装形態などは多種多様であり，各地域で特色のある製品が製造される。魚肉練り製品の製造工程を図3-16に示す。

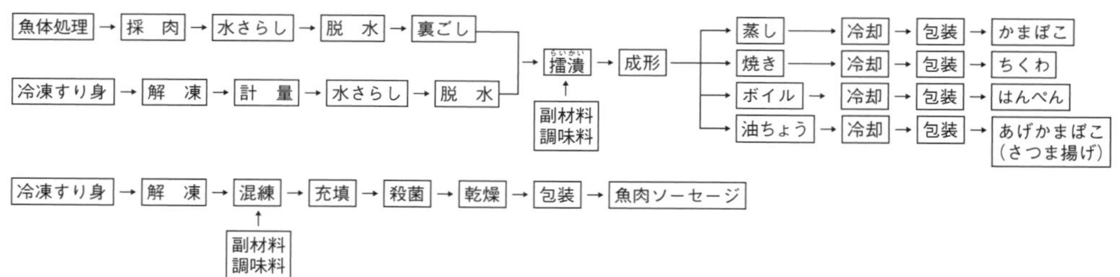

図3-16　魚肉練り製品の製造工程

3-9-5　佃　　煮

しょうゆ，砂糖，みりん，アミノ酸液などを配合した調味液で魚介類を煮詰めて製造する。糖類や塩分を加えることで水分活性を低下させることによって保存性を高めている。原料は魚類，軟体類，甲殻類および海藻類などが用いられる。

3-9-6　その他の加工品

（1）加圧加熱処理による製品

加圧加熱処理による製品には，レトルト食品，缶詰，びん詰がある。これらの製品は，原料処理や調味などを行った後に容器に密封し，加圧加熱殺菌を行うことにより保存性を高め，常温流通を可能としている。レトルト食品は，パウチやトレイなどの成形容器に詰められた様々な調理品が販売されている。レトルト食品の詳細は，2 章 2-3-3 レトルト食品を参照。缶詰には水煮缶，油漬け缶のほか，様々な調味を施した製品があり，原料としては，さけ，ます，かに，さば，いわし，まぐろ，貝類などが用いられている。常温保存が可能なびん詰にはフレークなどがある。

（2）エキス調味料

原料処理を行った後にボイルし，その煮汁を減圧濃縮や噴霧乾燥によって，濃縮溶液や粉末化して製造する。酵素や酸によってたんぱく質を加水分解し，遊離アミノ酸やペプチドを生成してうまみ成分を増大させた調味料もある。

（3）機能性成分を抽出・濃縮した食品素材

魚介類には様々な機能性成分が含まれており，それらを抽出・濃縮した食品食材が製造されている。まぐろの眼下脂肪に多く含まれているエイコサペンタエン酸（EPA），ドコサヘキサエン酸（DHA）は血栓予防や学習機能向上作用があるとされている。魚類の皮から抽出生成したコラーゲンは食品素材の他，化粧品にも使用されている。白子はバイオ産業の DNA 素材として精製されている他，抗菌性を有するプロタミンが抽出され保存料として食品に添加されている。また，さけの氷頭（ひず）はプロテオグリカンというムコ多糖が含まれており，その生理機能が注目されている。

3-10　肉　類

肉類は陸上動物の畜肉（牛肉，豚肉，馬肉，羊肉およびやぎ肉），家兎（かと）肉，家禽（かきん）類の総称である。肝臓（レバー）や腎臓などの内臓を含むこともある。肉類は魚介類とともに動物性たんぱく質の重要な供給源である。一方，肉類も魚介類と同様，と殺，解体した後は筋肉中の内在性酵素による自己消化や，微生物の繁殖による腐敗がおこる。保存性を高めるため食肉の貯蔵には，冷蔵，冷凍，乾燥，塩蔵，その他の加工が行われる。食肉製品としてはハムやベーコン，ソーセージ，ジャーキーなどが代表的であり，その他缶詰などに加工される。食品衛生法による食肉製品の分類と規格基準および代表的な製品をそれぞれ図 3-17 と表 3-11 に示す。

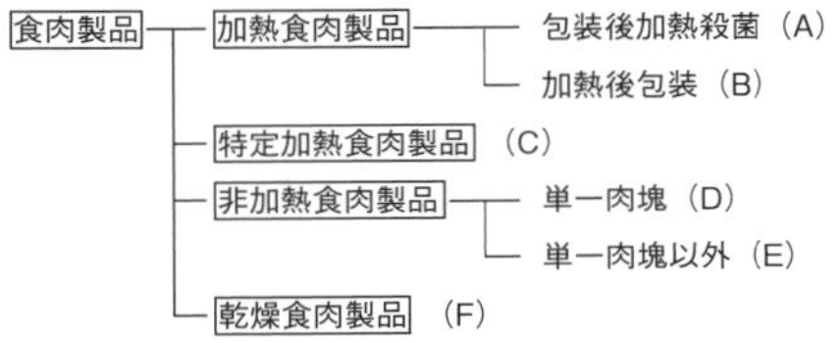

図 3-17　食品衛生法による食肉製品の分類
食肉製品は A～F の 6 種類に分類される

表 3-11　食品衛生法に基づく食肉製品の規格基準と代表的な製品

	成分規格（＊）	製造基準（一部） 加熱殺菌条件	pH、水分活性（Aw）	保存基準	代表的な製品
A	大腸菌群：陰性 クロストリジウム属菌：1000 /g 以下	63 ℃30 分間		10 ℃以下 （ただし，密封包装後 120 ℃，4 分間加熱した製品は常温可）	加熱後開封せずに販売されるプレスハム，ソーセージなど
B	E.coli：陰性 黄色ブドウ球菌：1000 /g 以下 サルモネラ属菌：陰性				加熱後，開封され，スライスなど小分け包装されるロースハム，ウインナーソーセージなど
C	E.coli：100 /g 以下 黄色ブドウ球菌：1000 /g 以下 クロストリジウム属菌：1000 /g 以下 サルモネラ属菌：陰性	① 55 ℃，97 分間～63 ℃，瞬時 ② 35 ℃以上 52 ℃未満，170 分間以内 ③ 25 ℃以上 55 ℃未満，200 分間以内 ③は冷却条件	① Aw0.95 未満 ② Aw0.95 以上	①は 10 ℃以下 ②は 4 ℃以下	ローストビーフ，ローストポーク，スモークドビーフなど
D	E.coli：100 /g 以下 黄色ブドウ球菌：1000 /g 以下 サルモネラ属菌：陰性 リステリア・モノサイトゲネス：1000 /g 以下	63 ℃30 分間	① Aw0.95 未満 ② Aw0.95 以上	①は 10 ℃以下 ②は 4 ℃以下	ラックスハム，ラックスシンケンなど（国内産の生ハムの多く）
E			① pH5.0 未満 ② Aw0.91 未満 ③ pH5.3 未満かつ Aw0.96 未満 ④ pH4.6 未満 ⑤ pH5.1 未満かつ Aw0.93 未満	①～③は 10 ℃以下 ④，⑤は常温可	ソフトサラミソーセージ，セミドライソーセージなど
F	E.coli：陰性		Aw0.87 未満		ドライソーセージ，ビーフジャーキーなど

＊食肉製品に共通して 0.070 g/kg を超える量の亜硝酸根を含有してはならない．A～F は図 3-17 を参照．
齋藤忠夫，根岸晴夫，八田　一編：畜産物利用学，文永堂出版（2011）を一部改変．

3-10-1　食肉加工

（1）熟成に伴う筋肉の変化

と畜により筋肉への血液供給等の生命維持機能が停止すると筋肉は硬くなる。この動物の死後に骨格筋が硬化し，関節が動かしにくくなった状態を**死後硬直**という。硬直した筋肉は硬く，食用には適さない。最大硬直期を過ぎた筋肉は徐々に軟化していくことを**解硬**，または**硬直解除**という。解硬現象を含め，筋肉の軟化の過程を**熟成**といい，この過程で筋肉は食用として好ましいものへと変化していく。熟成により，食肉は筋原線維たんぱく質の分解によりやわらかくなるとともに，呈味成分（遊離ペプチド，遊離アミノ酸，イノシン酸）が変化する。

（2）塩（えん）せき

塩せきとは原料肉を食塩や発色剤（硝酸塩，亜硝酸塩）で漬け込むことである。塩漬は大きく分けて乾塩法，湿塩法およびピックル液注入法の 3 種類がある。塩漬の目的は下記の通りである。

1）保存・防腐効果

食塩の添加により水分活性が低下し，微生物の増殖を抑制する。また，硝酸塩や亜硝酸塩には食中毒菌であるボツリヌス菌の発育を抑制する効果がある。

2）発色効果

食肉および食肉加工品ではミオグロビン誘導体が変化し，これが色調に影響する。新鮮肉の内部ではデオキシミオグロビンであるが，空気に触れると鮮赤色のオキシミオグロビンとなる。酸化が進むと褐色のメトミオグロビンとなり，加熱すると白褐色の変性グロビンヘミクロムとなる（生肉をそのまま加熱した肉色）。一方，塩せき時の**亜硝酸塩**の添加でデオキシミオグロビンがニトロシル化し，赤色のニトロシルミオグロビンとなり，加熱により桃赤色の変性グロビンニトロシルヘモクロムへと変化する（ハム・ソーセージの肉色）。

3）保水性・結着性の向上および風味の改善

塩せきにより食塩は原料肉に浸透・拡散し，肉中の塩溶性たんぱく質であるミオシンやアクトミオシンが溶出し，これらのたんぱく質が加熱により水分を保持しながら網目状につながりゲルを形成し，保水性・結着性を向上させる。塩せきにより，特有の好ましい風味が付与される

（3）乾燥・燻煙

塩せき後，乾燥させてから燻煙を行う。これは燻煙成分を製品表面に付着しやすくすることや水分活性の低下を促すためである。続いて行う燻煙は保存性の向上が目的であるが，最近はスモークフレーバーや味，色などを付与する目的で行われることが多い。燻煙の方法としては冷燻法（10〜30℃），温燻法（30〜50℃），熱燻法（50〜80℃），液燻法（燻液の噴霧）などがある。燻煙は製品によって異なるが，骨付きハム，ベーコン，ドライソーセージなどは冷燻法，ボンレスハム，ロースハムなどは温燻法，ウインナソーセージ，フランクフルトソーセージは熱燻法で行われている。

3-10-2 ソーセージ

ソーセージは，生肉もしくは塩蔵肉の小間切れやひき肉，それ以外の原料（血液，皮，内臓など）と調味料，および亜硝酸塩やリン酸塩などの添加物を混合し，ケーシング（豚や羊などの腸）詰め，乾燥，燻煙を行った肉製品である。ソーセージの種類は多種多様であり，日本ではフランクフルト，ウインナー，ボロニア，ドライソーセージ，発酵ソーセージなど100種以上のものが製造されている。

（1）ソーセージ

ソーセージの製造例をあげると，まず塩せきした原料肉をミートチョッパーでひき肉にし，サイレントカッターで肉を細断しながら，香辛料・調味料，さらに豚脂を加えてペースト化する。ペーストをスタッファーでケーシングに充填し表面を乾燥させた後，温燻法や熱燻法により燻煙を行う。続いて73〜75℃で湯煮（ゆに）または蒸煮（じょうしゃ）が行われ，ただちに冷水で冷却し，包装して製品（細びきタイプ）となる。可食性ケーシングには，羊腸，豚

腸，牛腸，胃などの畜産動物の器官（天然腸）とコラーゲンなどで製造した人造ケーシングがある。不可食性ケーシングにはセルロース系とプラスチック系がある。ケーシングのJAS規格では，**ウインナー**は羊腸または製品の直径20 mm未満，**フランクフルト**は豚腸または製品の直径20〜36 mm，**ボロニア**は牛腸または製品の直径が36 mm以上と規定されている。

（2）ドライソーセージ

ケーシングに充填後，低温で長時間乾燥・熟成させ，水分量を35 %以下にして保存性を高めたものを**ドライソーセージ**という。発酵ソーセージ（セミドライおよびドライ）の製造例を図3-18に示す。なお，水分量が35〜55 %のものはセミドライソーセージとよばれている。原料肉にスターターとして乳酸菌を接種し，発酵工程を経て製造したものは発酵ソーセージといわれ，特有の風味をもつ製品となる。

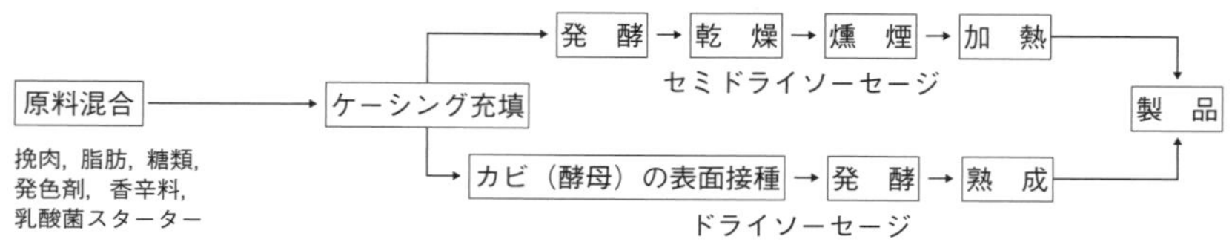

図3-18　発酵ソーセージ（セミドライおよびドライ）の製造例
（細野明義・沖谷明紘・吉川正明・八田　一編，『畜産食品の事典』，朝倉書店（2002）より引用）

3-10-3　ハ　ム　類

ハムは食肉製品の中でも代表的なものである。日本では豚の背肉であるロースを用いて作ったものをロースハムと称している。主な製品には骨付きハム，ショルダーハム，ベリーハム，ラックスハム，プレスハムなどがある。JAS規格では，骨付きハムとラックスハムは非加熱ハムでそれ以外は加熱ハムに分類される。

（1）骨付きハム

豚のもも肉を骨付きの状態で成型，塩せきした後に燻煙して製造する。湯煮工程は行われない。代表的なものは，イタリアンハム，スターフォードハム，ロングカットハム，ショートカットハムなどがある。

（2）ボンレスハム

豚もも肉から骨を抜いたものを塩せき後，冷水に浸漬して余分な塩分を取り除き，成型・巻き締め，または充填し，セルロースケーシングに充填する。燻煙・湯煮または蒸煮が行われ，冷却・包装して製品となる。豚のロース肉を用いたものをロースハムという。

（3）ラックスハム

豚の肩肉，ロース肉，またはもも肉を整形して，塩せきし，ケーシングなどで包装した後，低温で長時間燻煙して製造する。湯煮しないので，生ハムに属する。

（4）プレスハム

塩せきした畜肉が主原料で，つなぎとして魚肉等を加え，各種材料（でんぷん，小麦粉，コーンミール，植物性たんぱく質，脱脂粉乳など）を混ぜたものをケーシングに充填して，乾燥，燻煙，湯煮または蒸煮して作ったものである。JAS 規格において，プレスハムの原料は製品中の畜肉の重量が 50 %以上のものでなければならないと定められている。

3-10-4　ベーコン

ベーコンは脂肪の多い豚のばら肉を原料とし，乾塩法，または注入法により塩せきし，冷燻法により燻煙した製品のことでベリーベーコンともいう。JAS 規格にはベーコンやミドルベーコンなどの種類があり，加熱したものをクックドベーコンという。また，豚の肩肉を原料としたものをショルダーベーコンという。

3-10-5　缶詰食肉製品

缶詰食肉製品は，食肉類とその他の食材を水煮，または調味付けして缶詰にしたもので，主な原料は，牛肉，豚肉，馬肉，羊肉などである。しょうゆや砂糖を使って味付けした牛肉の大和煮，野菜類を用いた牛肉すきやき缶詰，コンビーフ，ランチョンミート，スライスベーコン，ボイルドチキン，焼き鳥などがある。

3-10-6　乾燥食肉製品

乾燥食肉製品は，食肉を塩せき後，機械的に乾燥した製品で，ビーフジャーキーが代表的である。原料肉を一度蒸してから乾燥したものはドライビーフである。

3-10-7　その他の加工品

エキス調味料は，畜肉をボイルあるいはローストし，その煮汁を減圧濃縮や噴霧乾燥によって，濃縮溶液や粉末化して製造する。酵素や酸によってたんぱく質を加水分解し，遊離アミノ酸やペプチドを生成して旨味成分を増大させた調味料もある。

3-11　卵　　類

食用にされる卵類の多くはニワトリの卵（鶏卵）で，他にウズラ，アヒルの卵も利用される。鶏卵の重量は 50～70 g であり，全重量の 27～30 % が卵黄，53～63 % が卵白，卵殻と卵殻膜が 8～11 % となっている（図 3-19）。卵白の主な成分は水分が 88 %，たんぱく質が 12 %，炭水化物が 1.7 % である。メレンゲの製造に利用される卵白の気泡性はオボトランスフェリンとオボグロブリンが関与している。オボトランスフェリンは，金属と結合した抗菌活性のあるたんぱく質である。その他に溶菌作用を有する酵素たんぱく質であるリゾチームも含まれる。リゾチームは抽出・生成され，日持ち向上剤として市販されている。卵黄には卵黄球，グラニュール，低密度リポたんぱく質などが懸濁した状態で存在し，リポたんぱく質，ホスビチン，リベチンは強い乳化作用を有する。

コラム　温泉卵

卵黄部分は半熟，卵白部分は半凝固状態に茹でた半熟卵の一種で，通常の半熟卵とは逆に，卵黄よりも卵白が柔らかい。卵黄は65℃で凝固し始め，70℃で完全凝固するのに対し，卵白は60〜65℃で凝固し始め，70℃（半熟は80℃）で流動性を失い，87℃で完全凝固する。温泉卵はこの温度差を利用し，65〜70℃程度の湯に20分程度浸けておくことで製造する。半熟卵にする場合は75〜80℃で11分，完熟卵（全熟卵，一般に固ゆで卵ともいう）にするためには80℃で11〜13分加熱する。

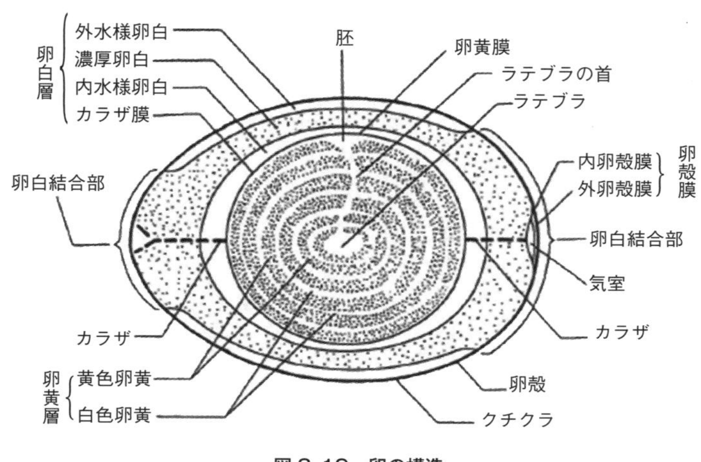

図 3-19　卵の構造

卵は鮮度がきわめて重要な食品であり，亀裂，血液斑紋，異物混入などは透視法による検卵により多くが除去される。このほかに比重法によっても鮮度の鑑定が可能である。新鮮な卵は比重が1.09程度であるが，鮮度が低下するにしたがい，卵重，比重が低下する。比重1.029の食塩水に浮かべた場合，気室のある方（卵の膨らんでいる側）を上にして卵が浮くと鮮度が低下している。また，割卵後に濃厚卵白の量と卵黄の盛り上がりで鮮度を判定する方法がある。**卵黄係数**（＝卵黄の高さ / 卵黄の直径，図3-20の A/C）は新鮮卵で0.45，鮮度低下した卵で0.25以下である。**卵白係数**（＝濃厚卵白の高さ / 卵白の直径，図3-18の B/D）は新鮮卵で0.14〜0.17，鮮度低下した卵では値が低くなる。世界的に利用されている指標である**ハウ単位**（$\mathrm{HU}=100\times\log(H-1.7\times W^{0.37}+7.6)$，濃厚卵白の高さ H（mm），卵重量 W（g））は新鮮卵では72以上で，60以下であると鮮度は相当低い。鮮度低下した卵は加熱によりたんぱく質由来の硫化水素が鉄と結合し，黒色の硫化鉄を生成するため，加熱後の卵黄表面が緑黒色となる。

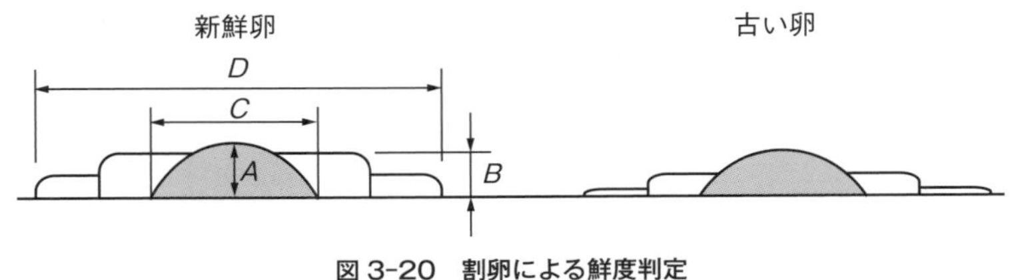

図 3-20 割卵による鮮度判定

一次加工品は卵殻を除き全卵，卵黄，卵白をそれぞれ液卵，凍結卵，乾燥卵に加工し，取り扱いの容易な形態の製品にしたものである。二次加工品は卵のリポたんぱく質とレシチンの乳化性を利用したマヨネーズ（油脂類を参照），燻製卵，味付け卵，卵たんぱく質をアルカリ変性させたピータンがある。

3-12 乳 類

乳類には牛乳，山羊（やぎ）乳などがあり，主に利用されている乳は牛乳である。日本で飼育されている乳牛の大部分はホルスタイン種であり，その他にジャージー種が一部で飼育されている。乳および乳製品の成分規格などは「乳及び乳製品の成分規格等に関する省令」（乳等省令）に基づき，種類，成分規格，表示の要領などが定められており，それに基づいた表示が付けられている。

3-12-1 液状乳類

（1）生 乳

生乳とは，乳牛から搾ったままで処理を加えていない牛乳をいう。生乳を殺菌することで，飲用牛乳やバターなどの乳製品の原材料となる。生乳の成分値は，乳牛の品種，個体，季節などによって変動する。均質化（homogenization）は通常殺菌前に行われ，予備加熱後，脂肪球を 1 μm 以下に粉砕する。乳等省令では殺菌は保持式によって 63 ℃で 30 分間加熱殺菌（LTLT）するか，またはこれと同等以上の殺菌効果を有する方法で加熱殺菌すると規定されている。表 3-12 に牛乳の主な殺菌条件を示した。

表 3-12 牛乳の主な殺菌条件

温 度（℃）	保持時間	殺菌方法の名称
63～65	30 分	低温保持殺菌（LTLT：low temperature long time）
65～68	30 分	連続式低温殺菌（LTLT：low temperature long time）
75 以上	15 分以上	高温保持殺菌（HTLT：high temperature long time）
72 以上	15 秒以上	高温短時間殺菌（HTST：high temperature short time）
120～150	1～3 秒	超高温瞬間殺菌（UHT：ultra high temperature）

（2）普通牛乳

一般に市販されている牛乳で，乳等省令により無脂乳固形分（乳固形分のうち乳脂肪以外のもの）8.0％以上，乳脂肪分3.0％以上と定められている。なお，市乳は飲用に供する目的で市販される液状乳を市乳と総称し，乳等省令の牛乳と特別牛乳，加工乳や乳飲料も含めて呼ぶことが多い。図3-21に牛乳の製造工程を示す。

受　乳 → ろ過と清浄化 → 冷却，貯乳 → 標準化 → 均質化 → 加熱殺菌 → 冷　却 → 充　填

図3-21　牛乳の製造工程

（3）加工乳

加工乳は8.0％以上の無脂乳固形分を含み，生乳または牛乳を原料として加工した飲料で，バターおよびクリームなどを加えて乳脂肪分を高くした濃厚タイプと，逆に脱脂によって乳脂肪分を低くした低脂肪タイプがある。生乳または牛乳からほとんどの乳脂肪分を除去したものを脱脂乳という。

3-12-2　粉　乳　類

生乳または牛乳からほとんどの水分を除去し，粉末状にしたものを**全粉乳**，生乳または牛乳の乳脂肪分を除去したものからほとんどの水分を除去し，粉末状にしたものを**脱脂粉乳**という。**調製粉乳**は，生乳若しくは牛乳またはこれらを原料として製造した食品を加工し，または主原料とし，乳幼児に必要な栄養素を加え，粉末状にしたものである。

3-12-3　練乳類

生乳または牛乳を濃縮したものを**練乳**といい，そのまま濃縮した無糖練乳と，ショ糖を加えて濃縮した加糖練乳がある。乳等省令では，無糖練乳は乳固形分25.0％以上，乳脂肪7.5％以上，加糖練乳は乳固形分28.0％以上，乳脂肪8.0％以上，糖分（乳糖を含む）58.0％以下とされる。加糖練乳の製造工程を図3-22に示す。

原　料 → 清浄化 → 標準化 → ショ糖添加 → 殺　菌 → 濃　縮 → 冷　却 → 保　持 → 充　填 → 製　品

図3-22　加糖練乳の製造工程

3-12-4　バター

牛乳から分離したクリームを強く撹拌することによって乳化を破壊して脂肪球を凝集させ（チャーニング），凝集した脂肪があずき大になったらバターミルクを除き冷水で洗浄する。加塩バターの場合は食塩を1〜2％加え混和する。この工程をワーキングと呼び余分な水分が取り除かれる。ワーキング後包装し製品とする。食塩を加えた有塩バターと食塩を加えない無塩バター，その他バターオイル，ホイップドバター，粉末バターなどがある。

3-12-5　クリーム類

（1）クリーム

クリームは生乳または牛乳から乳脂肪以外の成分を除去したもので，乳等省令では乳脂

肪分 18.0％以上とされる。脂肪分の量により高脂肪タイプと低脂肪タイプに分けられる。なお，乳脂肪の一部を植物性脂肪で置換した乳脂肪・植物性脂肪は，製品によりその置換比率が異なる。クリームの製造工程を図 3-23 に示した。

原　料 → 分　離 → 冷　却 → 殺　菌 → 冷　却 → エージング → 充　填 → 製　品

図 3-23　クリームの製造工程

（2）ホイップクリーム

クリームにグラニュー糖を添加し，十分に泡立てたものである。

（3）コーヒーホワイトナー

脂肪含量が 20％前後の低脂肪クリームである。液状と粉末状があり，乳脂肪のみ，植物性脂肪のみ，および乳脂肪と植物性脂肪を用いて製造されたものがある。

3-12-6　発酵乳・乳酸菌飲料

乳等省令により，**発酵乳・乳酸菌飲料**とは発酵乳は乳またはこれと同等以上の無脂乳固形分を含む乳等を乳酸菌または酵母ではっ酵させ，糊状または液状にしたものまたはこれらを凍結したもの，**乳酸菌飲料**は乳等を乳酸菌または酵母ではっ酵させたものを加工し，または主要原料とした飲料であると定められている。発酵には乳酸菌としてスターター（*Lactobacillus delbrueckii* subsp. *bulgaricus, Streptococcus thermophilus* 混合培養液など）を 2～3％接種し，容器に充填後，42～45℃で 3～4 時間発酵し，酸度が 0.65～0.80％になったら冷却する。接種菌種として *L. casei*，*L. acidophilus*，*Bifidobacterium bifidum*，*B. breve* なども使用されている。

（1）発酵乳

代表的なものにヨーグルトがあげられる。**ヨーグルト**は乳または乳製品を原材料とした乳酸菌による発酵製品である。全脂無糖はプレーンヨーグルトと呼ばれ，乳脂肪分を 3％程度含んでいる製品が多い。脱脂加糖は脱脂乳を原料とし，砂糖，果糖などの糖類を添加している。通常，ゼラチン，寒天が加えられている。**ドリンクヨーグルト**は，凝固したヨーグルトを機械的に均一の液状としたものである。

（2）乳酸菌飲料

乳酸菌飲料は乳製品乳酸菌飲料と乳酸菌飲料の 2 種に分類される。乳製品乳酸菌飲料は，無脂乳固形分（牛乳中の乳脂肪以外の固形分）を 3.0％以上含み，乳酸菌数または酵母数が 1000 万 /mL 以上のもので生菌タイプと殺菌タイプがある。殺菌タイプは，発酵後加熱殺菌して保存性を高めたものでそのまま飲むものと，うすめて飲むものがある。乳酸菌飲料は，無脂乳固形分が 3.0％未満で，乳酸菌数または酵母数が 100 万 /mL 以上のものをいう。

3-12-7　チーズ類

チーズ類は牛乳を主原料としてレンネットや乳酸によりたんぱく質と脂肪を凝固させ，

食塩や香辛料を添加し熟成させたもので，発酵の有無，硬さなどによって分類され，その種類は世界に2,000種類以上あるといわれている。**レンネット**は子牛の第4胃から分泌される凝乳酵素レンニン（キモシンも含む）の製剤になったものをいう。チーズの種類を表3-13に示す。チーズ類は，乳等省令でナチュラルチーズとプロセスチーズに大別される。

表3-13　チーズの分類

・ナチュラルチーズ

タイプ	名　称	熟成（備考）
超硬質	ロマーノ，パルメザン	＋
硬　質	チェダー，ゴーダ，エメンタール	＋
半硬質	ブリック，ミュンスター，リンブルガー，トラピスト	＋
	ロックホール，ゴルゴンゾーラ	＋（内部の青カビ）
軟　質	カマンベール，ブリー	＋
	カッテージ，ベーカーズ，クリーム	−

・プロセスチーズ

タイプ	形　状
ハード	ブリックタイプ・アルミ包装・スライス・スティック
ソフト	カルトン入り・アルミ包装・プロセスクリームチーズ
香辛料・調味料入り粉末	ピメント・スモーク

ナチュラルチーズの製法は種類によって異なる。ゴーダチーズの製法を以下に示す。生乳の殺菌を行った後，スターターを1～2％添加し発酵させ，0.003％程度のレンネットを添加し凝固させる。凝固したものを**カード**という。スターターには*Lactococcus lactis* subsp. *lactis*や*L.lactis* subsp. *cremoris*が用いられる。この乳酸発酵によって酸度が上昇し，カードの形成が促進される。カードが適度な堅さになった時にカードナイフで切り，徐々に加熱しながら攪拌しカードを収縮・脱水させる。次にカードを積み重ねてさらにホエイを流出させ，長方形に切った後で加塩する。これを温度13～15℃，湿度80～90％で4～5ヵ月熟成させる。他の熟成チーズとしては，パルメザン，エダム，エメンタール，チェダー，ゴルゴンゾーラ，カマンベールなどがある。非熟成チーズとして，カッテージ，クリーム，モッツァレラなどがある。**ホエイ**は**乳清**とも呼ばれ，乳から乳脂肪分やカゼインなどを除いた水溶液をいう。ホエイを原料としたチーズにリコッタチーズがある。

プロセスチーズは数種類の半硬質あるいは硬質のナチュラルチーズを細かく砕いて混合し，75～120℃で加熱しながら一般的に溶融塩（クエン酸ナトリウム，リン酸ナトリウムなど）を添加して溶解混合し，熱いうちに型に流し込み，冷やし固めて製造される。原料のチーズにはチェダーやゴーダが用いられることが多い。品質の改善，し好性の付与のため乳化剤，調味料，香辛料，色素，香料などが添加される。

3-12-8　アイスクリーム類

アイスクリーム類は，図3-24に示すように，牛乳または乳製品を主原料としてこれに卵，糖類などの甘味料，着香料，着色料，安定剤（グアーガム，ゼラチン，カルボキシメチルセルロースなど），乳化剤（モノグリセリン脂肪酸エステル，ショ糖脂肪酸エステルなど）を加え，60℃程度に加温，混合，均質化後，68℃30分以上加熱殺菌し，0〜5℃で数時間エージングしてアイスクリームミックスとした後，フリーザー中で起泡しながら凍結させた製品である。アイスクリーム類の名称は乳等省令に定められており，アイスクリームとは乳固形分15.0％以上，うち乳脂肪分8.0％以上，アイスミルクは乳固形分10.0％以上，うち乳脂肪分3.0％以上，ラクトアイスは乳固形分3.0％以上である。また，アイスミルクおよびラクトアイスは植物性脂肪を加えた製品があり，そのような製品では脂質が高い値となる。ラクトアイスの主な脂質は植物性脂肪である。ソフトクリームは，アイスクリームミックス（粉末状のものは，適量の水に溶かして液状としたもの）をフリーザーにかけ，硬化せず，コーンやカップに詰めて直売されている。

原料乳＋クリーム → 副原料添加 → 混　合 → 予　熱 → 均質化 → 殺　菌 → 冷　却 → 熟　成 → 香料添加 → 凍　結 → 充　填 → 硬　化 → 製　品

図3-24　アイスクリームの製造工程

3-12-9　その他の加工品

（1）カゼイン

カゼインは，乳を構成しているたんぱく質の主成分であり，酸によって沈殿させた酸カゼインとそれを中和したカゼインナトリウムがある。食品原材料として使用される。

（2）ホエイパウダー

ホエイパウダーは，チーズ製造時の上清（ホエイ）を乾燥し，粉末としたもので，畜肉加工食品，製菓，製パンなどに広く利用されている。

3-13　油　脂　類

油脂はトリグリセライドの集合体であり，**トリグリセライド**はグリセロールの水酸基に3つの脂肪酸がエステル結合したものである。油脂の融点はグリセロールと結合する脂肪酸の種類や部位によって異なる。天然の油脂は様々な種類の油脂の混合物であるため，その物性は脂肪酸の種類と構成割合や結合位置により異なる。油脂は構成する脂肪酸の種類により液体あるいは固体になり，不飽和脂肪酸であるオレイン酸（C18:1 n-9），リノール酸（C18:2 n-6），α-またはγ-リノレン酸（C18:3 n-6またはn-3），エイコサペンタエン酸（EPA, C20:5 n-3），ドコサヘキサエン酸（DHA, C22:6 n-3）などが多いと液体油，飽和脂肪酸であるパルミチン酸（C16:0），ステアリン酸（C18:0）などが多いと固体油になる。

食用油脂原料は，大別すると植物由来と動物由来に分けられる。食用油の製造では原料から圧搾や溶媒抽出の方法で粗原油を得る。粗原油には水分，たんぱく質，ワックス，極性脂質，色素，低分子物質などの不純物が含まれているため，脱ガム，脱酸，脱色，脱臭工程などの精製を行う。固体油脂を含むものは脱ロウ工程が追加される。油脂の精製方法を表3-14に示す。

表3-14　油脂の精製方法

工　程	目　的	精製方法
脱ガム	原油に含まれるリン脂質などのガム質の除去	原油に水分を加え，リン脂質，粘質物などを水和し，油を不溶性にして分離・除去する．
脱　酸	遊離脂肪酸の除去	原油をろ過し，60℃前後に加温し，水酸化ナトリウムを加えて中和・攪拌後，沈殿した遊離脂肪酸を除去する．
脱　色	原油に含まれる色素の除去	原油中に存在するカロテノイドやクロロフィルなどの色素を吸着剤で除去する．
脱ロウ（ウィンタリング）	冷却時に生じる濁り成分の除去	原油を徐々に冷却し，0℃に保持して固体脂を析出させ除去する．
脱　臭	原料による特有の臭いの除去	水蒸気を吹き込んで脱臭する．

3-13-1　植　物　油

植物油は，植物の種子から圧搾，または溶媒抽出を行い精製した食用油のことであり，原料植物により多種類の油脂がある。植物油にはだいずのα-トコフェロールを始めとしてごまのセサモール，綿実のゴシポール，米ぬかのオリザノールなどの様々な抗酸化成分が含まれている。

（1）液体油

オレイン酸やリノール酸，α-またはγ-リノレン酸（C18:3 n-6またはn-3）などの不飽和脂肪酸を多く含むものは常温で液体である。揚げ油や天ぷら油などで使用される他，水素添加などにより融点の調節を行い，マーガリンやショートニングなどに利用する。なお，サラダ油は植物油から，低温（5℃）で結晶化する固体脂を除去する工程（ウィンタリング）を経たもので，使用できる植物の種類はJAS規格で定められている。

1）大豆油，菜種油，綿実油，サフラワー油，コーン油，米油

だいず，なたね，綿，サフラワー（紅花）の種子や，とうもろこしの胚芽，米ぬかから採油・精製した油である。オレイン酸とリノール酸が多く，比較的酸化安定性の高い油であるため，揚げ油，てんぷら油，サラダ油などに使用される。また水素添加後，マーガリンやショートニングに加工される。

2）胡麻油，オリーブ油

胡麻油はごまの種子を煎り，粉砕したものを蒸して圧搾して得られる油脂である。香味を生じさせるために比較的高温で煎って搾油し，精製は不純物を沈殿させる程度にとどめる。独特の風味があり，てんぷら油や中華料理に使用される。

オリーブ油はオリーブの果肉から搾油した油脂で，風味を活かすために精製工程は行わない。果汁から遠心分離などによって直接得られた油をヴァージン・オイルと呼び，その中でも果汁としての香りが良好で油としての品質も高いものを特にエクストラ・ヴァージン・オイルと呼ぶ。西洋料理で用いられる他，サラダのドレッシングなどに用いられる。

3）エゴマ油，アマニ油

エゴマ油や**アマニ油**は，えごまやあまの種子から採油した油脂である。どちらの油脂も不飽和脂肪酸であるα-リノレン酸（C18:3 n-3）が多く含まれており，極めて酸化されやすいが，血栓予防効果や抗老化作用などの機能性があるため健康食品として利用されることが多い。

（2）固体脂

1）パーム油

パーム油は，アブラヤシから採油した油脂で，パルミチン酸やステアリン酸が多く含まれるため酸化安定性が高く，揚げ油で使用される他，マーガリンやショートニングの材料となる。

2）パーム核油，ヤシ油

パーム核油や**ヤシ油**は，アブラヤシやココヤシの実の核から採油した油脂である。融点が24～32℃程度で，その温度付近で素早く溶ける性質を持っているため，チョコレートに使用されるカカオ脂の代用脂や融点の調整用に用いられる。中鎖脂肪酸（MCT）が多く，健康的なオイルとして注目されてきている。

3）カカオ脂

チョコレートの原料のカカオ脂はパルミチン酸，オレイン酸，ステアリン酸が主成分で，融点が人の体温付近（36℃程度）であるため，口の中で素早く溶ける特徴を持つ。

3-13-2 動 物 油

動物油は，動物原料から圧搾または加熱を行い，脂肪分を分離して精製した食用油脂である。豚や牛などではパルミチン酸やステアリン酸などの飽和脂肪酸が多いために常温で固体であり，魚類ではオレイン酸，リノール酸，α-リノレン酸（C18:3 n-3），EPA，DHAなどの不飽和脂肪酸が多いため，常温で液体である。

（1）ラード（豚脂）

ラードは，豚の枝肉の脂肪から得られた動物油脂のことをいう。部位により得られるラードの性質は若干異なり，背部から得られたラードは上等品とされる。純正ラードは，100％豚脂であるが，調整ラードは豚脂主体に他の脂肪を混合したものである。

（2）ヘット（牛脂）

ヘットは，タローともいい，牛の脂肪組織，腎臓や腸間膜などを原料とし，55～60℃以下で油脂の抽出を行い，食塩水などで洗浄して精製された油脂である。ヘットは，ラードに比べ融点が高く，口の中で溶けにくい。

（3）魚 油

魚油は，いわしやさばなどの脂肪含量の多い魚を煮熟後，圧搾して得られる油脂のことで，EPAやDHAなど，多価不飽和脂肪酸に富んだものが多い。EPAやDHAはその生理機能性が注目されており，健康食品として重要性が増している。

3-13-3　加工油脂

食用油脂を加工したもので，食品の原料として利用され，油脂製品として食用される。油脂類は，水に溶解しないが，**乳化**させることで通常では混じり合わない水と油脂が均一に混ぜ合わされた**エマルジョン**（乳化物）を形成する。乳化を利用してさまざまな加工品が製造されている（乳化型については，2-2-1 物理的方法（2）混合・乳化を参照）。

（1）硬化油（部分水素添加油）

硬化油とは，油脂中に含まれる不飽和脂肪酸の割合が高い植物油（大豆油など）や魚油を原料として，不飽和脂肪酸にある炭素-炭素二重結合の一部に水素を付加（部分水素添加）することで二重結合の数を減らして飽和脂肪酸の割合を増やすことにより，脂肪酸の融点を上げた固体または半固体状の油脂である。硬化油はマーガリン，ショートニングの原料として利用される。使用する触媒や反応条件により，様々な物性の硬化油を製造することが可能である。精製硬化油の製造工程を図 3-25 に示す。

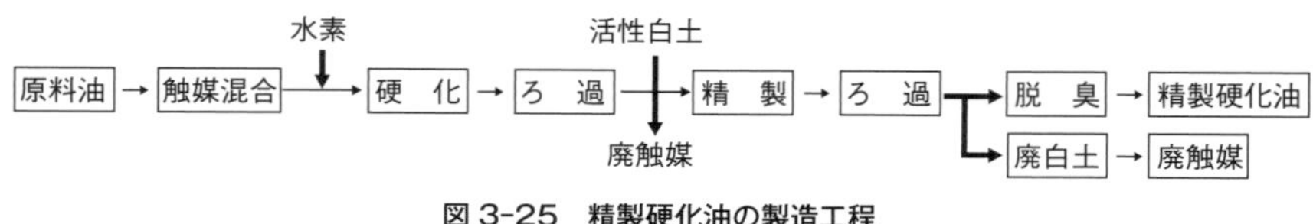

図 3-25　精製硬化油の製造工程

（2）バター（乳製品のバターの項（p.86）を参照）

（3）ショートニング

ショートニングは，ラードに代わる製菓用油脂としてアメリカで開発されたもので，原料油脂（主に植物油）に乳化剤などを添加し，加温混合した後に急冷し，練り合わせを行って製造されたものである（図 3-26）。ショートニングは製菓や製パンの際に使用され，もろく，砕けやすい性質（ショートニング性）を与える。また生地を捏ねた時に一緒に空気を抱き込む性質（クリーミング性）を与え，パンなどの均一な膨張やすだちの形成に関与し，軟らかさを与えると同時に食感も改善する。

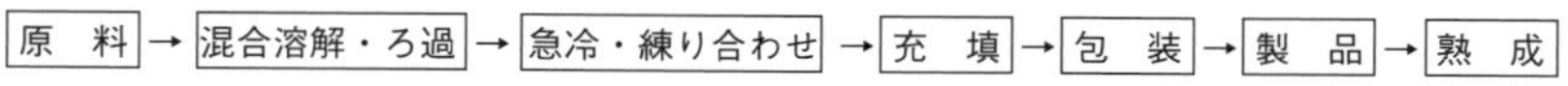

原　料 → 混合溶解・ろ過 → 急冷・練り合わせ → 充　填 → 包　装 → 製　品 → 熟　成

図 3-26　ショートニングの製造工程

（4）マーガリン

バターの代用品として 19 世紀後半にフランスで発明された。**マーガリン**は精製した油脂や硬化油に乳成分・食塩・ビタミン類などを加えて乳化し，練り合わせて製造されたものであり，常温で固体である（図 3-27）。マーガリンの主原料はバターの主原料である牛乳とは異なり，植物性・動物性（魚）の油脂であり，近年はコーン油，大豆油などが用いられている。日本では JAS 規格により，マーガリン類の中で油脂含有率が 80 % を超えるものがマーガリン，80 % 未満がファットスプレッドと分類されている（表 3-15）。マーガリンはバターの代用品としてパンやケーキ，クッキー，アイスクリーム，チョコレートなど多くの食品の原材料に使われる。

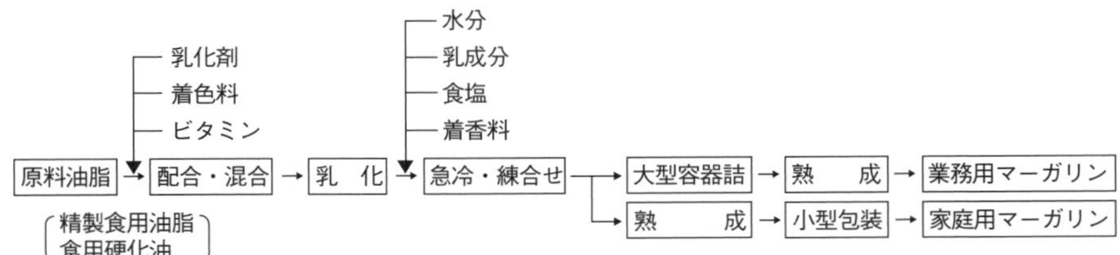

図 3-27　マーガリンの製造工程

表 3-15　JAS 規格によるマーガリン類の分類

用　語	定　義
マーガリン	食用油脂（乳脂肪を含まないものまたは乳脂肪を主原料としないものに限る．以下同じ.）に水などを加えて乳化した後，急冷練り合わせをし，または急冷練り合わせをしないでつくられた可そ性のものまたは流動状のものであって，油脂含有率（食用油脂の製品に占める重量の割合をいう．以下同じ.）が 80 %以上のものをいう.
ファットスプレッド	次に掲げるものであつて，油脂含有率が 80 %未満のものをいう. 1 食用油脂に水などを加えて乳化した後，急冷練り合わせをし，または急冷練り合わせをしないでつくられた可そ性のものまたは流動状のもの. 2 食用油脂に水などを加えて乳化した後，果実および果実の加工品，チョコレート，ナッツ類のペースト等の風味原料を加えて急冷練り合わせをしてつくられた可そ性のものであって，風味原料の原材料に占める重量の割合が油脂含有率を下回るもの．ただし，チョコレートを加えたものにあっては，カカオ分が 2.5 %未満であって，かつ，ココアバターが 2 %未満のものに限る.

（5）マヨネーズ

マヨネーズとはJAS規格において，半固体状ドレッシングのうち，卵黄およびでんぷんまたは糊料を使用し，かつ，必須原材料，卵黄，卵白，でんぷん（加工でんぷんを含む），たん白加水分解物，食塩，砂糖類，はちみつ，香辛料，乳化剤，糊料，調味料（アミノ酸等），酸味料，着色料および香辛料抽出物以外の原材料を使用していないものであって，原材料に占める食用植物油脂の重量の割合が 10 %以上 50 %未満のものと定められている。製造工程を図 3-28 に示した。

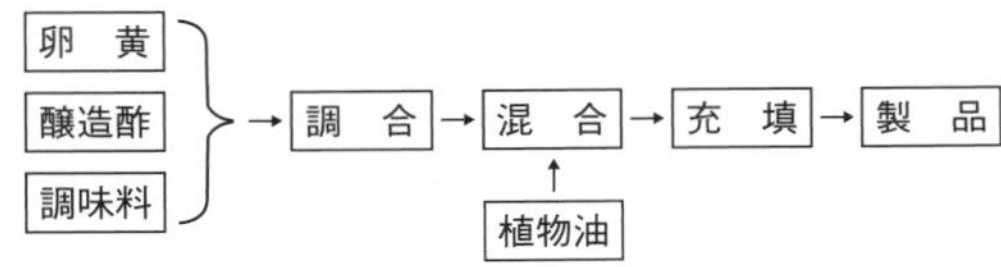

図 3-28　マヨネーズの製造工程

（6）粉末油脂

粉末油脂は，油脂を乳化剤などで乳化後に乾燥して粉末化した製品である（図 3-29）。乾燥状態なため容易に他の食品原料と混合でき，高温でもその性質や形状が比較的安定である。原料油脂は，安定な硬化植物油が適しており，皮膜形成物質として，ゼラチン，カゼイン，デキストリン，セルロース，粉乳などが使用されている。用途としては，即席スープ，カレーやシチューの素やケーキミックスなどがある。

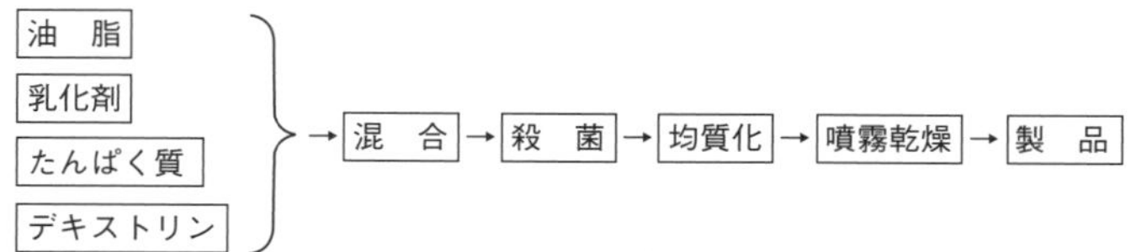

図 3-29 粉末油脂の製造方法

（7）シーズニングオイル

シーズニングオイルは，加工食品の多様化に対応し開発され，油脂に香味野菜や香辛料などを加えて加熱抽出などを行い，素材の持つ風味成分を油脂に移行させたものである。加工食品の風味付けや魚介や畜肉の不快な風味のマスキングやドレッシングなどに利用されている。

コラム 共役リノール酸

共役リノール酸（Conjugated linoleic acid, CLA）は共役ジエン構造を有するリノール酸の位置異性体および構造異性体の総称である。CLA の構造の一例を下記に示す。この他にも *trans*-10，*trans*-12- 異性体 [1072-36-2] など 8 種類が見つかっている。反芻動物の胃内に存在する微生物により生成されることから，一般の食品では牛やヤギなどの他に家禽の食肉，乳・乳製品および卵が主な摂取源である。例えば，牛の乳や乳製品に含まれる脂質 1 g には約 3～10 mg 含まれる。また，健康食品には主に紅花油，大豆油などのリノール酸を多く含む植物油を異性化して工業的に合成したものが用いられる。CLA には体脂肪減少作用，抗がん作用，免疫調節作用，抗アレルギー作用，抗酸化作用などの報告例がある。

O
HO

CLA の構造　*trans*-9，*trans*-11 異性体 [544-71-8]

3-14 菓 子 類

菓子は多種多様であり，分類は目的によって行政上，統計上，イベント上，職業教育上，あるいは業界における慣習上の分類などがあるが，一般的には和菓子と洋菓子に分類され，それぞれ水分含有量により，さらに生菓子，半生菓子，干菓子に分類される（表 3-16）。

表 3-16 菓子の分類

大分類	中分類	小分類
和菓子	生菓子	もちもの，蒸しもの，焼きもの，流しもの，練りもの，揚げもの
	半生菓子	あんもの，おかもの，焼きもの，流しもの，練りもの，砂糖漬けもの
	干菓子	打ちもの，押しもの，掛けもの，焼きもの，あめもの，揚げもの，豆菓子，米菓
洋菓子	生菓子	スポンジケーキ類，バターケーキ類，シュー菓子類，発酵菓子類，フィユタージュ類，タルト・タルトロレット類，ワッフル類，シュトルーゼ類，料理菓子類
	半生菓子	スポンジケーキ類，バターケーキ類，発酵菓子類，タルト・タルトロレット類の一部，砂糖漬類
	干菓子	キャンデー類，チョコレート類，チューインガム類，ビスケット類，スナック類

3-14-1　和　菓　子

和菓子は，原材料がこめ，むぎ，その他の穀粉，豆類，砂糖など植物原料で作られ，動物原料である乳や乳製品は使われておらず，油や鶏卵もわずかに使われている程度である。味は甘いものが多いが，甘さに多様性を持たせ，造形や色彩の美しさと豊かな季節感がある。

原料として用いられている豆類などは食物繊維が豊富であることや油脂類を用いないことから低カロリーで，健康的であるが，近年は洋菓子の需要に押され消費は減少傾向にある。

（1）甘納豆

甘納豆は，あずきの他にも金時豆，白いんげんまめ，紫花豆（むらさきはなまめ）などのインゲン属の豆類が原料として多く用いられる。あずきが原料の場合，炊いたあずきを徐々に高い濃度の糖液に漬け糖濃度を上げる。2～3日かけて糖濃度を上げ，糖液から取りだし放冷し，砂糖を振りかけて表面を覆い，豆同士が付着しないようにする。

（2）羊（よう）　羹（かん）

羊羹は，あずきや白いんげんまめなどの生餡に寒天，砂糖を加えて煮つめ，型に入れて固める。

（3）煎（せん）　餅（べい）

煎餅は，うるち米を製粉し，蒸して練り上げ餅状にしたものを薄く延ばした後，乾燥させてから焼いたもので，しょうゆなどで味をつける。

3-14-2　洋　菓　子

洋菓子は，室町時代末期にヨーロッパから，カステラ，ボーロ，金平糖などの菓子が紹介されたことにより始まり，宣教師たちが布教に利用したことで日本国内に広く伝わった。フランス菓子やドイツ菓子などのほか，製法や生地区分による分類がある。

（1）シュークリーム

シュークリームは原材料（薄力粉，卵，牛乳，バター，砂糖，塩など）を十分に練り合わせ，絞り袋に入れて適当な大きさで絞り出しオーブンで焼成する。焼き上がったシューの内部にカスタードクリームなどを充填する。

（2）スポンジケーキ

スポンジケーキは，卵と砂糖を混合し十分に泡立て，薄力粉を混合し，その一部を取り分けて，溶かしたバターと十分に練り合わせ，全量を混合して型に入れオーブンで焼成する。

（3）クッキー

クッキーは，バターを15℃前後の温度にし，薄力粉，卵黄，砂糖を混合し，包装後に冷蔵庫で1時間程度寝かした後，適当な形に整形し焼成する。バターを15℃前後の温度にすることで，サクサク感が出やすい。

（4）膨化菓子

膨化菓子は，スナック菓子に多くとうもろこしを使ったパフ状のもの，こめなどを膨化させたもの（いわゆるドン菓子）である。とうもろこしを使った膨化菓子は，コーングリッツを原料にエクストルーダーを用いて高温高圧状態から一気に押し出され，膨化することによって製造されているものが多い。

3-14-3　その他の菓子

中国菓子（月餅，杏仁豆腐，ごま団子など），タイ菓子（クワルチャップなど），インド菓子（ミティチャツネなど）など各国の食文化を反映した独特の菓子がある。

3-15　し好飲料

し好飲料は栄養素の摂取を必ずしも目的とせず，香味，刺激などし好を満足させる点に重点をおいた飲料である。時には，緊張を和らげ，気分を爽快にする働きがある。し好飲料には，清酒，ビール，ワイン，ウイスキー・ブランデー，しょうちゅうなどのアルコール飲料，茶，コーヒー，ココア，炭酸飲料などの非アルコール飲料がある。

3-15-1　アルコール飲料

アルコール飲料はエチルアルコールを１％以上含む飲料（水に溶いて飲用する粉末清酒を含む）で酒類とも呼ばれ，わが国では，酒税法により発泡性酒類，醸造酒類，蒸留酒類，混成酒類の4種類に分類されている。しかし，一般には製造方法の違いにより，醸造酒，蒸留酒，混成酒に分類している。

醸造酒には，ビール，清酒，ワインが，蒸留酒にはしょうちゅう，ウイスキー類，ブランデーが，混成酒にはリキュール類，みりん，合成清酒が該当する。**醸造酒**は，原料の果汁を直接あるいは原料のでんぷんを糖化したのち，アルコール発酵させたもので，通常は発酵した液やもろみをろ過して作る。醸造酒を蒸留して蒸留液を貯蔵熟成し，アルコール分を調整したものが**蒸留酒**であり，一般に蒸留酒はエキス分が少なく，アルコール濃度が高い。醸造酒や蒸留酒に植物の根，葉，花，実や動物成分を漬け込み，糖分や，酸味料，色素などを加えて作ったものが**混成酒**である。

（1）清　酒

白米を吸水させ，蒸米とし，そのうち約2割を麹の製造に用いる。酵母の培養のために酒母を作り，これに蒸米，麹，仕込み水を順次増量しながら3回に分けて仕込み（三段仕込），もろみを作る。これを2～3週間，約15℃で発酵させるとアルコール分18～20％になる。これを圧搾して新酒が得られる。新酒を60～65℃で加熱殺菌（火入れ）した後に貯蔵し，製造する清酒の種類に応じて原酒に水，醸造用アルコールおよび糖類，アミノ酸，酸味料などを配合することでアルコール分や甘辛などを調整し，製品となる。

こめのでんぷんはそのままでは酵母のアルコール発酵には利用できないので，蒸米にコウジカビを生育させ，その産生する糖化酵素によりでんぷんを糖化させる。清酒醸造用のコウジカビには，蒸米によく繁殖し，α-アミラーゼ活性，グルコアミラーゼ活性の強い *Aspergillus oryzae* が用いられる。

清酒醸造は糖化とアルコール発酵が同時に進む**並行複発酵**が特徴である。

（2）ビール

麦芽とホップを原料として，これにビール酵母で発酵させた醸造酒が**ビール**である。わが国では酒税法で副原料（こめ，とうもろこし，でんぷんなど）の使用が認められているが，原料（水，ホップを除く）における麦芽の使用率が2/3以上であることと定められている。麦芽の使用率が2/3未満のもの，あるいは国の政令で指定された以外の副原料を使用した醸造酒を**発泡酒**といい，さらに麦，麦芽を使用せずにビールと同様の製法で製造する，あるいは発泡酒にスピリッツなどを混合して製造する醸造酒，いわゆる新ジャンルと呼ばれる酒も製造されている。

ビールの製造工程は，ビールの種類によって様々であるが，一般的には，まず，麦芽や副原料が混合される仕込み工程（麦芽の酵素によりでんぷんを糖化する），次いでビール酵母による発酵（主発酵）工程（通常，約10℃で1週間），さらに，1〜2か月貯蔵し，風味を整え，ろ過し清澄なビールとなる。ビールにはいくつかの分類があるが，使用する酵母と色調をもとにすると表3-17のように分類される。発酵が進むにつれて炭酸ガスの気泡とともに発酵液の上面に浮上する上面酵母（*Saccharomyces cerevisiae*）を用いて15〜22℃で発酵させたビールである**上面発酵ビール**と，発酵終了期に凝集して沈殿する酵母（*S. uvarum*）を用いて5〜12℃で発酵させたビールである**下面発酵ビール**がある。一般に，上面発酵ビールは香味が強く，下面発酵ビールは穏やかな風味のものが多い。わが国のビールは下面発酵ビールが主流である。また，原料麦芽の培燥の程度によってビールの色の濃淡がかわる。麦芽を強く焙燥すると，ビールの香味は強くなり，色も濃くなる。

表3-17 ビールの種類

発酵方法	色　調	銘柄，産地など
下面発酵ビール	淡色ビール	ピルスナービール（チェコスロバキア），ライトビール（アメリカ），ドルトムントビール（ドイツ）
	中等色ビール	ウィーンビール（オーストリア）
	濃色ビール	ミュンヘンビール（ドイツ）
上面発酵ビール	淡色ビール	ペールエール（イギリス）
	濃色ビール	アルトビール（ドイツ），スタウト（イギリス），ランビック（ベルギー）

（3）ワイン

ワインの種類は多く，ぶどうの種類，生産地，醸造法などにより様々である（表3-18）。

赤ワインは赤ぶどうあるいは黒ぶどうを原料とし，果皮と種子を除かず数日間の発酵中

表3-18 ワインの種類

ワインの型式		銘　柄
炭酸ガス含有ワイン		シャンパン，ゼクト，スプマンテ，ヴァン・ムスー
非発泡性ワイン	アルコール14％未満	白ワイン，赤ワイン，ロゼワイン
	アルコール14％以上	シェリー，マデイラ，ポート，マラガ，マルサラ
香味添加ワイン		ベルモット，スイートワイン

に果皮からアントシアニン（色素），種子からタンニンを抽出した後に圧搾したもので，**白ワイン**は黄白色あるいは薄赤色のぶどうを原料とし果皮と種子を除いて発酵させたものである。ワインの発酵には，破砕ぶどうの酸化防止（果汁の褐変防止と赤色の安定化）を図るため，ならびに野生微生物の抑制のために亜硫酸カリウムを添加する（50～100 ppm）。主発酵後，果汁を樽に移して後発酵させ，時折おりを除去しワインの風味を保つ。貯蔵期間はワインの性格によっても異なるが，濃厚なものや甘いものはより長く熟成される。白ワインで1年，赤ワインで2年が標準である。熟成後，ワインはろ過して，びん詰めし，コルク栓をして貯蔵し嫌気的熟成を行う。熟成の長いものほど長いコルク栓をする。

ぶどうの果粒の表面に灰色カビ（*Botritis cinerea*）が繁殖することにより，果汁の水分が蒸散し，グリセリン，グルコン酸などが増える現象を**貴腐**（きふ）といい，このぶどうから作ったワインは貴腐ワインと呼ばれ，黄色の濃い，甘酸っぱい濃厚なワインとなり高価である。なお，シャンパンなどの発泡性ワインは，アルコール発酵の炭酸ガスを閉じ込めたものである。シェリーはスペイン南部のアンダルシア地方の一部で作られる酒精強化ワイン（アルコールを添加して製造するワイン）の一種である。白ワインと同様の発酵が終了後，フロールと呼ばれる産膜酵母の作用により特有の香味が付与される。これにブランデーを加えて樽熟成されるが，その添加濃度により産膜酵母の増殖，酸化度合いが変わるため香味が変化する。

コラム　ロゼワインとオレンジワイン

ロゼとはフランス語でバラ色の意味である。一般的にはマセレーション法（セニエ法）といい，黒ぶどうや果皮の色の薄いぶどうを原料に赤ワインと同様に仕込み，果汁が適当に着色した時点で果皮などの固形分を除く製法が行われる。その他に赤ワイン原料である黒ぶどうの果汁を用い，その果汁のみを白ワインの製法で発酵させる直接法，黒ぶどうと白ぶどうを混合して白ワインの製法をとる混醸法がとられる。

オレンジワインは白ぶどうを使って赤ワインと同様の方法で製造したワインである。白ぶどうの果皮にはアントシアニンが含まれていないため，ワイン中に果皮の黄色系の色素が溶出してオレンジ色のような色調となる。

（4）ウイスキー，ブランデー

穀物を麦芽の酵素で糖化したもろみを酵母で発酵させ，蒸留した後，樽で貯蔵したものが**ウイスキー**である。原料として麦芽のみを使用して作ったものを**モルトウイスキー**といい，麦芽以外にとうもろこしやライ麦などを用いたものを**グレンウイスキー**と呼んでいる。**ブレンデッドウイスキー**は，モルトウイスキー原酒とグレンウイスキー原酒を調合（ブレンド）したものをいう。

ブランデーはワインを蒸留し，樽にいれて貯蔵熟成したものをいう。熟成期間の長いものほど高価で，樽由来のこはく色を呈する。フランスのコニャックやアルマニャックが有名である。

（5）しょうちゅう

しょうちゅうとは，穀物類，いも類などのでんぷん質原料や黒糖，糖蜜などの糖質原料をアルコール発酵させて蒸留したものである。酒税法上は，**連続式蒸留しょうちゅう**（旧称：焼酎甲類）と**単式蒸留しょうちゅう**（本格しょうちゅう，旧称：焼酎乙類）に分類される。連続式蒸留しょうちゅうは，アルコール含有物を連続式蒸留機で蒸留したアルコール分36度未満，かつエキス分2度未満のものをいい，ホワイトリカーなどが含まれる。単式蒸留しょうちゅうは，アルコール含有物を単式蒸留機で蒸留したアルコール分45度以下，かつエキス分2度未満のもので，米焼酎，芋焼酎，麦焼酎，そば焼酎，泡盛などが含まれる。また，本格しょうちゅうの風味を生かした製品として単式蒸溜焼酎を5％以上混和した製品（旧称：甲乙混和，酒税法上は単式蒸留しょうちゅう）がある。

沖縄のような高温多湿なところで独特の焼酎である泡盛が安全に醸造される理由は，特有の麹菌（*Aspergillus awamori*）の働きによると考えられており，この菌によって，もろみ中で生成されたクエン酸が雑菌の繁殖を抑制しているためである。

3-15-2 非アルコール飲料（清涼飲料）

清涼飲料とは，エチルアルコール含有量が1％未満の飲料で，乳酸菌飲料および乳，乳製品を除く飲料で，粉末を水に溶かして飲むタイプの製品も含まれる。サイダーやコーラなど炭酸飲料を含む発泡性飲料と非発泡性飲料に大別される。

発泡性飲料は，炭酸ガス圧入機（カーボネータ）により水に炭酸ガスを圧入したものに，甘味料，酸味料，香料などを調合したものである。**非発泡性飲料**は発泡性飲料以外の果汁や果汁入り飲料，ミネラルウォーター，スポーツドリンク，茶飲料，コーヒー飲料などの幅広い種類の飲料が含まれる。

（1）茶

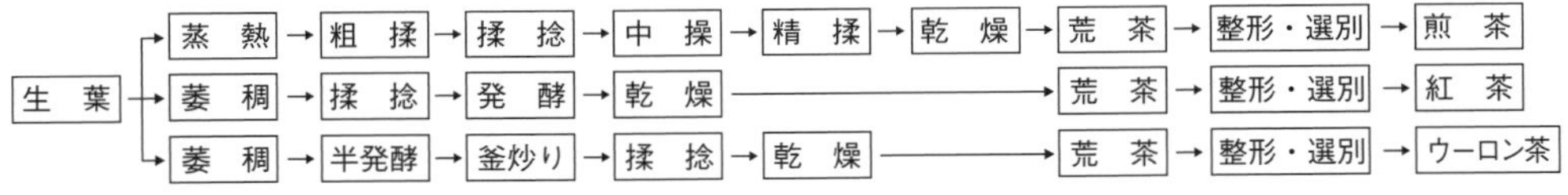

図 3-30 茶類の製造工程概略

茶 類
不発酵茶（緑茶）
蒸製……煎茶，番茶，玉露，碾茶，抹茶
釜炒製……釜炒茶（嬉野茶，青柳茶），中国緑茶
半発酵茶……ウーロン茶，包種茶
発酵茶……イギリス紅茶，中国紅茶
その他
微生物発酵茶（後発酵茶）……プーアール茶
加工茶……ほうじ茶，ジャスミン茶

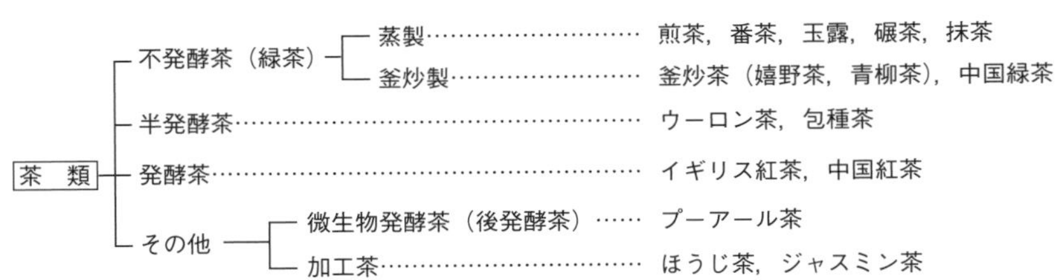

図 3-31 茶の分類

茶は中国に起源を持ち，コーヒー，ココアと並び世界3大し好飲料といわれる。世界各地で広く飲用されているが，そのほとんどは紅茶である。緑茶は日本，中国での消費が多く，中近東，北アフリカの回教国でも飲まれている。茶には，緑茶などの**非（不）**

発酵茶，紅茶などの**発酵茶**とウーロン茶などの**半発酵茶**がある（図 3-30，図 3-31）。茶（*Camellia sinensis*）は亜熱帯性常緑樹で，中国種，アッサム種，アッサム雑種(わいしゅ)に大きく分けられる。アッサム種は酸化酵素活性が強く，タンニン量が多いので，紅茶に適しており，中国種で緑茶用に日本で選抜改良されたものは，酸化酵素の活性が弱く，タンニン量はあまり多くなく，かつアミノ酸量が比較的多いのが特徴である。

茶には生理活性物質が多種含まれる。カフェイン，カテキン，テアニンなどの薬理作用によって気分を爽快にする働きがある。茶，コーヒー，ココアをアルカロイド飲料，それ以外の飲料を非アルカロイド飲料に分類することもある。

1）緑　茶

緑茶は，茶樹から摘んだ芽茶を発酵させず，緑色を保つように製造した茶で，摘取時期の違いにより，一番茶，二番茶，三番茶と呼ぶ。一番茶は休眠期の後に萌芽した芽で，4〜5月頃に収穫する。一番茶を摘んだ後に出る芽を二番茶，さらにその後伸びてくる芽を三番茶と呼び，品質に大きな差がある。一番茶のアミノ酸含量は，二, 三番茶よりも 3 倍ぐらい多い。

（a）緑茶の製造法

酵素失活処理を蒸気で行う蒸し製茶と，生葉を直接加熱した釜で炒って行う釜炒り製茶に分けられる。煎茶の製造法はまず，茶葉を蒸気処理し，茶葉を軟化させ，葉芽に含まれている酸化酵素（ポリフェノールオキシダーゼ，パーオキシダーゼなど）を失活させる。この工程により，緑茶特有の緑色を保持する。次に粗揉，揉捻(じゅうねん)，中操，精揉，乾燥のそれぞれの工程で茶葉をもみながら，徐々に水分を 5 % 程度まで下げ，荒茶となる。さらに乾燥と選別を行い，製品となる。玉露は原料葉に被覆栽培を行った柔らかい茶葉を用い，番茶は硬い茶葉から作られるが，玉露も番茶も製法は同一である。

（b）緑茶の成分

緑茶は生葉を加熱して酸化酵素を失活させて製造するので，製品には原料茶葉の呈味成分が保持されている。緑茶のうま味は**テアニン**，グルタミン酸などのアミノ酸，甘味はショ糖，ブドウ糖，果糖などで，渋味はカテキンやそれが重合して生成するタンニンであり，カフェインとともに苦味もある。茶カテキンは抗酸化，血圧上昇抑制，血中コレステロール調節，血糖調節，抗菌，抗う蝕など多くの作用が報告されている。カフェインは苦味以外に興奮，利尿，覚醒などの生理作用があり，茶の飲用によって精神活動が活発になり，気分が爽快になる。テアニンには興奮を静める作用があることが知られている。また，茶には血圧低下作用のある **GABA（γ-アミノ酪酸）**が含まれ，茶葉を嫌気状態に置くと GABA が蓄積することを利用した緑茶の製法も行われている。

緑茶は非発酵茶であるため，ビタミン C が豊富である。その他の成分で，B_1，B_2，ニコチン酸などのビタミン B 群やカロテン，トコフェロール，ルチンなどを含んでいる。

2）紅　茶

紅茶は緑茶のように加熱処理をせず，茶葉中に含まれるポリフェノールオキシダーゼなどの酸化酵素を利用して葉成分を酸化発酵した茶である。

（a）紅茶の製造法

原料葉を陰干して萎れさせる萎凋を行う。この過程で酸化酵素が作用し，紅茶特有の香りが強まる。次に圧力をかけながら揉むことで（揉捻）葉細胞に傷がつけられ，タンニンの酸化反応が始まって温度が上昇する。茶葉は次第に黄化し特有の刺激臭が発生する。揉捻の終わった茶葉が一様に赤銅色になり，芳香を示すまで発酵させる。その後，乾燥させて酵素活性を失活させ発酵を止めて製品となる。

上記の従来製法の他，ティーバック用にCTC製法も行われる。CTC製法では茶葉を短時間萎凋した後にローラーでつぶし（crushing），引き裂き（tearing），直径1mmほどの粒に丸める（curling）。CTC製法では萎凋が短時間であるため香りが従来製法に比べ弱くなるが，茶葉を細切することで酸化酵素が活発に働くので，煮出した茶の色調が濃くなる。

（b）紅茶の成分

発酵中にタンニン成分のカテキンがポリフェノールオキシダーゼの作用により酸化して橙色のテアフラビンと赤色～褐色のテアルビジンを生成する。これらは水にとけて紅茶色を呈し，カテキンと同様に渋味を有する。

紅茶の香気成分は，発酵中に大きく変化し，精油成分の酸化によるトランス-2-ヘキサナール（ニッキ様の香り），ヘキサナール（青臭），ヨノン類（完熟果実の香り）などの発生やストレッカー反応によるフェニルアセトアルデヒド（ばらの香り）などの生成によって紅茶特有の香りが生じる。ビタミンCは酸化酵素によって破壊され，ほとんど残存しない。

3）ウーロン（烏龍）茶

中国および台湾が主産地である。製造法は生葉を日光にさらし萎凋処理の後，室内でときどき撹拌しながら，茶葉の周辺が褐色になり，芳香を発する時点で発酵をやめ，釜妙りし，揉んで製品とする。発酵を途中で停止することで，紅茶と緑茶の中間の性質を持つので半発酵茶と呼ばれる。苦渋味が少なく，爽快な香味が特徴である。黄金桂，凍頂烏龍，武夷岩，安渓鉄観音などの銘柄がある。ウーロン茶ポリフェノールは脂肪の吸収を抑制し，脂肪分解を促進する作用があるとされている。

（2）コーヒー

コーヒーはアカネ科コーヒー属の熱帯産常緑樹で，飲料用コーヒーとしては，アラビカ種（*Coffea arabica*）やロブスタ種（*C. canephora*）などが利用される。

コーヒーの果実は核果で，中に片側が平たい円形または楕円形の種子が2個含まれている。これをピーベリーまたはメールベリーという。成熟した果実から外皮，果肉と銀皮（銀色の内皮）を除き，中の種子を天日乾燥し，つやだし機で磨き，コーヒー生豆（グリーンビーン）として出荷される。

（a）コーヒーの製造法

レギュラーコーヒーの製造は，選別，精磨，混合，焙煎，磨砕，包装の工程で行う。

コーヒーの生豆を選別機で夾雑物，未熟豆などを除去し，精磨機にかけ，生豆表面の付着物を除き，光沢を出す。次に混合機で各種生豆を配合し，コーヒーの風味に特色を出す。混合した生豆を焙煎機（ロースター）に入れ，200～250 ℃，15～20 分間焙煎する。焙煎によって水分が蒸発し，コーヒー特有の色と芳香を生成する。日本では，焙煎の度合によって，深煎り，中煎り，浅煎りに分けられる。深煎りのコーヒーは黒褐色で，苦味が強く，中煎りは茶褐色で，酸味と苦味が調和されており，浅煎りは茶褐色が淡く，酸味がある（表 3-19）。ブレンドによって 1 種類の豆では出せない風味を引き出すことができる。

表 3-19　コーヒー豆のローストの種類

種　類	焙　煎　度	特　徴
ライト	最も浅煎り	非常に酸味が強くなる．こくと香りが不足．
シナモン	浅煎り	シナモン色程度の色調，強い酸味が残る．
ミディアム	中・浅煎り	香りがよく，酸味もまろやか．主にブレンド用．
ハイ	ミディアムよりやや深煎り	酸味より苦味が強くなりはじめる．
シティ	中・深炒り	酸味が少なくなり，苦味が酸味よりも少し強く出てくる．
フルシティ	深煎り	酸味よりも苦味の方が勝る．アイスコーヒー向き．
フレンチ	かなり深煎り	苦味が主体の味．少し黒みを帯びてくる．ヨーロッパでは主流．

（b）コーヒーの呈味，色素および香気成分

コーヒーの酸味は焙煎中に増加し，一度ピークに達するが，加熱時間が長くなると次第に減少する。そのため強く焙煎したコーヒー豆は浅く焙煎したコーヒー豆より酸味は弱い。コーヒー特有の酸味は，主としてクエン酸，酢酸であり，その他にリンゴ酸，コハク酸，フマル酸も含まれている。コーヒーの苦味は**カフェイン**や**クロロゲン酸**である。また，タンニンやその熱分解物は渋味の主体をなしている。コーヒーの香りは焙煎中に生成したフルフリルアルコール，フルフリルメルカプタンのフラン類をはじめとして，アルコール類，エーテル類，エステル類，ケトン類，ピラジン類などによる。

コーヒーブラウンといわれる茶褐色の色は，培煎中に糖の分解物から生じたカラメルやアミノカルボニル反応によって生成したメラノイジンなどによる。

（3）ココア

ココアやチョコレートの原料であるカカオ豆は，中南米原産でアオギリ科多年生常緑樹のカカオ（*Theobroma cacao*）の種子である。カカオ豆を焙煎し，粉砕したカカオマスを圧搾して脂肪の一部を除いたものが，**ココア**であり，し好飲料として直接飲用される。一方，カカオマスにカカオバター，砂糖，香料，植物性油脂，粉乳などを加え，練り固めたものが**チョコレート**である。

ココアの製造は次の工程で行われる（図 3-32）。

焙　炒 → 分　離 → アルカリ処理 → 磨　砕 → 圧　搾 → 粉　砕 → 製　品

図 3-32　ココアの製造工程

まず，カカオ豆を 95～140 ℃，15～75 分間焙炒する。これにより，酸味，苦味が減少する。次に焙炒した豆をセパレーター内で荒く砕き，空気を送りながら外皮と胚芽をふ

るいで除去し，胚芽部分のカカオニブ（cacaonib）を得る。得られたカカオニブを磨砕機（グラインダ）で磨砕し，50～60 μmの微粒子のペースト状のカカオマスを得る。この粒子の大きさが製品の舌触りや溶液中の懸濁性に影響する。さらに，カカオマス（油脂50～55％含有）を70～95℃に加熱溶解し，カカオプレス機で圧搾し油脂を除く。この油脂はカカオバターとして，チョコレート原料となる。プレス後，油脂含量10％程度のココアケーキが得られ，これを粉砕し，微粉末のココアパウダーを作り製品とする。

3-16　調味料と香辛料

3-16-1　調　味　料

調味料は食物の味を整えるために用いられる。広義には醸造調味料やこんぶ，かつお節，しいたけなども含む。

（1）み　そ

みそは，麹の酵素により原料成分を分解し，さらに酵母や乳酸菌により発酵，熟成したペースト状の発酵食品である。みそは使用する麹の原料により，米みそ，豆みそ，麦みそおよびこれらを混合した調合みそに分類される。米みそは米麹と蒸煮しただいずと食塩で製造したみそ，麦みそは麦（おおむぎ，またははだかむぎ）麹を蒸煮しただいずと食塩で製造したみそ，豆みそは大豆麹と食塩で製造したみそである（表3-20）。

表3-20　主なみその分類

原料による分類	味や色による分類[*1]		産地	通称	麹歩合[*2]	醸造期間
米みそ	甘みそ	白	近畿各府県，岡山，広島，山口，香川	白みそ，関西白みそ，府中みそ，讃岐みそ	15～30	5～20日
		赤	東京	江戸甘みそ	15～20	5～20日
	甘口みそ	淡色	静岡，九州地方，山形，岡山	相白みそ（静岡）	10～20	20～30日
		赤	徳島，その他	御膳みそ	10～15	3～6月
	辛口みそ	淡色	関東甲信越，北陸，その他全国各地	白辛みそ，信州みそ	6～10	2～3月
		赤	関東甲信越，東北，北海道，その他全国各地	仙台みそ，越後みそ，秋田みそ，津軽みそ，佐渡みそ，赤みそ	6～10	3～12月
麦みそ	甘口みそ		九州，四国，中国地方	麦みそ	15～25	1～3月
	辛口みそ		九州，四国，中国，関東地方	麦みそ，田舎みそ	8～15	3～12月
豆みそ			中京地方（愛知，三重，岐阜）	東海豆みそ，三州みそ，八丁みそ，伊勢みそ	100	5～20月
調合みそ			九州，四国，中国，関東地方	米と麦の合わせみそ		
			中京，関西地方	赤だしみそ，合わせみそ		

*1 白色はクリーム色に近い色，淡色は淡黄色または山吹色，赤色は赤褐色か濃赤褐色のこと．
*2 麹歩合＝米（麦）×10／大豆　　麹歩合10とは，大豆と米（麦）の使用量が同じことを指す．
（全国味噌技術会編，『味噌技術ハンドブック』，全国味噌技術会（1995）より引用）

みそは，だいずを洗浄，浸漬し，蒸煮後，すり潰し，食塩と麹を混ぜ，発酵，熟成させて製造する。麹菌は *A. oryzae* が用いられ，豆みそには，プロテアーゼの強い *A. sojae* が併用されることもある。また，酵母は耐塩性の *Zygosaccharomyces rouxii* が使用され，みその香気の生成に寄与している。地域によってはこれらに加えて耐塩性の乳酸菌 *Tetragenococcus halophilus* が用いられ，塩味をやわらげ，色調を明るくする作用がある。

みその成分は，水分 34～46 %，塩分 4～13 %，たんぱく質 6～18 %，炭水化物 10～38 %，脂質 3～10 %となっている（だし入りみそ，減塩みそを除く）。これらの成分は，各種の酵素の働きにより分解され，アミノ酸や脂肪酸，糖が生成され甘味，辛味，うま味，酸味，苦味の混合された特有の風味を呈するようになる。**なめみそ**は，主として副食用としてそのまま食べるように作られたもので，発酵，熟成後，水あめ，砂糖，しそ，香辛料などを加えることが多い。近年，みそには，抗変異原性，抗腫瘍性，血中コレステロール低下作用，活性酸素消去効果など多くの機能性が見い出されている。さらに，みそには，pH 緩衝作用や吸着作用などが認められている。

（2）しょうゆ

こいくち，うすくち，たまり，さいしこみ，しろの 5 種類がある（表 3-21）。生産量では，こいくちしょうゆが消費量の 8 割強を占めている。製法では本醸造，混合醸造，混合の 3 種類に分類される。**本醸造方式**は，原料となるだいずやこむぎを，麹菌や酵母など微生物で長期発酵・熟成させたものをいう。**混合醸造方式**は，もろみにアミノ酸液（だいずなど高たんぱく質原料に濃塩酸を加え，加水分解したもの）または酵素分解調味液（だい

表 3-21　しょうゆの種類と特徴および用途

種類（塩分）※	特徴と用途
こいくち（濃口） （約 15 %）	つけ，かけ用としての卓上調味料，煮物，焼物，だし，たれなどに用いる．麹はだいずまたは脱脂加工だいずを蒸したものに，ほぼ等量の炒って砕いたこむぎを混ぜてつくる．関東を中心に発達し，香りと色，味のバランスに優れている．全国のしょうゆ出荷量の 8 割強を占める．
うすくち（淡口） （約 16 %）	淡めの色合いとおとなしい香り，控えめなうま味が特長．高濃度の食塩で発酵・熟成をおさえ，併せて醸造期間を短くしたため色が淡い．うすくちとは色が淡いという意味である．醸造過程の仕上げには甘酒や水あめを加えるのも特徴で，野菜の煮物や吸物，うどんつゆなど色の薄さや素材の風味を生かす用途に向く．全国のしょうゆ出荷量の 1 割強を占める．
たまり（溜） （約 13 %）	だいずを蒸してみそ玉を作って麹菌を接種し，塩水に仕込んで 1 年間熟成させる．火入れはしない．愛知県を中心に愛用され，刺身のつけじょうゆ，煎餅やあられなどのつけ焼きなどに使われる．うま味成分が多く，濃厚で香りも重厚であるが，香り立ちを重視し，こむぎを 1 割程度加えた製法が主流になってきている．
さいしこみ（再仕込み） （約 12 %）	色，香り，味ともに濃厚に仕上がることから，甘露しょうゆとも呼ばれる．価格は高く，多くは卓上調味料として，主に刺身や鮨に用いられる．発祥は山口県の柳井地方．わずかな生産量だが，ほぼ全国で造られている．名称は麹をタンクに仕込む際に食塩水ではなく，ほぼ同塩分の生揚げしょうゆを加えるので，しょうゆを 2 度醸造するような製法に由来する．
しろ（白） （約 14 %）	蒸した小麦を主原料に，炒っただいずを少量用いて麹をつくる．麹は香りを生かし，低温・短期間発酵させ，うすくち以上に発酵を抑えてつくる．主に三河地方で生産され，色調はビール程度に淡く，うま味やコクも抑えてあり，糖分が 12～16 %と高く，素材の色を活かす料理や高級料理のかくし味などに用いる．

※各しょうゆの塩分は，八訂食品栄養成分表の値をもとに記載．

（キッコーマン（株）およびしょうゆ情報センターホームページを一部改変）

ずなど高たんぱく質原料にたんぱく質分解酵素を加え，加水分解したもの），または発酵分解調味液（小麦グルテンを発酵，分解したもの）を加え，熟成させたものである。**混合方式**は生揚(きあ)げしょうゆ（普通のしょうゆは加熱処理（火入れ）するのに対し，加熱処理をしていないしょうゆ）に，アミノ酸液または酵素分解調味液，または発酵分解調味液を直接混ぜ合わせたもので，本醸造方式のように長期の醸造を必要とせず安価に製造可能である。

1）しょうゆの製造方法

こいくちしょうゆの製造方法（図3-33）は，まず製麹工程で蒸しただいず（または脱脂大豆）と炒ったこむぎに *A. oryzae* あるいは *A. sojae* の種麹が加えられ，温度湿度を調節して麹を作る。次に仕込み工程で，麹に飽和食塩水を1.0～1.2倍量加えて混合し，6～8か月保管し，もろみを作る。熟成もろみを圧搾すると，生揚げしょうゆとなる。生揚げしょうゆのオリをろ過した後，一定の規格に成分を調節し，加熱（火入れ）する。この火入れによって生揚げしょうゆに残存する麹由来の酵素を失活させるとともに，発酵に関与する微生物を殺菌することで風味が変化しないようにする。その他，火入れには加熱によってアミノカルボニル反応を促進し，冴えた赤みの強い色に仕上げるとともに，火香と呼ばれる良好な香りの付与，オリを生成・凝固する目的も併せ持つ。火入れしたしょうゆはろ過を経て製品となる。

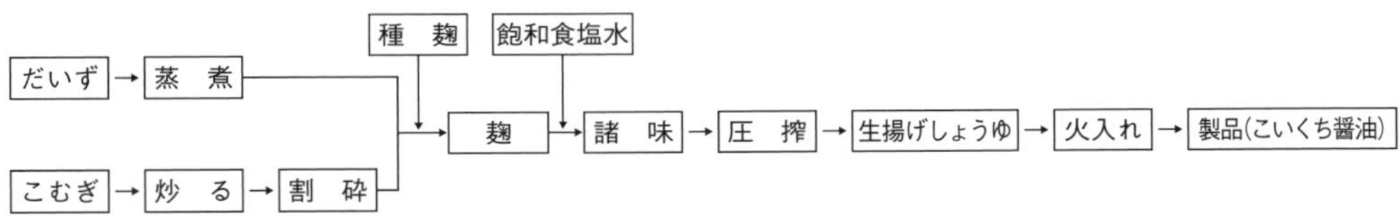

図3-33　こいくちしょうゆの製造工程

2）しょうゆの熟成と酵素・微生物

麹菌の生産するプロテアーゼは，原料中のたんぱく質をペプチドやアミノ酸にまで分解し，しょうゆ独特のうま味および香りの生成に役立ち，アミラーゼやグルコアミラーゼは，でんぷんを乳酸菌や酵母による代謝の基質となるグルコースに変換する働きを担っている。仕込み工程では，でんぷんやたんぱく質が分解され，耐塩性の乳酸菌や酵母のみが働き，しょうゆの風味が醸成される。酵母は *Z. rouxii* が使用され，HEMF（ヒドロキシ-エチル-メチル-フラノン）を主体としたしょうゆの各種香気成分の生成に寄与している。これに加えて，しょうゆの熟成香である4-EG（4-エチルグアイアコール）などを生成する *Candida versatilis* または *C.etchellsii* を使用する場合もある。乳酸菌は *T. halophilus* が用いられ，塩味をやわらげるなどの働きをしている。

コラム 生の付く3つのしょうゆ

「生（なま）しょうゆ」,「生（き）じょうゆ」,「生揚（きあ）げしょうゆ」など「生」の付くしょうゆという3つの言葉がある。全て同じように思えるが，実はこれらには違いがある。こいくち醤油の製造工程において，発酵終了後にもろみを絞って得られた搾汁液が生揚げしょうゆである。生揚げしょうゆは非加熱であるため，コウジカビなどに由来する酵素類が残存しており，発酵に関与した酵母などの微生物も生きたままである。このままでは時間とともに酵素や微生物の作用で味が変化していくため，品質が安定しない。そこで，しょうゆの品質を一定にとどめておくため加熱処理(火入れ)が行われる。これにより酵素が失活するとともに，微生物が殺菌され，しょうゆの品質が安定すると同時に，その他に加熱によって起こるメイラード反応により食欲をそそる色調や香ばしい香り（火香（ひが））が付与される。火入れを経たしょうゆが普段口にするしょうゆである。では，生（なま）しょうゆ，生（き）じょうゆはどう違うのだろうか。それは火入れとろ過の違いである。生（なま）しょうゆは，生揚げしょうゆのことであり，未殺菌であるため，本来日持ちしないはずであるが，実際に生しょうゆが常温流通しているのはなぜだろうか。生揚げしょうゆを火入れすると，香気成分の一部が揮発してしまうので，生揚げしょうゆから酵素や微生物を非加熱でろ過して除去することで，生揚げしょうゆの持つ色や香りを活かした製造したのが，市場に流通している生（なま）しょうゆである。生（なま）しょうゆは香気成分が空気中の酸素で酸化しないように，容器は酸素透過性の極めて低い包装材料（ガスバリア性包材）を使用し，さらに注ぎ口に特殊加工を施して，しょうゆを注ぎ終わった後に空気が逆流しない工夫がなされている。生（き）じょうゆは，通常私たちが使うしょうゆそのもので，だしを加えたりするなど味付けをしていないしょうゆ（許されるのは塩の添加まで）を指す。生（なま）しょうゆの「生」は「なま」とも「き」とも読めるため，ルビを振っている。

（3）ソース

ソースは，マヨネーズソース，トマトソース，ホワイトソース，ドミグラスソース，カレーソースなどを含み，西洋料理に使用する液体調味料の総称であり，数百種類にもおよぶと言われているが，わが国ではウスターソース類のことを指している。JAS規格では，不溶性固形分の多少と粘度の大小により，表3-22のようにウスターソース，中濃ソース，濃厚ソースに分類される。

表3-22　JAS規格によるウスターソース類の種類

用　語	定　義
ウスターソース類	野菜もしくは果実の搾汁，煮出汁，ピューレーまたはこれらを濃縮したものに糖類，食酢，食塩および香辛料を加えて調製したものおよびこれにでんぷん，調味料を加えて調製したもので，茶色または茶黒色をした液体調味料.
ウスターソース	ウスターソース類のうち，粘度が0.2パスカル秒（Pa·s）未満のもの.
中濃ソース	ウスターソース類のうち，粘度が0.2 Pa·S以上1.5 Pa·s未満のもの.
濃厚ソース	ウスターソース類のうち，粘度が1.5 Pa·S以上のもの.

ソースは原料，香辛料などを加熱し，調味し，粉砕した後に長期間貯蔵して熟成してつくられる。熟成によりソースはまろやかな風味が醸成される。ソースの原料としては，トマト，にんじん，たまねぎ，にんにくが主なもので，その他にしょうが，セロリ，マッ

シュルームなどが用いられる。その他，調味料や香辛料として，食酢，砂糖，りんご，ローレル，タイム，セージ，こしょう，シナモン，フェネルなど数十種類を組み合わせて配合している。粘度の調節には，コーンスターチ，グアーガム，キサンタンガム，タマリンドシードガムなどの多糖類が用いられている。

(4) 食 酢

でんぷんを含む原料を麹，麦芽，酵素や酸で糖化した後，酵母によるアルコール発酵，酢酸菌（*Acetobacter* 属や *Gluconobacter* 属）による酢酸発酵（エタノールを酢酸に酸化する）を経て食酢となる。酢は原料の違いや製法により，表 3-23 のように分類される。

こめ，むぎ，コーンなどの穀類，果実，野菜，さとうきび，はちみつ，アルコールなどを原料として，これを酢酸発酵させて製造したものを**醸造酢**といい，酢酸以外にその他の酸，糖類，アミノ酸，エステル類を含んでいるので特有のうま味や風味を持っている。これに対して，**合成酢**は，氷酢酸や酢酸を水で薄めて，これに砂糖類や調味料を加えて製造したもので，JAS 規格で醸造酢の使用割合が定められている。

表 3-23 JAS 規格による食酢の種類と概要

種 類	主原料の使用量	酸 度	無塩可溶性固形分
穀物酢	穀物 40 g/L 以上	4.2 % 以上	1.3～8.0 %
果実酢	果汁 300 g/L 以上	4.5 % 以上	1.2～5.0 %
米酢	米 40 g/L 以上	4.2 % 以上	1.5～8.0 %（1.5～9.8 %）*
りんご酢	りんご果汁 300 g/L 以上	4.5 % 以上	1.5～5.0 %
ぶどう酢	ぶどう果汁 300 g/L 以上	4.5 % 以上	1.2～5.0 %
醸造酢	穀物酢，果実酢以外の醸造酢	4.0 % 以上	1.2～4.0 %
合成酢	醸造酢の使用割合 60 % 以上	4.0 % 以上	1.2～2.5 %
	ただし業務用は 40 % 以上	3.6 % 以上（業務用）	

* 糖類，アミノ酸および原材料の項に規定する食品添加物を使用していない米酢の場合.

コラム あずきから作ったお酢

国内のあずきの生産量は約 5.2 万トン（令和 2 年）で，そのほとんどが北海道で作られている。北海道の中でも主要な産地である十勝地方にあずきから酢を醸造している企業がある。あずきは焼酎原料となるさつまいもやじゃがいもよりも多くのでんぷん量があるにもかかわらずアルコール発酵に用いられていなかった。あずきは炊くと餡となり，この状態になると麹による分解が難しくなるため醸造食品には用いられることはあまりなかった。ところがこの十勝の企業は北海道の研究機関との共同研究により，麹ではなく酵素を駆使して餡粒子を分解し，でんぷんをぶどう糖に変換する方法を見出した。また酵母によるアルコール発酵，酢酸菌による酢酸発酵も共同研究し，あずきのみを原料としたお酢を製品化した。この技術は金時豆，白いんげん豆にも応用され豆酢シリーズとなっている。

(5) みりん

みりんは，淡黄色透明な甘味の強い酒であるが主として調味料として使用されている。これは，アルコールまたはしょうちゅうに米麹，蒸したもち米を混ぜ，数か月放置し，麹の酵素により糖化を行わせ熟成したものを絞って得られたものである。みりんは，アルコール発酵を行なわないので，混成酒に分類されている。みりんは酒税法上アルコール分13％以上となっているが，近年，アルコール分1％未満（酒税法が適用されない）の**みりん風調味料**が開発された。これは，ブドウ糖，水あめ，乳酸，こはく酸，グルタミン酸ナトリウムなどに清酒やワイン発酵ろ液など混ぜて製造したものである。類似製品として糖分の高い白酒があり，みりんもろみを熟成後にすり潰したものでアルコール濃度が低い(8〜9％)。

（6）塩味料

食塩が代表的なものであり，岩塩のないわが国では古くから海水を利用して藻塩(もしお)焼や塩田および直接濃縮法で得ていたが，現在はイオン交換膜法によっている。

イオン交換膜を用いる電気透析により海水を濃縮してかん水を脱気した後，真空蒸発缶で濃縮して結晶化する。マグネシウム塩とカルシウム塩を除き，精製，脱水，乾燥して食塩とする。食卓塩には防湿のため微粉末の塩基性炭酸マグネシウムを加えてある。

（7）うま味調味料

グルタミン酸ナトリウム，イノシン酸，グアニル酸など，およびこれらを混合した複合調味料，風味調味料などがある。

グルタミン酸ナトリウムは，こんぶのうま味成分として発見され，最初はこむぎのグルテンや大豆たんぱく質を分解して得られたが，現在は *Corynebacterium* 属菌，*Brevibacterium* 属菌による発酵法で製造されている。イノシン酸は，かつお節のうま味成分として見い出され，現在は *Candida* 属酵母の RNA をカビの 5′-ホスホジエステラーゼで分解して得られたアデニル酸をアデニル酸デアミナーゼで脱アミノ反応を行って製造している。5′-グアニル酸ナトリウムは，しいたけのうま味成分として見い出され，イノシン酸と同様に RNA を酵素分解して製造される。

複合調味料は，グルタミン酸ナトリウムに約10％の5′-イノシン酸ナトリウムまたは5′-グアニル酸ナトリウムを混合したもので，相乗効果によりうま味が増強される。

風味調味料は，かつお節，こんぶ，貝柱，乾しいたけなどの粉末またはエキスにうま味調味料および糖類，食塩を加えて乾燥した粉末状あるいは顆粒状の調味料である。

コラム　うま味で生活習慣病（肥満）の予防

近年の交通手段の発達による運動不足，食生活の欧米化などの要因から肥満問題の解決は世界的に急務な課題である。肥満の予防に関してグルタミン酸を利用した研究例がある。

通常の昼食を自由にとった健常人12名に対して，グルタミン酸を添加したスープと添加しないスープを摂取してもらった。次に自由にデザートを食べてもらい，デザートの摂取カロリーの変化を検討した。その結果，グルタミン酸添加スープを飲んだ後では，有意にデザートの摂取量が少なく，摂取カロリーが低下していた。このことはグルタミン酸を含むだしの摂取が満腹感をもたらし，食事の摂取カロリーを低減できることを示唆している。

3-16-2 香辛料

香辛料は，辛味または色，香りなどを食物に付与するために用いられる植物の果実，種子，花，根茎，樹皮，茎葉などをそのままあるいは乾燥させて粉末としたもので，原料は主に熱帯，亜熱帯地域を産地とする。日本料理の薬味に相当し，広義では温帯地域で栽培されるハーブ（香草）も含まれる。それぞれに特有の香気および辛味などを有し，表3-24に示すように，調理する上で，賦香（ふこう）（香り付け），矯臭（きょうしゅう）（臭み消し），辛味，着色の4作用のうち，少なくとも1つの作用を示すことで食欲を増進させる役割がある。

香気成分は各種のアルコール，アルデヒド，ケトン，精油類であり，辛味はアルデヒド，ケトン，酸アミド，フェノール，にら油，からし油，アルカロイドが主な成分である。また，シナモン，からし，にんにく，しそ，わさびなどのように抗菌性の成分を含むものも多く，その抽出物が日持ち向上剤として使用されているものもある。さらに，セージ，タイム，しょうがのように抗酸化性のあるものなど生理作用を有するものが多い。

天然香辛料は乾燥後そのまま（原形），あるいは粉砕して使用するが，カレー粉，ガラムマサラ，七味とうがらし，五香粉（うーしゃんふぇん），チリパウダーのように天然香辛料を複数混合し，ブレンドスパイスとして使用する場合がある。また，天然香辛料から水蒸気蒸留あるいは溶剤で有効成分を抽出し，液状，粒状にした加工香辛料がある。

表3-24 主な香辛料の作用と用途

名称	使用部位	基本作用	用途
こしょう	実	辛，賦，矯	各種料理
オールスパイス	実	賦，矯	魚・肉の煮込み，シチュー，ソース，スープ，焼菓子
カルダモン	実	賦，矯	肉類の消臭，各種料理
とうがらし	実	辛	薬味
パプリカ	実	色	鶏肉魚介類，オードブルの色づけ
サフラン	めしべ	色，賦	パエリヤ，ブイヤベース
ちょうじ（クローブ）	つぼみ	矯，賦	肉料理，菓子，ウスターソース
ディル	種	賦	パン，ピクルス，魚料理のソース
フェンネル	種	賦，矯	魚料理，中華料理，菓子，ソース，カレー粉
コリアンダー	種	矯，賦	カレー粉，菓子，ピクルス，肉加工品
クミン	種	賦，矯	カレー粉，チリパウダー，ソース，菓子
キャラウェイ	種	矯，賦	菓子，肉加工品，チーズ料理，ピクルス，リキュール
カラシ（マスタード）	種	辛，賦，矯	マヨネーズ，ドレッシング，薬味
セージ	茎・葉	矯，賦	肉や魚の消臭
ローリエ（月桂樹の葉）	茎・葉	矯，賦	肉料理
バジル	茎・葉	賦	トマト料理
タイム	茎・葉	矯，賦	魚介類の消臭
オレガノ	茎・葉	矯，賦	薬味，サラダの付け合わせ，肉類の消臭
シナモン（桂皮）	樹皮	賦，矯	菓子類，ジャム
しょうが（ジンジャー）	根茎	辛，賦，矯	薬味，肉や魚の消臭，菓子
にんにく（ガーリック）	根茎	矯，賦	肉や魚の消臭
うこん（ターメリック）	根茎	色	カレー粉，たくあん漬
ホースラディッシュ	根茎	辛，賦，矯	ローストビーフ，ソース類，練りわさび
ナツメグ	種中の仁	矯，賦	肉類の消臭

基本作用のうち青文字で示したものは主作用，それ以外は副次作用。賦:賦香作用，矯:矯臭作用，辛:辛味作用，色:着色作用.

（ハウス食品（株）ホームページ，露木英男・田島　眞編.『食品学』第2版，共立出版（2009），武政三男・園田ヒロ子.『スパイス調味事典』，幸書房（1997）より引用）

章末問題

問1　穀類に関する以下の記述である。正しいものはどれか。1つ選べ。

(1)　アミロースは分岐が多いでんぷんで，粘りが強くなる原因となっている。

(2)　小麦粉に水を加えて練ると，小麦に含まれるグリアジンとアルブミンが複合たんぱく質であるグルテンを形成する。

(3)　そばにはポリフェノールの一種であるアントシアニンが含まれている。

(4)　コーンスターチやコーンフレーク，食用のスイートコーンは全て同じ種のとうもろこしから生産される。

(5)　中華麺の黄色い色は，かん水により麺がアルカリ性に変化し，こむぎに含まれるフラボノイドが発色して生じる。

解説

(1) もち米のでんぷんは分岐が多いアミロペクチンがほとんどであり，粘りが強くなる要因となっている。

(2) グルテンはグリアジンとグルテニンからなる複合たんぱく質で，弾力性に富む。

(3) そばにはポリフェノールの一種であるルチンが含まれている。ルチンはフラボノイドの一種でケルセチンの配糖体である。アントシアニンは植物に広く存在する色素で，アントシアニジンの配糖体である。また，フラボノイドの一種である。

(4) とうもろこしは用途に合わせて種々の品種が生み出されている。

問2　いも類に関する記述である。正しいものはどれか。1つ選べ。

(1)　いも類の主成分は全てでんぷんである。

(2)　じゃがいもは生食用，加工用，でんぷん原料用の3種類に大別される。

(3)　でんぷんを湿熱処理させて得られるレジスタントスターチは，通常のでんぷんに比べて消化酵素の作用を受けやすい。

(4)　さつまいもはリパーゼを含むため加熱により，でんぷんが糖化されショ糖が生成される。

(5)　こんにゃくいもはクエン酸含量が高く，そのままでは食用とならない。

解説

(1) グルコマンナンが主成分のこんにゃくいも以外のいも類は，でんぷんが主成分である。

(3) 通常のでんぷんに比べて消化酵素の作用を受けにくい。

(4) さつまいもはβ-アミラーゼを含み，加熱により麦芽糖が生成する。

(5) こんにゃくいもはシュウ酸を多く含むので，そのままでは食用にならない。

問3　甘味類に関する記述である。正しいものはどれか。1つ選べ。

(1)　さとうきび，てんさいはいずれもマルトースの原料として栽培されている。

(2)　異性化糖はでんぷん糖ではない。

(3)　ソルビトールなどの糖アルコールは還元末端があるので褐変反応が生じにくい。

(4)　キシリトールやステビオシドはオリゴ糖である。

(5)　砂糖は温度による甘味の変化がほとんどないので，甘味の度合いの指標として用いる。

解説

(1) さとうきび，てんさいはいずれも砂糖（ショ糖，スクロース）の原料となる。

(2) でんぷん糖はでんぷんを酸，または糖化酵素で加水分解して得られる糖（水あめ，ブドウ糖など），転移酵素を作用させて得られる糖（異性化糖，トレハロースなど），およびこれらの糖を還元した糖アルコールなどがある。

(3) 糖アルコールは還元末端を持たないため褐変反応が生じにくい。

(4) いずれも非糖質甘味料で，キシリトールはキシロースを還元した糖アルコール，ステビオシドはジテルペン配糖体である。

解答

問題1　(5)　　問題2　(2)

問題3　(5)

問4 豆類に関する記述である。正しいものはどれか。1つ選べ。

(1) きなこは炒っただいずを挽いた粉であり，トリプシンインヒビターが含まれる。

(2) 豆乳を凝固させる際ににがりやグルコノ-δ-ラクトンを用いるが，どちらもアルカリ変性によるたんぱく質凝固作用を利用したものである。

(3) 湯葉は豆乳中のたんぱく質が主成分である。

(4) だいずには女性ホルモン（エストロゲン）様作用を示すケルセチンが含まれている。

(5) あずきとだいずではだいずのでんぷん含有率の方が高い。

解説

(1) だいずには消化酵素阻害物質であるトリプシンインヒビターが含まれており，きなこは炒ってあるのでトリプシンインヒビターは失活している。

(2) にがりは塩析による，グルコノ-δ-ラクトンは酸変性によるたんぱく質凝固作用を利用している。

(4) だいずには女性ホルモン様作用を示す大豆イソフラボンが含まれている。

(5) あずきは重量のおよそ半分がでんぷんであるのに対し，だいずはおよそ30 %である。

問5 野菜類に関する記述である。正しいものはどれか。1つ選べ。

(1) 野菜の機械乾燥法には温風乾燥，凍結乾燥，減圧乾燥，皮膜乾燥などがあり，真空フライは含まれない。

(2) インスタント食品用の乾燥野菜は，主に天日乾燥で作られている。

(3) 野菜を乾燥させると，保存性は向上するが，呈味成分が減少するので薄味になる。

(4) 冷凍野菜や凍結乾燥野菜の製造には，通常ブランチングと呼ばれる加熱処理を行い酵素の不活性化を行う。

(5) 漬物の製造で食塩を加えることにより野菜は原形質分離を起こし，硬度が増す。

解説

(1) 機械乾燥には真空フライも含まれ，減圧下で比較的低い温度の油で加熱することから，糖分が多く焦げやすいものや高温では風味がぬけてしまうものに適している。

(2) 凍結乾燥品が主流である。

(3) 乾燥させることで，栄養分の濃縮，成分の分解によるうま味や甘味を増加させる。

(5) 原形質分離により柔軟性が加わる。

問6 果実類に関する記述である。正しいものはどれか。1つ選べ。

(1) 果実はブドウ糖，果糖，クエン酸やリンゴ酸などを含み，甘酸っぱいものが多く，嗜好性が良く，ビタミン，ミネラルなども豊富で栄養的にも優れている。

(2) ジャムに用いるLMペクチンは酸と糖によるゼリー化は起こらない。

(3) 渋がきを干しがきにすると，糖分が高まるため渋味を感じなくなる。

(4) 混濁果汁はペクチン分解酵素を作用させて製造される。

(5) 果実缶詰はシロップ漬けした果実を缶に詰めて脱気密封し，加熱殺菌せずに製造される。

解説

(2) ジャムに用いるのはHMペクチンで酸と糖によりゼリー化する。

(3) 渋がきの乾燥中に生成したアセトアルデヒドと渋味成分であるシブオールが反応して渋味を感じなくなる。

(4) 透明果汁はペクチン分解酵素を作用させて製造される。

(5) 缶に詰め，シロップを入れてから脱気密閉して加熱殺菌される。

解答

問題4 (3)　問題5 (4)

問題6 (1)

問7　きのこ類に関する記述である。正しいものはどれか。1つ選べ。

(1)　きのこ類に含まれているα－グルカン，しいたけのエリタデニン，レンチニン酸などが機能性成分として知られている。

(2)　天日干しを行った干ししいたけは，ビタミンＥが増加する。

(3)　きのこ類は水分含量が多くエネルギーは少ない。食物繊維は豊富であり，ビタミンＢ群やプロビタミンD_2を多く含んでいる。

(4)　遊離アミノ酸や呈味性ヌクレオチドであるイノシン酸が多く含まれているものが多く，しいたけはだしを取るのに利用されている。

(5)　野生種のきのこには有毒成分を含むものが存在するが，致命的な毒を持つものはない。

解説

(1) きのこ類に含まれるのはβ-グルカン。

(2) 天日干しを行った干ししいたけは，ビタミンＤが増加する。

(4) イノシン酸はかつおぶしに多く，しいたけなどきのこ類に多いのはグアニル酸。

(5) どくつるたけなど致命的な毒を持つものもある。

問8　藻類に関する記述である。正しいものはどれか。1つ選べ。

(1)　のりは褐藻類に含まれる。

(2)　海藻は色調により緑藻類，褐藻類，紅藻類に大別される。

(3)　海藻類は無機質，ビタミンや有用な多糖類，たんぱく質が豊富である。

(4)　寒天はてんぐさなどを原料に製造され，主成分はアルギン酸で，わずかにアガロペクチンを含む。

(5)　κ－カラギーナンはカルシウムなど２価の金属イオンと反応しゲル化する性質を持つ。

解説

(1) あおのりなどは緑藻類，あさくさのりなどは紅藻類，すいぜんじのりなどは藍藻類に分類される。

(3) 海藻類は無機質，ビタミンや有用な多糖類は豊富であるが，たんぱく質は少ないものがほとんどである。

(4) 寒天の主成分はアガロースでゲル化能に富む。アガロペクチンは，アガロースに硫酸基，メトキシル基，ピルビン酸基，カルボキシル基などを含むイオン化性多糖の総称で，アガロースに比べゲル可能が低い。

(5) κ－カラギーナンはカリウムなど１価の金属イオンと反応する。

問9　魚介類に関する記述である。正しいものはどれか。1つ選べ。

(1)　鮮度の指標として微生物による腐敗によってヒポキサンチン，キサンチンが減少することを利用し，核酸に占めるこれらの量の比率であるＫ値があげられる。

(2)　かつおぶしかびを接種するカビ付けを２回以上行って乾燥した節類を荒節という。

(3)　魚肉練り製品にはちくわ，はんぺん，かまぼこが含まれ，油で揚げる揚げかまぼこは含まれない。

(4)　マグロの眼下脂肪に多く含まれているDNAなどの多価不飽和脂肪酸，魚類の皮から抽出生成したコラーゲン，サケの氷頭のプロテオグリカンなどは，生理機能が注目されている。

(5)　塩蔵品は食塩の添加により，乾燥品は製品の水分を減少させることで，それぞれ水分活性を低下させ，微生物の増殖を抑制して保存性を高めたものである。

解説

(1) 鮮度の指標の一種であるＫ値は筋肉中の核酸関連化合物に占めるヒポキサンチンとキサンチンの比率である。

(2) カビ付けを２回以上行って乾燥した節類をかれ節という。

(3) 魚肉練り製品には揚げかまぼこも含まれる。

(4) マグロの眼下脂肪に多く含まれている多価不飽和脂肪酸はDHA，EPA。

解　答

問題７（3）　問題８（2）
問題９（5）

問 10 肉類に関する記述である。正しいものはどれか。1つ選べ。

(1) と殺後の肉の硬直は数時間で終わるため，すぐに食用として利用される。

(2) ハムやソーセージの製造で使用する亜硝酸塩は，肉の色素であるミオグロビンをメトミオグロビンに変化させて肉の色を淡赤色に固定するとともに，防腐効果を向上させている。

(3) 乾燥食肉製品は食肉を塩漬後，機械的に乾燥した製品で，ベーコンが含まれる。

(4) ソーセージとは生肉もしくは塩蔵肉の小間切れやひき肉，それ以外の原料と調味料，および亜硝酸塩やリン酸塩などの添加物を混合し，ケーシングに詰め，乾燥，燻煙を行った肉製品である。

(5) 畜肉の種類などにより色調や風味は異なるが，種による結着性には差がみられない。

解説

(1) 硬直後の肉は，冷蔵下で熟成が必要である（牛:10〜14 日，豚:3〜5 日，鶏：1〜2 日）。

(2) 亜硝酸塩を作用させて生じるのはニトロシルミオグロビンである。

(3) 乾燥食肉製品は乾燥させた食肉製品で，ビーフジャーキーなどが含まれる。

(5) 畜肉の種類などにより，色調や風味，加工特性（結着性など）が異なる。

問 11 卵類に関する記述である。正しいものはどれか。1つ選べ。

(1) 卵の加工は，卵たんぱく質の凝固性や起泡性，乳化性を利用している。

(2) 割卵後は鮮度を判定することができない。

(3) 卵黄はリポたんぱく質，ホスビチン，リベチンを含まず，乳化作用は弱い。

(4) 卵は鮮度が低下するにしたがい，卵重，比重が上昇する。

(5) 卵白には溶菌作用のある酵素たんぱく質であるアルブミンが含まれている。

解説

(2) 割卵後に卵黄係数や卵白係数，ハウ単位を算出することで鮮度を判定することができる。

(3) 卵黄に含まれるリポたんぱく質，ホスビチン，リベチンは強い乳化作用を有する。

(4) 卵は鮮度が低下するにしたがい，卵重，比重が低下する。

(5) 卵白には溶菌作用のある酵素たんぱく質であるリゾチームが含まれている。

問 12 乳類に関する記述である。正しいものはどれか。1つ選べ。

(1) バターはクリームを強く攪拌して，脂肪を乳化して余分な水分を除いたもの，練乳は牛乳を濃縮したものである。

(2) チーズの製造に用いるレンネットは子牛の第 4 胃から分泌されるアミラーゼの製剤になったものをいう。

(3) ヨーグルトはカゼインを乳酸菌により酸凝固させたもの，クリームは牛乳から乳脂肪以外を除いたものである。

(4) 乳を構成しているたんぱく質の主成分はアルブミンである。

(5) アイスクリーム類の名称は乳等省令に定められており，乳固形分と乳脂肪分により，アイスクリーム，ラクトアイスの 2 つがある。

解説

(1) バターはクリームを強く攪拌し，乳化を破壊して脂肪球を凝集させて製造する。

(2) 子牛の第 4 胃から分泌される凝乳酵素レンニン（キモシンも含む）の製剤になったものである。

(4) 乳を構成しているたんぱく質の主成分はカゼインである。

(5) アイスクリーム，ラクトアイス，アイスミルクの 3 つがある。

解 答

問題 10 (4)　問題 11 (1)
問題 12 (3)

問 13 油脂類に関する記述である。正しいものはどれか。1つ選べ。

(1) 油脂は飽和脂肪酸（リノール酸，EPA，DHA など）が多いと液体油，不飽和脂肪酸（パルミチン酸，ステアリン酸など）が多いと固体油になる。

(2) チョコレート原料のカカオ脂はパルミチン酸，オレイン酸，ステアリン酸が主成分で，融点がヒトの体温付近（36 ℃程度）であるため，口の中で素早く溶ける特徴を持つ。

(3) 油脂は脂肪酸2つとグリセリン1つで構成され，エゴマ油は3価の不飽和脂肪酸であるα-リノレン酸が多く含まれているため，酸化しにくい。

(4) 牛脂（ヘット）は，豚脂（ラード）に比べ融点が低く，口の中で溶けやすい。

(5) 魚油は，EPA や DHA など飽和脂肪酸に富んだものが多い。

解説

(1) 不飽和脂肪酸（リノール酸，EPA，DHA など）が多いと液体油，飽和脂肪酸（パルミチン酸，ステアリン酸など）が多いと固体油になる。

(3) 油脂は脂肪酸3つとグリセリン1つで構成され，エゴマ油は3価の不飽和脂肪酸であるα-リノレン酸が多く含まれているため，酸化しやすい。

(4) 牛脂は豚脂に比べ融点が高く，口の中で溶けにくい。

(5) 魚油は EPA や DHA など多価不飽和脂肪酸に富んだものが多い。

問 14 菓子類に関する記述である。正しいものはどれか。1つ選べ。

(1) 和菓子は洋菓子に比べ，油脂類をあまり用いないことから低カロリーなものが多い。

(2) 膨化菓子は，スポンジケーキのように生地を膨らませる菓子をいう。

(3) 和菓子と洋菓子は，それぞれ水分含有量により，さらに生菓子，干菓子に分類される。

(4) 甘納豆は，豆類の中でもあずきのみを原料としている。

(5) 煎餅は，もち米を製粉し，蒸して練り上げ餅状にしたものを薄く延ばした後，乾燥させてから焼いたものである。

解説

(2) スナック菓子に多く，とうもろこしを使ったパフ状のもの，米などを膨化させたもの。

(3) 生菓子，半生菓子，干菓子に分類される。

(4) あずきの他にも金時豆，白いんげんまめ，紫花豆などのいんげんまめ類が原料として多く用いられる。

(5) 煎餅は，うるち米を製粉し，蒸して練り上げ餅状にしたものを薄く延ばした後，乾燥させてから焼いたものである。

問 15 し好飲料に関する記述である。正しいものはどれか。1つ選べ。

(1) し好飲料は茶やコーヒーなどの非アルコール飲料が該当する。

(2) アルコール飲料はJAS規格により，エチルアルコールを3％以上含む飲料をいう。

(3) 麦芽とホップを原料として，これをビール酵母で発酵させた醸造酒がビールであり，わが国ではこめ，とうもろこし，でんぷんなどを副原料として併用してはならない。

(4) 茶にはカフェイン，カテキンなどの生理活性物質が多種含まれる。

(5) 清涼飲料とはエチルアルコール含有量が3％未満の飲料で，乳酸菌飲料および乳，乳製品を含む飲料で，粉末を水に溶かして飲むタイプの製品も含まれる。

解説

(1) アルコール飲料と非アルコール飲料がある。

(2) 酒税法により，エチルアルコールを1％以上含む飲料をいう。

(3) 副原料の併用は認められているが，原料（水，ホップを除く）における麦芽の使用率が2/3以上であることとされている。

(5) エチルアルコール含有量が1％未満の飲料で，乳酸菌飲料および乳，乳製品を除く飲料で，粉末を水に溶かして飲むタイプの製品も含む。

解 答

問題 13 (2)　問題 14 (1)
問題 15 (4)

問 16 調味料と香辛料に関する記述である。正しいものはどれか。1つ選べ。

(1) みそは使用する麹の原料により，米みそ，豆みそ，麦みそに分類される。

(2) 醤油にはこいくち，うすくち，しろの3種類があり，こいくちとうすくちではこいくちの方が濃い色調で，塩分も高い。

(3) 醸造酢は，糖類やでんぷんなどの原料に微生物によるアルコール発酵と乳酸発酵を経て作られる酸性液体調味料である。

(4) グルタミン酸ナトリウムはこんぶ，イノシン酸ナトリウムはかつお節，グアニル酸ナトリウムはしいたけのうま味成分として知られている。

(5) 香辛料は調理する上で，賦香，矯臭，辛味，着色のうち，少なくとも2つの作用を示す。

解説

(1) 米みそ，豆みそ，麦みそおよびこれらを混合した調合みそに分類される。

(2) こいくち，うすくち，たまり，さいしこみ，しろの5種類があり，こいくちは色調がうすくちより濃いが，塩分はうすくちの方が高い。

(3) 醸造酢は，米，麦，とうもろこし等の穀類，果実，野菜，さとうきび，はちみつを原料としたもろみ，アルコールを原料として，これらを酢酸発酵させて製造した液体調味料である。

(5) 少なくとも1つの作用を示す。

問 17 食品に関する記述である。正しいものはどれか。1つ選べ。

(1) マーガリンは精製した油脂や硬化油に乳成分・食塩・ビタミン類などを加えて乳化することなく練り合わせて製造したものである。

(2) マーガリンは油中水滴型（W/O）エマルジョンである。

(3) サッカリンはアスパラギンとフェニルアラニンが結合したジペプチドであり，砂糖の350～900倍の甘味を持つ。

(4) 藻類に含まれるヒアルロン酸やカラギーナンなど難消化性多糖類は水溶性食物繊維として作用するなど，その健康機能性が注目されている。

(5) と殺後の筋肉は死後硬直しているので保水性が高く，風味もよい。

解説

(1) 精製した油脂や硬化油に乳成分・食塩・ビタミン類などを加えて乳化し練り合わせたもの。

(3) サッカリンはジペプチドではなく，安息香酸スルファミドである。

(4) ヒアルロン酸ではなくアルギン酸。

(5) と殺後の筋肉は死後硬直し，pHも酸性に傾いているので保水性が劣り，風味に乏しい。

問 18 食品に関する記述である。正しいものはどれか。1つ選べ。

(1) 豆腐において木綿や絹といった表現は，豆汁を漉す時に使う布の種類によるものである。

(2) 小麦粉のうち薄力粉は，白玉餅，落雁などに用いられる。

(3) アスパルテームはアスパラギン酸とスクロースが結合した物質で，甘味は砂糖の約200倍あり，低エネルギーでう蝕性がない非糖質甘味料である。

(4) じゃがいもでんぷんの粒子は他のでんぷんに比べ小さく，糊化温度が高い。糊は透明度が高いので，加工でんぷんの原料をはじめ食品加工用，医薬品，工業用に使われる。

(5) グルタミン酸ナトリウムは，こんぶのうま味成分として発見され，最初はこむぎのグルテンや大豆たんぱくを分解して得たが，現在は微生物による発酵法で製造されている。

解説

(1) 食感の差によるものである。

(2) 小麦粉ではなく米粉である。

(3) アスパルテームはフェニルアラニンのメチルエステルとアスパラギン酸がペプチド結合した物質で，甘味は砂糖の約200倍あり，低エネルギーでう蝕性がない非糖質甘味料である。

(4) じゃがいもでんぷんの粒子は他のでんぷんに比べ大きく，糊化温度が低い。

解 答

問題16 (4)　問題17 (2)
問題18 (5)

問 19 食品に関する記述である。正しいものはどれか。1つ選べ。

(1) 無洗米は，精米工程前に表面に残っている肌ぬかを無洗米加工により取り除いたもので，近年その手軽さと環境負荷軽減の観点から需要が増加している。

(2) 香辛料にはからしのように抗菌性の成分を含むものやしょうがのように抗酸化性のあるものなど生理作用を有するものが多い。

(3) 茶には，緑茶などの非発酵茶，紅茶などの半発酵茶とウーロン茶などの発酵茶がある。

(4) 緑藻類である，てんぐさ類やおごのりからは心太や寒天が製造される。

(5) 香辛料はセージ，タイム，しょうがのように抗酸化性を有するものはあるが，抗菌性の成分を含むものはない。

解説

(1) 肌ぬかの除去は精米工程前でなく，精米工程後に行われる。

(3) 紅茶は発酵茶で，ウーロン茶は半発酵茶である。

(4) 緑藻類ではなく紅藻類である。

(5) シナモン，からし，にんにく，しそ，わさびなどのように抗菌性の成分を含むものも多い。

問 20 食品に関する記述である。正しいものはどれか。1つ選べ。

(1) アルファ化米は，炊飯した精白米を急速に乾燥させたものである。

(2) いんげんまめは種類が多く，白あんの原料となる白いんげんまめの他，うずら豆，金時豆やらっかせいも含まれる。

(3) チョコレートの原料はカカオ豆であるが，ココアは原料を異にする。

(4) パンの製造方法には直捏法と中種法などがあり，直捏法は大量生産に向いている。

(5) ペクチンには，高メトキシペクチンと低メトキシペクチンがあり，後者は酸と糖によりゼリー化する。

解説

(2) らっかせいはいんげんまめには含まれない。

(3) チョコレートとココアはともにカカオ豆を原料とする。

(4) 中種法は製造工程中で調整が容易で均一なパンが製造されやすいことから大量生産に向いている。

(5) 酸と糖でゼリー化するのは高メトキシペクチンである。

問 21 穀類および豆類に関する記述である。正しいものはどれか。1つ選べ。

(1) 米粉の原料となるのはうるち米である。

(2) 世界主要三大作物は，こむぎ，いね，じゃがいもである。

(3) だいずに含まれるトリプシンインビビターは消化酵素を阻害するので加熱失活が必要である。

(4) だったんそばは苦そばといわれるように，普通そばに比べてポリフェノールの一種であるカテキンを約 100 倍多く含んでいる。

(5) もろこしはとうもろこしの1品種で，粉末化しコーンスターチとして利用されている。

解説

(1) 米粉はうるち米からももち米からも製造される。

(2) 世界三大作物は，こむぎ，いね，とうもろこしである。

(4) だったんそばに普通そばの 100 倍含まれているポリフェノールはルチンである。

(5) もろこしは雑穀の1つで，英名はソルガム，中国名はコーリャンである。

解　答

問題 19 (2)　問題 20 (1)

問題 21 (3)

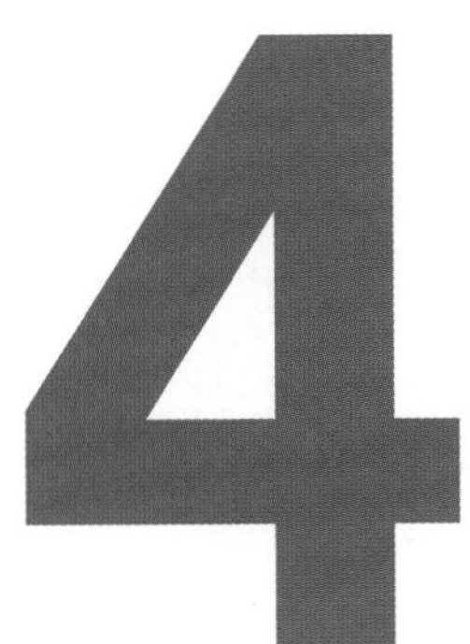

食品流通・保存と栄養

4-1 食品流通の概略

4-1-1 フードサプライチェーン

食品流通というと，かつては，流通業（卸・小売）の意味で用いられていたが，最近では図 4-1 のように，**フードサプライチェーン**全体で用いられる言葉になってきている。以前と比較して，現在では，食品原料の生産地や食品の製造地と消費地が物理的にも時間的にも大きく乖離（かいり）している。さらに，経済活動のグローバル化によって世界的な結びつきが強まり，**ボーダーレス化**（企業の事業展開が国境を越えて世界規模に広がり，国籍が意味をなさないほど活動の場が国際的に広がっている現象）の進展によりモノやカネの国境を越えた動きがますます勢いを増している。このような状況下では，ほとんどの食品の生産および加工過程が消費者の目に触れないところで行われるようになり，食品の加工や保存技術の進歩だけでなく，物流の迅速化が発展した。しかし一方でこれら急速な進歩・発展の中，食中毒事件，BSE 事件，産地偽装事件，異物混入事件，賞味期限改ざん，食品表示虚偽，輸入食品の農薬混入問題，遺伝子組換え食品の安全性など，食を巡る様々な問題

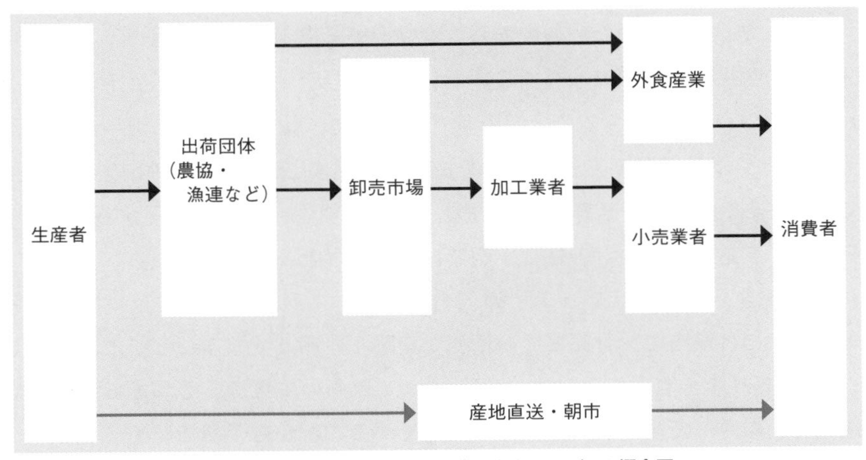

図 4-1　食品流通（フードサプライチェーン）の概念図

や事件が起き，消費者（国民）が安全な食品を安心して確保することができるかどうかが大きな問題となってきた。

こういった流れを受けて制定された**食品安全基本法**には，国民の健康の保護が最も重要であるという基本的認識のもとに，食品の安全は食品流通の全ての段階で保証すべきと定められている。また，アメリカ合衆国の元大統領のクリントンは，食品の原材料の収穫から，集荷，納品，製造・加工，流通，小売，さらに消費時点までの全ての段階で適切な対応をする必要があることをFrom Farm To Table（農場から食卓までの食品安全）と表現したが，現在では，食品流通全体で安全を確保する動きは全世界共通の認識になっている。

一方，生鮮食品と加工食品の流通には大きな差がある。英語では，生鮮食品をPerishables，加工食品をProcessed　foodと表現する。加工食品のイメージは日本と欧米で大差ないと思われるが，生鮮食品を「腐敗しやすい食品」と言い表すところに日本と欧米の食品に対する感覚の差を見ることができる。またその差は食品流通のシステム化への対応の差でもあるといえる。日本人は「生鮮」という言葉を選択し，いかに新しく活きの良いものを供給するかという捉え方をしたのに対し，欧米では「腐りやすい」食品をいかに保存するかを考えたわけである。この生鮮食品と加工食品という区分は，食品の生産・流通の特性を規定づけるのに非常に便利なものだったといえる。過去形を使用するのは，現在これら2パターンに入る食品の機能が大きく変化し，このような一律的区分では区別できない状況になってきているためである。

4-1-2　トレーサビリティ

表4-1に示すように，日本における食品の安全を脅かす事件は後を絶たない。食品が消費者の口に入るまでの流通過程が広範囲となり，さらに流通経路が複雑になっているため，消費者が安心して食べることができない状況になっている。生産，加工，流通の各段階で食の安全が確保されているとしても，これらの工程が見えないところで行われているので，安全＝安心とはならないのである。食品の安全確保を助ける上で，トレーサビリティシステムの導入が推進されつつある。**トレーサビリティ**とは，英語のトレース（足跡を追う）と アビリティ（できること）を併せた言葉で，追跡可能性と訳される。元来は工業製品の出所や原材料履歴，所在などを追跡する手段としてISO9001の必須用件に定められていた。『デイリー 新語辞典』（三省堂）には，食品の安全を確保するために栽培・飼育から加工，製造，流通などの過程を明確にすることと紹介されている。

日本における食品トレーサビリティ導入当初には，生産，処理・加工，流通・販売のフードチェーンの各段階で，食品とその情報を追跡し，遡及（そきゅう）できることが求められていた（食品トレーサビリティ導入の手引き，2003.3）。これらの施策は，それまで生産履歴の記帳が浸透していなかった産地に，きちんと記録をすることからすべてが始まるという意識改革を促すという点では重要な役割を果たしてきた。しかし，実態は必ずしも全てが定義

表 4-1　食品の安全を脅かす日本での事件例

1955 年	森永ヒ素ミルク事件
1950～1960 年	水俣病
1968 年	カネミ油症事件
1984 年	グリコ・森永事件
1995 年	EU の水産物輸入禁止事件（HACCP の要求）
1996 年	カイワレ騒動 大腸菌 O157 事件〈堺市〉
1997 年	サルモネラ食中毒多発事件（博多）
1997 年	故意に亜ヒ酸等を食品に投入
1998 年	内分泌かく乱物質
1998 年	ダイオキシンの食品汚染
1999 年	乾燥イカ菓子サルモネラ事件　（全国；子供用菓子）
2000 年	雪印乳業低脂肪乳中毒事件
2001 年	牛のタタキ（O157 事件）
2001 年	異物混入（菓子からハエ；釘）
2002 年	BSE 事件
2002 年	フライドポテト（アクリルアミドの生成）
2002 年	牛肉等偽装事件 (雪印食品 / スターゼン / 全農チキンフーズ / 丸紅畜産 / 日本ハム)
2002 年	輸入農産物の農薬残留　無認可農薬の販売・使用問題
2002 年	高齢者施設での O157　(9 人死亡)
2002 年	協和香料化学事件
2003 年	輸入海産物から抗生物質；抗菌剤
2003 年	中国産ダイエット食品事件
2003 年	長崎　ノロウイルス食中毒多数
2004 年	マグロ水銀問題
2007 年	不二家による食品表示偽装事件
2007 年	ミートホープによる牛肉ミンチの品質表示偽装事件
2007 年	「赤福」および「白い恋人」の賞味期限改ざん問題
2007 年	船場吉兆による産地偽装，賞味期限改ざん問題
2008 年	中国冷凍ギョウザなど一連の輸入食品への薬物混入事件
2008 年	中国における乳製品へのメラミン混入事件
2008 年	三笠フーズなどによる事故米不正転売
2009 年	ベニズワイガニの不適正表示，飲食チェーン店での O157 食中毒
2010 年	口蹄疫，鳥インフルエンザの流行
2011 年	暫定基準値を超える放射性物質による食材の出荷規制
2011 年	飲食チェーン店でのユッケによる腸管出血性大腸菌食中毒
2012 年	岩井食品を原因施設とする浅漬け食中毒事件
2013 年	マルハニチログループ　アグリフーズ農薬混入事件
2014 年	浜松市給食パンノロウイルス集団食中毒事件
2014 年	マクドナルドの原材料賞味期限切れ事件
2014 年	ペヤング異物混入事件
2015 年	マクドナルド等における異物混入事件
2016 年	冷凍メンチカツ大腸菌 O157 食中毒事件
2017 年	学校給食刻み海苔によるノロウイルス食中毒事件
2018 年	岐阜県豚コレラ 26 年ぶりに確認
2019 年	愛知県埼玉県等に豚コレラ汚染拡大
2020 年	新型コロナウイルス／岐阜県の保育園給食でサルモネラ菌食中毒事件

識別と対応付けの原則 4　**一歩川上への遡及可能性の確保**

識別と対応付けの原則 6　**一歩川下への遡及可能性の確保**

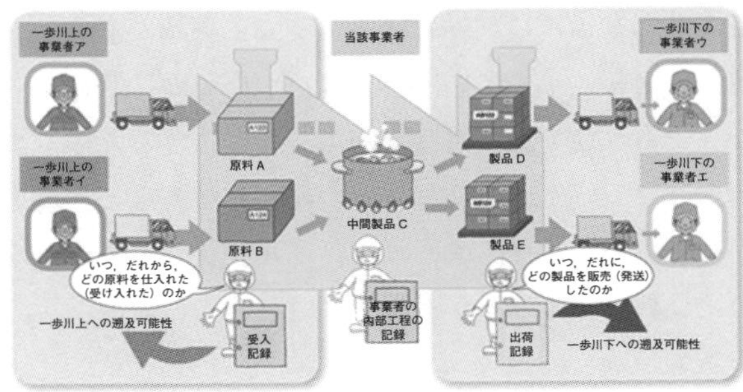

図 4-2　食品トレーサビリティのイメージ図
（食品トレーサビリティ教材検討委員会監修.
『ゼロからわかる食品のトレーサビリティ』,（社）食品需給研究センター（2008）より引用）

通りには進まず，フードチェーン全体にわたり流通履歴を記録し，データベース化することは労多くしてメリットが少ないため，実運用面での継続は難しかった。上記の手引きに基づくトレーサビリティは，単にシステムを導入しただけで稼動しないのは当然という意見があり，実用的なトレーサビリティ展開へ向けて，生産，加工および流通の特定の１つまたは複数の段階を通じて，食品の移動を把握できること（食品トレーサビリティ導入の手引き，2007.3）と改訂された（図 4-2）。トレーサビリティシステムを導入した際のメリットとしては，① リスク管理の観点から，事故発生時の原因究明ができ，事業者の責任が明確になること，② 対象商品を特定した迅速な撤去・回収が可能なこと，③ 経路が透明になり，安全な他の流通ルートの確保が可能となることなどがあげられる。

EU では，「一般食品法への規則（EC）No.178 /2002」が制定され，2005 年１月１日からの試行を経て 2007 年１月１日から，EU 域内 25 か国のすべての食品企業を対象に，入荷から出荷までの製造過程の記録を残すこと，「One step Forward（一段階前），One step Back（一段階後）」の遡及可能性の確保が義務付けられている（トレーサビリティに関する表示については７章 1-2 を参照）。

4-2　食品保存の方法

4-2-1　水分活性調節による保存

食品の水分活性を低下させ，微生物や酵素の働きを抑制し，保存性を高めることができる代表的な方法としては，**乾燥**があげられる。食品を乾燥させる方法は，自然乾燥と人工乾燥に大別されるが，人工乾燥法は従来の送風乾燥以外に，噴霧乾燥，マイクロ波乾燥，真空乾燥，凍結乾燥などがある。食品を乾燥させることで，重量を軽減し，包装，輸送を容易にするだけでなく，干物や凍り豆腐など，食品に新たな特性を与えることができる。また，乾燥野菜や乾燥スープなど，湯や水で復元し，また二次加工しやすい形態にすることができる。もう１つの代表的な方法として，食品に食塩やショ糖を加えると，浸透圧が上昇し，水分活性が低下することを利用した塩蔵・糖蔵という方法がある。**塩蔵**には塩を食品に散布する**撒**（ま）**き塩法**と食塩水に食品を浸漬する**立て塩法**がある。撒き塩法は食塩が不均一に浸透し，脂質酸化を起こしやすいという欠点があるが，設備コストがかからず，食塩量が少なくて済む。一方，立て塩法は食塩が均一に浸透するため，食塩濃度が調節しやすく，脂質酸化も起こりにくいが，設備コストがかかり，多量の食塩を要する。最近は減塩志向のため，保存性を高めるには，酸やエタノールが代替されている。**糖蔵**は，食品を糖液で煮て，組織の中に糖分を染み込ませる方法である。代表的なものに，ジャム，砂糖漬け，甘露煮などがある。

コラム 日本の代表的保存食 佃煮

佃煮は江戸時代の初めに摂津佃村から隅田川河口の佃島に移住した漁師が，将軍家などに献上した残りの雑魚を煮て保存食としたのが始まりとされている。主に小型の魚介，海藻類を，しょうゆを主体に砂糖，みりんなどを加えた調味料で煮詰めてつくることで，原料中の水分が抜けて調味液と入れかわり，微生物の繁殖など腐敗条件が減少し長期保存が可能となる。原料をまるごと加工する場合が多く，小魚の佃煮はカルシウム，リン，たんぱく質の補給源となる。製造法は煎り煮法と浮かし煮法に大別され，前者は原料を少量の調味液に入れ，液を全部吸収するまで焦げ付かないように煮詰める方法で干物やするめなどを原料とする場合に用いられる。後者は身崩れしやすいものや生の原料を多量の調味液に入れ，一定時間煮込んだ後で液からすくい上げるものである。最近は消費者の健康志向から減塩のものが増えてきている。

4-2-2 pH 調節による保存

酢漬けや漬物，ヨーグルトなどは酢酸や乳酸によって pH を低下して食品を貯蔵する代表的な方法である。生育可能な pH 範囲を制御することにより，微生物の繁殖を抑制し，食品の保存につなげることができる。ただし，同じ pH でも用いる酸の種類によって，微生物の増殖に及ぼす効果は異なる。有機酸の抗菌力は，酢酸＞アジピン酸＞コハク酸＞乳酸＞リンゴ酸＞クエン酸＞酒石酸＞塩酸の順で大きい。一方，**こんにゃく**，**ピータン**などは，アルカリ性にして保存性を高めている食品である。一般的に，こんにゃくと呼ばれる食品は，こんにゃくいもに含まれるグルコマンナンという多糖を糊化し，アルカリ性液（通常水酸化カルシウム水溶液が用いられるが，かつては灰を水で溶いた汁（灰汁）を使用していた）を用いて凝固させたものである。こんにゃくいもについては第 3 章 3-2-1 いも類を参照。ピータンはあひるの卵に石灰や木灰を塗り，数か月冷暗所に置いて作られる保存食品である。アルカリ性のため，卵白は茶色の透明なゼラチン状に凝固し，卵黄は緑褐色や黄褐色の層となって固まっている。鶏卵やウズラの卵などで作られる場合もある。

4-2-3 温度制御による保存

食品の貯蔵中における品質変化は化学反応に基づいているが，この反応速度は絶対温度の関数として表すことができるので，温度を低くすることで反応速度を低下させ，品質変化速度を遅らせることができる。食品中で起こる各種の化学反応は以下のような一次反応式で表される。

$$dQ(t)/dt = k(Q_0 - Q(t)) \quad (1)$$

$$Q(t) = Q_0 \cdot \exp(-kt) \quad (2)$$

式（2）の反応速度定数 k は絶対温度 T に依存する関数で表すことができ，アレニウスの経験式と呼ばれ，次式で表される。

$$k = A \cdot \exp(-E/RT) \tag{3}$$

E：活性化エネルギー，R：気体定数，T：絶対温度，A：定数

絶対温度Tが小さくなると式（3）の反応速度定数が小さくなり，結果として式（2）のkが小さくなる。これは食品の品質$Q(t)$の指数関数型の時間tに依存した変化速度が小さくなることを表している。

冷却・冷蔵とは食品を0〜10℃で未凍結のまま冷却して貯蔵することを言う。食品を生鮮状態で輸送・貯蔵する手段として氷蔵法，冷却空気法やスーパーチリング法などがある。冷蔵は，対象食品の品温を常温より凍結点付近まで冷却して腐敗細菌の生育および酵素作用を抑制して品質劣化を防止するが，低温細菌や酵素作用も低温で反応が完全には停止しないので，長期貯蔵には不適である。また，低温にさらすことにより，低温障害と呼ばれるように，品質低下の原因になることも少なくないので注意が必要である。青果物のなかに，低温下で貯蔵することにより，褐変，追熟不良，陥没（ピッティング），変色などの生理障害を起こすものがある。低温障害とは，このような変質を指す。低温障害の発生温度は，野菜・果実の種類によって異なり，一般に障害発生温度よりは高く，できるだけ低温に保存することが求められている。

冷凍は，冷蔵よりさらに長い期間食品を貯蔵する場合に，冷蔵温度よりさらに品温を低下させて，食品中における水の大部分を凍結させた状態で貯蔵する方法である。食品を冷却すると，−1〜−5℃の温度帯で氷結晶の生成が始まる。この温度を氷結点といい，さらに冷却すると−5℃付近で食品中の水分の75〜85％が氷結晶に変わり，食品全体が凍結状態になる。多量の氷結晶が形成される温度範囲を**最大氷結晶生成帯**というが，この温度帯をゆっくり通過させると氷結晶が大きく成長し，食品組織の損傷が起きやすく，解凍時のドリップの原因となり，品質低下を招く。したがって，食品の凍結時には最大氷結晶生成帯を短時間に通過させ，細胞内に微細な氷結晶を均質に形成させることが重要である。すなわち，冷却温度が低く，急速に凍結させる場合は，微細な氷結晶が細胞内に均一に分散するため，食品の品質変化は最小限に抑えられるが，冷却速度が遅い場合は，食品の細胞外に大きな氷結晶が生成され，細胞が収縮して解凍後の食品の品質劣化を引き起こす。また，貯蔵中も一定の低温状態を維持することにより微細な氷結晶の形状，サイズを維持する必要がある。

また，冷凍貯蔵中の食品表面の脂質酸化に注意する必要がある。冷凍貯蔵中の食品表面の脂質酸化を抑制するため，脂質含量が多い魚肉，豚肉などに対してその表面を氷膜で覆う**グレーズ処理**が行われている。また，野菜類は凍結前に加熱により酵素を失活させる**ブランチング処理**を行い，色，フレーバー，ビタミンの変化を防いでいる。凍結しても完全に微生物が死滅するわけではないので，解凍後には生残した微生物が再び活動を始め腐敗が進行するため注意が必要である。

食品を凍らせず，かつ0℃以下に保存する方法を**スーパーチリング**といい，それぞれの食品の氷結点に限りなく近く，かつ氷結点以上の温度で貯蔵すれば凍結せずに，より低温

での貯蔵が可能となる。一方，氷結点を超えたごく近傍（−3℃）では，凍結・解凍を繰り返し，食品は半凍結状態を保つが，これを**パーシャルフリージング**と称している。

4-2-4　殺菌による保存

食品中では存在するすべての微生物が生育することはなく，それぞれの食品の pH や水分活性などの条件によって，特定の微生物が増殖し，これが食品の変質や腐敗の原因となる。したがって，通常はそれぞれの食品に生育する可能性のある変敗原因菌だけを対象とした商業的殺菌が行われている。

食品業界で用いられている殺菌方法には，大別すると，加熱殺菌法と非加熱殺菌法の二通りがある。**加熱殺菌法**には，蒸気，過熱蒸気，電熱などの他に，マイクロ波，赤外線，遠赤外線などによる方法がある。また，過熱蒸気を使用した高温短時間加熱（HTST，high temperature short time）殺菌および超高温短時間（UHT，ultra high temperature）殺菌が食品の無菌充填包装に用いられている。

一方，発熱を伴わない**非加熱殺菌法**としては，紫外線殺菌や放射線殺菌，化学合成殺菌剤，静菌剤や天然抗菌剤，およびガス殺菌やオゾン殺菌などによる化学的殺菌があげられる。これらの殺菌作用機構はそれぞれ異なるが，加熱殺菌では微生物の細胞膜，DNA や酵素が加熱によって変性し，紫外線殺菌や放射線殺菌の場合は細胞膜の崩壊や DNA の切断が起こる。殺菌剤の場合では，細胞膜の破壊，DNA の変性，遺伝子伝達系の阻害などによる。

食品業界では，食品の原材料，使用水から製造・加工，包装工程に至るまで微生物殺菌が行われており，保存性向上の点でも最も重要な工程である。

殺菌による代表的な保存食品として，缶詰・びん詰食品がある。缶詰・びん詰は保存性が高く，輸送に便利であるため，多くの食品に利用されている。図 4-3 に缶詰の基本的な製造工程（魚肉缶詰の例）を示す。

原　料 → 調理加熱 → 肉詰め・注液 → 脱　気 → 密　封 → 加熱殺菌 → 冷　却 → 箱詰め・梱包

図 4-3　缶詰・びん詰の製造工程

① まず，頭部，内臓を除去し，肉部は詰めやすいように調理する（調理加熱）。

② 加工された原料は缶サイズに応じて決められた量を詰める。一定に固形物を詰めた後で調味液や油を注入する（肉詰め・注液）。

③ 次に，肉詰め，注入された缶の空気を除き，真空状態にする（脱気）。脱気する理由は，缶内壁の腐食防止，酸化による食品の劣化防止，加熱殺菌中の空気膨張による缶破損防止，内容物の殺菌中の熱伝導上昇である。

④ 缶詰を密封する場合は二重巻き締め機を用いる（密封）。

⑤ 加熱殺菌は密封した缶の内容物に存在している変敗微生物を死滅させる目的で行う（加熱殺菌）。高圧加熱殺菌釜を使用して製品の中心温度が 120 ℃で 4 分間保持される

よう加熱する。

⑥ 加熱された缶詰は，内容物の品質劣化を防ぐため，速やかに冷却する必要がある（冷却）。

最近では，缶詰・びん詰食品に替わり，プラスチックフィルムおよびアルミ箔を積層したラミネートフィルムのパウチ（袋）あるいはトレー（成形容器）に詰め密封後，高圧蒸気釜により加熱殺菌を行ったレトルト食品も長期常温食品として我々の身近なものになってきている。食品衛生法では，**容器包装詰加圧加熱殺菌食品**という。

4-2-5　空気組成の制御による保存

酸素は食品の劣化の大きな要因となり，酸素濃度は食品の品質保持の重要な鍵となることが知られている。具体例としては，油脂の酸化・劣化，色素類の退色，ビタミン類の変化などは酸素除去で大きな効果を示す。また，水分活性が低い乾燥食品は長期間の保存が可能であるが，それら食品の劣化には保存中の酸素濃度が深く関わっている。また，酸素は微生物の増殖に重要な要因であるが，微生物の種類によって酸素要求性が異なり，増殖のために酸素が必要な好気性菌（必要酸素濃度 21 %；通常の空気中の酸素濃度），酸素が少ないほうが良好な増殖をする微好気性菌（必要酸素濃度 3～15 %），酸素があると増殖ができない嫌気性菌，酸素の有無に関わらず増殖できる通性嫌気性菌に分けられる。

酸素を除去するために**脱酸素剤**を食品に添加する方法が用いられている。密封された包装内の酸素を脱酸素剤で吸着して，カビ防止，虫害防止，好気性細菌の生育抑制や脂質の酸化防止，退色防止などを行い，食品の保存性を高めている。包装内の空気を炭酸ガスや窒素ガスのような安全なガスで置き換え，密封して食品を保存する方法を**ガス置換包装**と呼んでいる。低温貯蔵との併用により，格段の貯蔵性向上効果が魚介類を主な対象として報告されている。ガス置換包装の貯蔵効果は用いるガス組成によって大きく異なり，一般に炭酸ガス置換の効果が顕著である。炭酸ガスの影響は微生物の種類によって異なるが，一般にカビが最も弱く，乳酸菌は抵抗性が大きいとされる。ガス置換包装，**真空包装**では，カビの増殖は阻止されるが，嫌気性の食中毒菌（ボツリヌス菌やウエルシュ菌）が増殖する可能性があり，劣化（腐敗）を完全に阻止することは不可能である。

青果物の場合，保存ガス環境を呼吸や有用成分の分解が抑制される条件に制御する **CA 貯蔵**（controlled atmosphere storage）が知られている。通常，低酸素，高二酸化炭素に制御したガス中で低温保存する方法であるが，酸素濃度が低すぎる状態では，無酸素呼吸を生じてアルコールなどの生成による異臭を発生し，また，二酸化炭素が多くなりすぎると褐変や組織軟化などのガス障害が発生するので注意が必要である。また，ポリエチレンやポリプロピレンなどの袋で包装して保存する **MA 貯蔵**（modified atmosphere storage）という方法もある。食品自身の呼吸作用により，袋内のガス組成が低酸素，高二酸化炭素の状態となり，CA 貯蔵と同様の効果が現れ，また水分の蒸散も抑制される。さらに，窒素ガス置換を用いることでぶりの切り身の異臭が発生しない例もある。

4-2-6 光制御による保存

食品の場合には，光による変色や退色，悪臭の発生といった好ましくない変化が起こる。光は電磁波であるが，その波長（振動数）領域ごとに対応する呼称がある（図 4-4）。

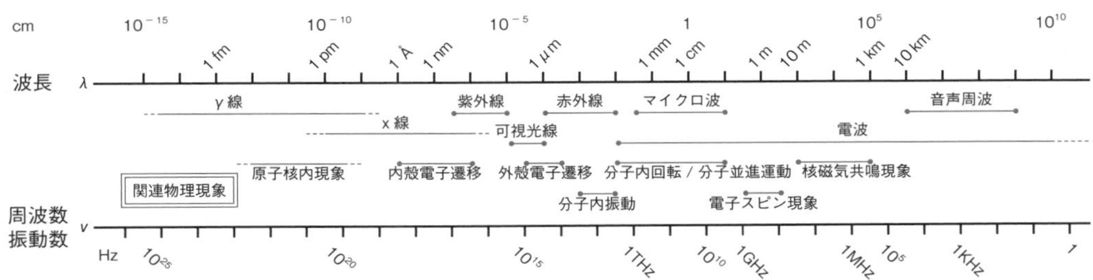

図 4-4 電磁波，エネルギーと関連物理現象の例

一般的に，190～380 nm を紫外線，380～780 nm を可視光線，780 nm より長波長のスペクトルを赤外線と区分されている。光のエネルギーの強さは光量子の振動数に比例し，波長に反比例する。赤外線は図 4-4 に示したとおり，可視光より長波長側にあり，分子を振動させる程度の比較的小さなエネルギーしかなく，熱線として利用される。一方，紫外線は波長が短く，分子同士の結合エネルギーを分断するほどの充分なエネルギーを持つため，製品の品質劣化を考える上で重要な要因となる。紫外線は太陽光の中で約 7 %とその割合は量的には少ないが，波長が短い（振動数が大きい）ため，放射エネルギーは大きく，生物をはじめとして食品の品質に対する影響は極めて大きい。この紫外線はさらに波長領域を細分して UVA（380～315 nm），UVB（315～280 nm），UVC（280～200 nm）に分けられている。光による食品の品質変化を考える場合には，光線のエネルギーが大きいほど照射された食品の品質劣化が大きくなるというものではなく，どの光源に曝(さら)されていたかを考え，対象となる食品がどの波長の光を吸収したかを調べることが重要である。近紫外領域（380～200 nm）の紫外線や可視光線が食品に照射されると酸化劣化が引き起こされる。これらの光線による酸化劣化では**光増感反応**が重要である。照射された光が光増感剤に吸収され，光増感反応が起こると，そのエネルギーにより食品成分や酸素が活性化する。その結果，食品中にスーパーオキシド（O_2^-）や一重項酸素（$^1O_2$）などの**活性酸素種**が生じる。このスーパーオキシド（O_2^-）からは容易に過酸化水素（H_2O_2）が発生する。

光による劣化反応を制御するための抗酸化物質として，ラジカル捕捉剤，光吸収剤，脱酸素剤，スーパーオキシド（O_2^-）・一重項酸素（$^1O_2$）消去剤および金属イオンキレート剤がある。

ラジカル捕捉剤としては，トコフェロール類，ポリフェノール類，アスコルビン酸 BHA（ブチルヒドロキシアニソール），BHT（ブチルヒドロキシトルエン）などが知られている。また，紫外線や可視光線を吸収して光増感反応やラジカル生成を防ぐ光吸収剤は食品包装材料に添加して酸化を防ぐことが多い。一方，フラボノイドは 340〜370 nm に吸収極大を持つものが多く，食品に直接添加し吸収剤としての利用が期待されている。

脱酸素剤は鉄の酸化を利用して酸素を吸収するタイプが主流であるが，糖やレダクトンなどの酸化反応を利用した有機系のものもある。酸素を除去する速度は鉄系のほうが早い。また，有機系は二酸化炭素を発生するものがある。

カロテノイド，ビタミンC，ビタミンEなどのスーパーオキシド（O_2^-）や一重項酸素（$^1O_2$）消去剤としては，過酸化水素や脂質ヒドロペルオキシドを消去するヒドロペルオキシド分解剤がある。グルタチオンペルオキシダーゼやグルタチオン-*S*-トランスフェラーゼなどの酵素がグルタチオンを電子供与体に用いて過酸化水素や脂質ヒドロペルオキシドを水，アルコールに分解する。

食品の酸化反応を促進する遷移金属イオンとしては，鉄イオンと銅イオンが問題となる。これらのイオンとキレートする物質は強い抗酸化物質となる。クエン酸やフィチン酸，ポリフェノール類などが金属イオンキレート剤の代表である。

多くの食品は，ガラスびん，缶，プラスチックなどで包装されて流通されている。したがって，実際に食品が曝（さら）されている光は，これら容器，フィルムを透過してきた光ということを認識しなければならない。缶やアルミ箔を使用したフィルム，容器の場合は完全に光を遮断することができるため，食品の光による劣化を防止するためには非常に有効な包装形態といえる。しかし，中身が全く見えない，電子レンジにかけられないなどの不都合もある。ガラスびんでは，透明びん，緑びん，褐色びんなどの種類があるが，光透過の抑制レベルは透明＜緑＜褐色の順であり，褐色びんの場合，380 nm 以下の紫外域の光はほとんど透過することがなく，最も光遮断性がある。ビールの場合，品質劣化の指標となる日光臭は 350〜500 nm の範囲の光によって起こることが報告されており，褐色びんでは，透明および緑びんに比べて効果的に日光臭生成を抑制できることが報告されている。多くのプラスチックフィルムは透明で中の食品を見ることができ，これにより消費者は中身を透視確認して食品を購入することができるようになる。これは可視光が透過しているということであり，プラスチックフィルムの種類により光線の透過率は異なるので注意が必要である。ポリエステル樹脂は可視光域が高い透過率を示すため，充分な透明性がある上，300 nm 以下の紫外線波長域を遮断していることから，光による食品の品質劣化を防止するという点では有利な包材である。しかし，ポリエステルが 300 nm 以下の紫外線を遮断するからといって，食品の品質劣化を必ずしも抑えることができるわけではない。例えば，油脂の酸化には 300 nm 以下の紫外線はほとんど影響せず，300〜400 nm，その中でも特に 350〜400 nm の近紫外線が酸化に影響があり，この波長の紫外線を遮断することが油脂の酸化防止に効果があることが報告されている。したがって，食品の品質劣化を抑えるためには，それを引き起こす波長域の光を選択的に遮断し，食品保存・流通に耐えうる包材を選択する必要がある。

コラム　バイオプリザベーションと乳酸菌

有害な作用を示さず，食品あるいは食品とともに長期間ヒトに食べられてきた植物，動物および微生物起源の抗菌作用を有する物質（バイオプリザバティブ）を使って，食品を保存することを「バイオプリザベーション」と言い，近年注目を集めている。

世界中で使われている発酵食品関連微生物の中で，このバイオプリザベーションの目的に最も適したものは，乳酸菌である。19 世紀後半から多くの微生物が分離されてきたが，当初は文字通り乳酸を生成する細菌群として乳酸菌は位置づけられていた。現在，乳酸菌と呼ばれるものは 400〜500 種ほどいる。では，乳酸菌が作りだすバイオプリザバティブには何があるのだろうか。主なものは，①乳酸をはじめとする有機酸，②エタノール，③抗菌性たんぱく質や抗菌性化合物，④乳酸菌自体である。この中で近年注目されているのは③の抗菌性たんぱく質，いわゆるバクテリオシンである。ナイシンはその代表で，34 個のアミノ酸からなる分子量 3,354 の割と小さめのたんぱく質である。これまで既に欧米の国々を中心に添加物として認められていたが，日本では 2009 年 3 月に認可された。

コラム　宇宙開発と HACCP

宇宙飛行士が国際宇宙ステーションで活躍する場面を目にする機会が増えている。彼らの活躍を支えているのが宇宙食である。1960 年代はチューブ状の容器に入ったクリーム状やゼリー状の食品，あるいは乾燥食品であったが，1980 年代以降にはレトルト食品，水戻しするフリーズドライ食品，乾燥した果実や牛肉などの半乾燥食品などバラエティー豊かなものになり，日本製の宇宙食もある。さて，宇宙飛行士や食料を宇宙空間に打ち上げるには巨額の費用がかかる。さらに宇宙空間で食中毒などが発生しても，医師が常駐していないため，食中毒などは絶対にあってはならない。従来の食品検査は食品の製造ロット毎にいくつかサンプルを抜き取って検査する方法であり，これでは未検査の製品について宇宙食が求める安全性が保証できない。そこで，宇宙食の安全性を確保するために開発されたのが HACCP という新たな管理方式である。HACCP は Hazard（ハザード：危害），Analysis（アナリシス：分析），Critical Control Point（クリティカル・コントロール・ポイント：重要管理点）の頭文字である。HACCP は原料の受け入れから製品が完成するまでの全製造工程を一つ一つ分析し，安全な食品を作るために特に重要な工程を抜き出し，安全が担保される製造条件を定めて連続的に監視する。一言で言うと，製品個別の安全性を確認するのではなく，製造工程の運用条件を厳格に管理することで，定められた工程を通過した製品の安全を確保する考え方である。

章末問題

問1　食品の保存に関する記述である。正しいものはどれか。1つ選べ。

(1)　低温障害は，畜肉を冷凍する場合に生じる。

(2)　紫外線は，食品の内部に浸透する。

(3)　酸を用いた保存では，必ず無機酸が用いられる。

(4)　ブランチングは，冷凍野菜の褐変防止に有効である。

(5)　脱酸素剤は，嫌気性微生物の増殖抑制に有効である。

解説

(1) 低温障害は，熱帯原産や亜熱帯原産の野菜や果物を冷蔵する場合に生じる。

(2) 紫外線は，食品の内部に浸透せず，食品表面の殺菌作用しか期待できない。

(3) 酸を用いた保存では，有機酸を用いた保存が代表的である

(5) 脱酸素剤は，好気性微生物の増殖抑制に有効である。嫌気性微生物は，酸素のない状態で増殖する。

問2　食品の調理・加工に用いる食塩の効果についての記述である。正しいものはどれか。1つ選べ。

(1)　パンの製造では，グルテンの粘弾性を低下させる。

(2)　うま味調味料では，うま味の相乗効果を引き起こす。

(3)　塩蔵では，水分活性を高くする。

(4)　中華麺の製造では，生地を黄変させる。

(5)　ハム製造工程では，保水性をよくする。

解説

(1) 食塩はグルテンの網目構造の形成を促進し，グルテンを引き締めることにより，粘弾性を強化する。

(2) 旨味の相乗効果を引き起こすのは，イノシン酸とグルタミン酸である。

(3) 水分活性を低下する以外に，浸透圧の上昇，溶存酸素の低下，塩素イオンの増加による殺菌効果の向上がある。

(4) 中華麺の製造で，生地を黄変させるのは，かん水（アルカリ製剤）である。

問3　食品の保存方法に関する記述である。正しいものはどれか。1つ選べ。

(1)　燻煙成分はたんぱく質と結合しない。

(2)　レトルト食品の包材にはラミネートフィルムが使われる。

(3)　CA（controlled atmosphere）貯蔵は，二酸化炭素の濃度を低くして行う。

(4)　凍結保存では，冷凍焼けを防ぐためブランチングが行われる。

(5)　じゃがいもやにんじんの冷蔵では，低温障害が起こる。

解説

(1) 燻煙成分は，たんぱく質と結合する。

(3) CA（controlled atmosphere）貯蔵は，二酸化炭素の濃度を高くして行う。

(4) 凍結保存では，冷凍焼けを防ぐためグレーズ処理が行われる。グレーズ処理は，冷凍品の表面に薄グレーズをつけることで酸化防止効果がある。ブランチングは主に野菜を加熱処理後，急速凍結することで酸素を失活させ，成分の変化を抑制する方法である。

(5) じゃがいもやにんじんの冷蔵では，低温障害が起きない。低温障害は，亜熱帯で作られるバナナなどで起こる。

解答

問題1 (4)　問題2 (5)

問題3 (2)

問4 食品の保存と流通に関する記述である。正しいものはどれか。1つ選べ。

(1) 日本では，現在全ての加工食品の入荷から出荷までの製造過程の記録を残すことが義務づけられている。
(2) 食品ロスの増加は，環境負荷を軽減させる。
(3) フードマイレージとは，食料の輸送量（輸入量）を輸送距離で除した値である。
(4) コールドチェーンとは，食品の生産から消費までの間，低温で保持し，流通させることである。
(5) 輸入食品には，わが国の残留農薬基準は適用されない。

解説

(1) 2007年1月1日から，EU域内25か国の全ての食品企業を対象に，入荷から出荷までの製造過程の記録を残すことの遡及可能性の確保が義務付けられている。
(2) 食品ロスの増加は，環境負荷を増大させる。
(3) フードマイレージとは食料の輸送量（輸入量）を輸送距離で乗じた値である。
(5) 輸入食品には，わが国の残留農業基準が適用される。

問5 食品の保存に関する記述である。正しいものはどれか。1つ選べ。

(1) 容器中の窒素を酸素に置き換えることで，品質劣化を抑制することができる。
(2) 冷凍保存では，冷凍焼けを防ぐためにブラインによる処理が行われる。
(3) ガス置換包装をした鮮魚は常温に放置しても微生物は成育しない。
(4) 最大氷結晶生成帯を短時間で通過させると，品質の低下は抑制される。
(5) 水分活性が0.75以上になると，微生物は増殖しない。

解説

(1) 容器中の酸素を窒素に置き換えることで，品質劣化を抑制することができる。
(2) 冷凍保存では冷凍焼けを防ぐためにグレーズ処理が行われる。
(3) ガス置換包装しても，嫌気性微生物などが生育する場合がある。
(5) 水分活性が0.75以上になると，微生物は増殖しやすい。

問6 食品の変質に関する記述である。正しいものはどれか。1つ選べ。

(1) 食品の腐敗により，ヘテロサイクリックアミンが生じる。
(2) 水分活性は，食品中の自由水量を示す指標である。
(3) トリメチルアミンは，淡水魚の初期腐敗の指標である。
(4) ヒスタミンは，ヒアルロン酸の分解によって生成する。
(5) ビタミンEの添加は，油脂の自動酸化を促進する。

解説

(1) 食品の加熱により，発がん性のあるヘテロサイクリックアミンの生成が認められている。
(3) トリメチルアミンは，海産魚の初期腐敗の指標である。
(4) ヒスタミンはアレルギー様食中毒の原因物質である。
(5) ビタミンEの添加は，油脂の自動酸化を抑制する。

解　答

問題4 (4)　問題5 (4)
問題6 (2)

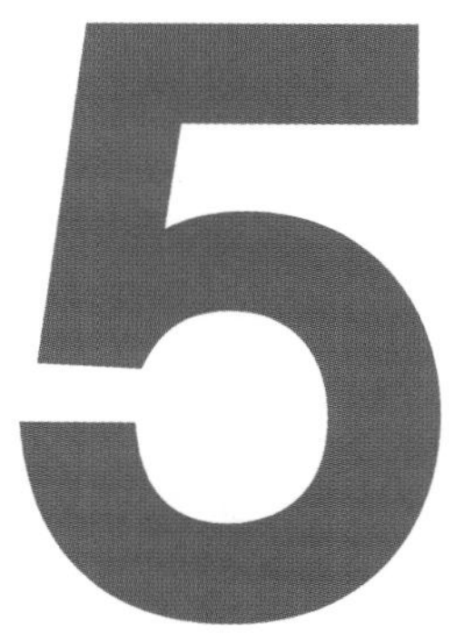

加工および保存中の成分変化

一般に食品において品質劣化をもたらす環境因子としては，温度，湿度，酸素濃度があり，他の因子としては微生物の混入や光，pH，流通の際の振動・衝撃なども影響因子として考えられる。

5-1 脂質の変化

脂質は他の食品成分であるたんぱく質，糖質などと比べ，不安定で変質しやすい成分である。そのため，脂質を多く含む食品は変質しやすく，貯蔵中に不快な臭気や異味を生じ，変色してしまうことが多く見られる。脂質の変化は物理的または化学的な要因による。この反応は光や熱，酸素，金属などの化学的な要因によって促進される。これを**酸敗**または**変敗**といい，単に物性，嗜好性，栄養性が低下するだけではなく，毒性を示すようになる。また，他の食品成分であるビタミンやアミノ酸，たんぱく質の機能低下，特に過酸化脂質によるたんぱく質の重合反応が起こりやすくなる。以下に4つの代表的な変化について紹介する。

5-1-1 自動酸化

植物油やナッツ類など脂質を多く含む食品を空気中に放置しておくと，脂質の酸化が進行し不快な異臭を放つ。 これは脂質の自動酸化によるものである。**自動酸化**とは油脂の不飽和脂肪酸に空気中の $^3O_2$（三重項酸素）が結合する反応である。脂質の自動酸化はその構成不飽和脂肪酸に起こる。図 5-1 にその概略を示すが，自動酸化の初期には酸素の吸収，すなわち**ヒドロペルオキシド**の蓄積がほとんど見られない誘導期と呼ばれる期間がある。この期間には油特有のにおいが発生する「戻り」と呼ばれる現象があり，これを過ぎると，酸化は急速に進行し，ヒドロペルオキシド（一次生成物）が生成される。酸化がさらに進行すると，蓄積したヒドロペルオキシドは二次生成物へと分解され，さらに重合物が生じ，著しい粘度上昇が見られる。一般には重合物のほうが多く，約 90 %を占めるが，低分子分解物にはアルデヒドのように揮発性でにおいの閾値が低いものもあり，微量でも問題となる。ヒドロペルオキシド分解による二次生成物としては，アルデヒド，アルコール，ケトン，酸などがあり，これらはアルコキシラジカルを中心とした反応により生成されてくると考えられている。

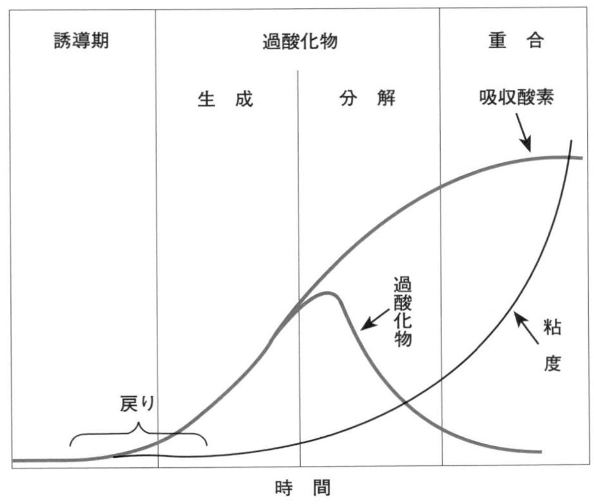

図 5-1 脂質の自動酸化の過程

この過程を化学反応式に基づいて説明すると，図 5-2 に示す 4 つのステップ（開始，成長，分解，停止）に分けて考えることができる。まず，不飽和脂肪酸（RH）から水素原子が 1 つ引き抜かれ，**ラジカル**（R･）が生じる（反応 1）。次に，生じたラジカルに $^3O_2$（三重項酸素）が結合し，**ペルオキシラジカル**（ROO･）となる（反応 2）。ペルオキシラジカルは，さらに他の不飽和脂肪酸から水素原子を奪って，自らはヒドロペルオキシド（ROOH）となる（反応 3）。ヒドロペルオキシドが蓄積してくると，反応 4 と 5 により分解して**アルコキシラジカル**（RO･）や**ヒドロキシラジカル**（･OH）を生じる。このように，1～5 の反応が繰り返され，不飽和脂肪酸が減少してくると，ラジカル同士が結合して安定な非ラジカル性化合物となり，連鎖反応は停止する（反応 6～8）。

開 始	RH（脂肪酸） ⟶ R･（アルキルラジカル）＋ H･（水素原子）	反応 1
成 長	R･ ＋ O_2 ⟶ ROO･（ペルオキシラジカル）	反応 2
	ROO･ ＋ RH ⟶ ROOH（ヒドロペルオキシド）＋ R･	反応 3
分 解	ROOH ⟶ RO･（アルコキシラジカル）＋ ･OH（ヒドロキシラジカル）	反応 4
	2ROOH ⟶ ROO･ ＋ RO･ ＋ H_2O	反応 5
停 止	R･ ＋ R･ ⟶ RR	反応 6
	R･ ＋ ROO･ ⟶ ROOR	反応 7
	ROO･ ＋ ROO･ ⟶ ROOR ＋ O_2	反応 8

図 5-2 不飽和脂肪酸（RH）の自動酸化（ラジカル連鎖反応）の過程

脂肪酸からの水素原子の離脱は C-H 結合の強さに依存するため，二重結合に対する α 位に起こりやすい。このため，二重結合に挟まれたメチレン基（$-CH_2-$ または $=CH_2$）の水素原子は非常に反応性が高く，特に水素の引き抜きを受けやすい（図5-3)。したがって，脂質の自動酸化は多価不飽和脂肪酸ほど起きやすい。

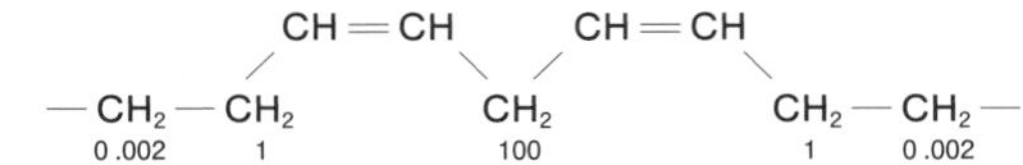

図5-3　多価不飽和脂肪酸のメチレン基からの水素原子の引き抜かれやすさ
数値は相対的な反応性を示し，大きければ引き抜かれやすい。
（森田潤司・成田宏史編.『食品学総論』, p.148, 化学同人（2003より引用）

酸化速度の違いは，反応系内のラジカルの生成と消去の速さに依存する。すなわち，開始反応と停止反応のバランスによって決定される。したがって，酸化を抑制するには，キレート剤などによる重金属の不活性化や，光の遮断などで開始反応を抑えるか，抗酸化剤を用いて停止反応を起こりやすくする方法がある。脂質酸化のごく初期から感知されるものを**戻り臭**，かなり酸化が進んだ場合を**変敗臭**と呼ぶが，戻り臭は抗酸化剤で防ぐことが困難である。抗酸化剤には多様な製品があり，代表的な合成抗酸化剤としては，BHAやBHTが，天然の抗酸化剤としては，α-トコフェロール（ビタミンE)，ポリフェノール類，β-カロテンなどがある。

自動酸化は低温では遅くなるが，活性化エネルギーの小さい遊離基による連鎖反応であるため，低温下での抑制効果は大きくない。したがって，低温保持しても酸化を停止できない。冷凍品でも表面が乾燥しているものは酸化が進みやすく，いわゆる**冷凍やけ**と呼ばれる油脂の酸化は起きる。また，酸素濃度を多少下げても酸化速度は大きく低下しない。

5-1-2　光増感酸化と金属による酸化

天然色素として油脂に混在するクロロフィル，リボフラビン，食品添加物色素などは，可視光を吸収して励起され，そのエネルギーを$^3O_2$（三重項酸素）に渡して$^1O_2$（一重項酸素）に変える。生成した$^1O_2$（一重項酸素）が脂質を酸化して反応が進行し，ヒドロペルオキシドを生じる酸化機構を**光増感酸化**という。$^3O_2$（三重項酸素）に比べて$^1O_2$（一重項酸素）のほうが1,500倍くらい反応性は高く，生じた$^1O_2$（一重項酸素）は直接二重結合の炭素に付加し，非ラジカル的にヒドロペルオキシドが生成される。このため，二重結合数の2倍のヒドロペルオキシド異性体が生成される。また，光増感酸化は基質の不飽和度にほとんど依存しない。光（特に紫外光）は色素がなくても酸化を促進するため，脂質は暗所，着色びん，缶で保存するのが良いと言われる。

脂質は金属が共存すると酸化反応が進む。特に酸化作用の強い金属は銅（Cu^+）と鉄（Fe^{2+}）である。鉄や銅イオンは三重項酸素から一重項酸素へと変化させたり，ヒドロペルオキシドを分解してラジカル生成に関与している。鉄原子を含むヘム化合物も脂質の酸化能が高い。白身魚より赤身魚のほうが酸化は早く進み，不飽和脂肪酸が少ない畜肉でも酸化を受けたりするのはこのためである。酸化防止には，クエン酸などのキレート剤による金属の捕捉が考えられる。

5-1-3　熱　酸　化

揚げ物や炒め物など高温加熱時に進行する酸化を**熱酸化**という。熱酸化は高温加熱時に油脂が酸素にさらされることから，飽和脂肪酸でも酸化が進行する点で自動酸化と光増感酸化とは異なる。また，ヒドロペルオキシドは蓄積せずに分解され，カルボニル化合物，アルコールが生成すること，非酵素的な加水分解により遊離脂肪酸が増加するなどの点で自動酸化とは異なる。加熱を続けると異臭，着色，泡立ち，粘度が増加する。加水分解で生じたグリセリンから生じる**アクロレイン**（$CH_2=CH-CHO$）は油の加熱時における粘膜の刺激や揚げ物による胸やけの原因物質である。

5-1-4　酵素による酸化

リポキシゲナーゼは植物に広く存在する酵素であり，1,4-シス，シス-ペンタジエン構造を持つ脂肪酸（リノール酸，リノレン酸）に$^3O_2$を付加してヒドロペルオキシドを生成するとともに，二重結合を転移させ，共役二重結合を形成する。植物体では，酵素と基質は隔てられているため，反応が起こらないが，保存，加工，調理中に接触すると反応が起こる。加熱により酵素は失活する。未加熱豆乳や生のだいずが損傷した場合の青臭さはだいず中のリポキシゲナーゼがリノール酸に作用し，生じたヒドロペルオキシドが分解して生じたヘキサナールやヘキセナールが主たる原因物質である。

上記の他にリパーゼという脂質分解酵素による非酸化反応や微生物によるメチルケトン類の生成などがある。

5-2　たんぱく質の変化

たんぱく質は種類によって様々な高次（二次～四次）構造を持ち，様々な性質・機能を発揮しているが，熱，冷凍，圧力，放射線，撹拌などの物理的要因や酸，アルカリ，有機溶媒，界面活性剤，金属，塩類などの化学的要因によって変性し，その結果，構造変化を起こして諸性質が変化する。変性したたんぱく質は沈殿，凝固，ゲル化を起こしやすく，一般的に分解酵素の作用を受けやすいため消化性が上がる。

ゼラチンはコラーゲンの**加熱変性**，凍り豆腐は大豆たんぱく質の**凍結変性**を利用した食品である。発酵乳や酢じめは**酸凝固**，ピータンは**アルカリ凝固**，豆腐は２価塩類による凝固が起きている。魚肉や畜肉は食塩の添加で酸・アルカリ凝固に比べてより強固なゲル化が起きる。以下に代表的な３つの変化について述べる。

5-2-1　加熱による変化

たんぱく質の代表的な加熱変化は変性である。**変性**は，規則的な高次構造が不規則構造へ変化する現象である。変性によりたんぱく質分子内部にあった疎水性アミノ酸の一部が分子の表面に露出すると，それらの疎水性領域同士が疎水結合し，会合して巨大分子を形成し，凝固沈殿する。変性の際，巨大分子に親水性が保持され，水を含んだ状態で凝固するとゲルとなる。加熱によりたんぱく質分子は分子間共有結合によって重合化される。

5-2-2　アルカリによる変化

長時間アルカリ溶液にさらすとたんぱく質に変化が起こる。立体構造の変化，アミノ酸残基の破壊，ジスルフィド結合による架橋などが起こっている。一般に pH 9 以下での処理が多いが，食品のアルカリ処理によるたんぱく質変性で問題となるものとして，**リジノアラニン**の生成があげられる。リジノアラニンとは，システインがジスルフィド結合したシスチン残基や，リン酸化やグリコシド化などにより修飾されたセリン残基から生成したデヒドロアラニンとリシン残基とが反応して生じる残基である。したがって，有効性リシンの数が減少してしまい，栄養価が低下することになる上に腎臓障害を誘発するという動物実験の報告もあることから，その生成には注意が必要である。リジノアラニンはヒトの消化酵素や一般的なたんぱく質分解酵素で分解されないが，システインなどの還元剤添加によって分解される。

5-2-3　酸化による変化

たんぱく質を構成するシステイン残基の SH 基がジスルフィド結合を形成するという特徴的な変化はたんぱく質の**酸化**であるが，ジスルフィド結合はたんぱく質の立体構造形成において，非常に重要な役割を持つ。小麦粉から作られる生地（ドウ）の粘弾性には，たんぱく質分子間の新たな S-S 結合形成の関与が示唆されている。小麦粉処理剤の中で酸化作用のある過硫酸アンモニウムや臭素酸カリウムはこの S-S 結合形成に寄与していると考えられている。

5-3　糖質（炭水化物）の変化

糖質の加熱変化の代表的なものとしてでんぷんの糊化・老化，さらに分解があげられる。また，糖類の褐変化反応（カラメル化）がある。

5-3-1　でんぷんの糊化と老化

でんぷんは結晶粒子で水に溶けないが，でんぷんを水に分散させ，加熱すると溶け透明な溶液になる。これは水の存在下で加熱すると，でんぷん分子間の水素結合が切断され，でんぷん分子と水が水素結合を形成し溶解したことによって生じたものである。この現象をでんぷんの**糊化（α化）**といい，糊化したでんぷんを糊化でんぷん，糊化前のでんぷんを生でんぷんと呼ぶ。糊化には水分が 40 %以上必要で，でんぷん食品は糊化によって粘度が変化する。糊化したでんぷん溶液は，加熱を止めて放置すると粘度が大きくなり，とろみを帯びる。糊化温度や粘度はでんぷん粒の大きさや**アミロース**と**アミロペクチン**の比率に左右される。粒径の小さいほうが糊化されにくく，アミロースの割合が高いほど糊化開始温度が高くなる傾向がある。でんぷん濃度が高い場合にはゲル状となり，さらに放置を続けると不溶化する。これは糊化によって生じたでんぷん分子と水との水素結合が切れ，再びでんぷん分子間の水素結合が形成されることによる変化である。この現象をでんぷんの**老化（β化）**といい，老化したでんぷんを老化でんぷんと呼ぶ。アミロペクチンは枝分かれ構造を持っていることから，水素結合の形成が妨げられるので老化しにくい。つまりアミロース含量の高いでんぷんほど老化しやすいといえる。老化は0℃付近で水分含量が30～60％の時に起こりやすい。したがって，60℃以上での高温保持か急速冷凍，またはこれらの状態からのすばやい乾燥，あるいは糖類やモノグリセリドの添加などでも老化を防止することができる。

5-3-2　でんぷんの分解

でんぷんは酸処理あるいは酵素処理で分解される。でんぷんを分解する酵素は**アミラーゼ**と呼ばれている。α-アミラーゼはでんぷん分子内のα-1,4結合をランダムに分解する**液化型アミラーゼ**である。一方，β-アミラーゼやグルコアミラーゼはでんぷんの非還元末端側からそれぞれマルトース（麦芽糖）とグルコース（ブドウ糖）を生成する**糖化型アミラーゼ**である。酸処理や酵素処理の条件によっては，でんぷんが部分的に分解されたデキストリンが生成する。水に溶けやすく，老化もしにくいでんぷんをそのまま，あるいは酸を加えて120～180℃の乾燥条件で加熱してもデキストリン（焙焼デキストリン）が生成する。この過程で分解したグルコースがα-1,2，α-1,3，β-1,2，β-1,4，β-1,6結合など，ヒトのでんぷん分解酵素では切断できない構造が新たに形成されるため，生じたデキストリンは**難消化性でんぷん**（難消化性デキストリンとかレジスタントスターチともいわれる）として特定保健用食品の機能成分として使われている。

5-3-3　糖類のカラメル化

グルコースやショ糖などの糖類を160～200℃で加熱すると，溶解して赤褐色から暗褐色に変色する。この反応を**カラメル化**と呼ぶ。この反応は酸素がなくても進行し，酸やアルカリ存在下で急速に進行する。また，カラメル化はアミノ化合物と反応することなく褐色に変化することから，アミノカルボニル反応とは異なる。しかし，一般の食品ではカラメル化反応のみが進行することはほとんどない。カラメル化反応の割合が比較的大きいものにはカカオやコーヒー豆の焙煎，焼肉および製パンなどがあげられる。カラメル化反応は香気の生成のために飴などのにおい付けや，しょうゆ，ソース，ウイスキー，嗜好飲料などの着色料として利用される。

5-4 ビタミンの変化

5-4-1 損失・流失

水溶性ビタミンは水に溶出しやすい。特に野菜など裁断した場合は流出量が多くなる。穀類ではビタミン類は胚乳部よりも胚芽やぬか層に多いため，搗精や製粉工程で**損失**が見られる。

5-4-2 酸化・分解

構造に二重結合を持つ一部のビタミンは酸化されやすい。ビタミンA（レチノール）とビタミンDは油脂に易溶であるため，脂質酸化と共役酸化される。また，ビタミンAは，急激な乾燥によってもその効果を失う。ビタミンEは，ラジカル捕捉，活性酸素消去作用を持つ抗酸化剤であり，酸化防止剤として有効であるが，極めて酸化されやすく，特に紫外線や過酸化脂質と反応することによりその効力を失う。プロビタミンであるカロテノイドは活性酸素と反応し，酸化分解され，退色の原因となる。ビタミンB_1（チアミン）は，酸性下では安定だが中性からアルカリ性側では分解されやすく，酸素により促進される。チアミンはフラボノイド，フェノール，キノン類やポリフェノールオキシダーゼによっても酸化される。また，遊離のチアミンはヘムたんぱく質によっても酸化されるが，動物性食品のチアミンはピロリン酸エステルかたんぱく質との結合体で存在しているためヘムの影響は小さい。

水溶性ビタミンのBとC（アスコルビン酸）は，酵素酸化および金属イオンの共存下で非酵素的酸化を受け，他のビタミンに比べ，最も分解されやすい。ビタミンCは酸化剤やアスコルビン酸オキシダーゼによって容易に脱水素され**酸化型ビタミンC**（デヒドロアスコルビン酸）に変わる。酸化型ビタミンCは生体では**還元型ビタミンC**に戻るが，さらに酸化された2,3-ジケトグロン酸はビタミンCの効力を持たなくなる。ビタミンB_2（リボフラビン）は加熱に対してかなりの抵抗性を示すが，光には弱い。これらのビタミンの劣化を防止するためには低温での保存，光の遮断，包装，抗酸化剤の使用で抑制することが可能である。

コラム　もみじおろし中の総ビタミンC量はほとんど変動しない

ビタミンCには還元型ビタミンCとこれが酸化してできる酸化型ビタミンCの2つの型がある。だいこんとにんじんを4対1の割合でおろし，総ビタミンC量（還元型＋酸化型）残存量率の測定結果では1時間経過しても91％とほとんど変動していない。むしろ総ビタミンC中に占める酸化型ビタミンCの割合が15分後には73％，60分後には81％に増加している。これはアスコルビン酸酸化酵素などによって還元型ビタミンCの酸化が進み，酸化型ビタミンC量が増加したためであると考えられている。

5-4-3 増 加

発酵の過程で微生物がビタミンを生成し，ビタミン含量を増加させる場合がある。例えば，納豆ではビタミンK，B_2，B_6，ナイアシンなどが発酵前のだいずに比べて2倍以上に増加する。

5-5 保存条件による食品栄養成分変化

5-5-1 酵素反応による変化

食品原料である生物資源のほとんどすべては，その細胞の生命維持や代謝のために多くの酵素を含んでいる。これらの酵素は，何の操作も加えなければ，収穫後も作用し，食資源に様々な影響を与える。例えば，動物の死後，筋肉が硬直・解硬・熟成の過程を経て食用となり，風味や美味しさを増すのは，筋肉中の多くのプロテアーゼやペプチダーゼなどの働きに負うところが大きい。また，果物類の熟成による風味やテクスチャーにも様々な酵素が関与している。一方，内在している酵素は，食資源の品質を劣化させる場合も多く，野菜や果物に含まれているポリフェノールオキシダーゼ（EC 1.10.3.2）は褐変を引き起こす。りんごやじゃがいも，バナナなどの皮をむいた場合，植物組織が傷つけられ，組織に含まれるフェノール性化合物が本酵素の働きによって酸化し，褐色に変化する反応を触媒する酵素である。なお，**ポリフェノールオキシダーゼ**とはカテコールオキシダーゼ，ラッカーゼ，チロシナーゼなどの酸化酵素の総称である。りんごなどが褐変するのは，りんご中のポリフェノール類（クロロゲン，カテキン）がカテコールオキシダーゼによって酸化され，キノン類に変化し，さらにキノン類が酸化，重合して褐色の着色物質を生成することによる。レタスなどの葉を切ったものなど，カット野菜においては徐々に褐色化が進行する。レタスなどのように元来のポリフェノール含量が低いものでも褐色化が起きるのは，葉が傷つけられたことにより，ポリフェノールの生合成が亢進（こうしん）し，反応が進行するためである。これらはポリフェノールオキシダーゼによる食品劣化の事例であるが，同じ酵素を利用して紅茶を製造することができる。茶生葉を発酵させることによって，カテキン類を酵素的酸化させ，紅茶の紅色を決定づけるテアフラビンに変換することが可能となる。一方，果汁や乾燥野菜の褐変には，アスコルビン酸をデヒドロアスコルビン酸に酸化するアスコルビン酸酸化酵素が関与している。デヒドロアスコルビン酸はそれ自身あるいはアミノ化合物などと非酵素的に反応し，褐変する。豆類，穀類においてはリパーゼ，リポキシゲナーゼが作用すると，リノール酸やリノレン酸などの酸化によって，カルボニル化合物が生成し，縮合やアミノ化合物と反応することで褐変する。この反応は豆類の青葉臭や野菜，果物の青葉臭の原因にも関係し，必須脂肪酸や脂溶性ビタミンの破壊にも働く。このような酵素的褐変反応を防止するには，① 酵素を加熱変性させて不活性化する（ブランチング），② pH調整剤などを添加することにより，酵素の至適pHから離して酵素を不活性化する，③　酵素阻害剤の添加や酵素の除去などが考えられる。

5-5-2　非酵素的反応による変化

（1）メイラード反応

食品を加工・貯蔵する過程で起こる非酵素的反応の代表的なものに，糖とたんぱく質あるいはアミノ酸との反応がある。この反応は，**メイラード反応**，あるいは**アミノカルボニル反応**と呼ばれ，アミノ酸，ペプチドやたんぱく質と還元糖が反応して**メラノイジン**と呼ばれる褐色物質が生成する反応である。メイラード反応は**アマドリ転位**（二重結合の転位）**生成物**までの前期段階とそれ以降の後期段階からなる。反応機構について，図 5-4 に従って説明する。

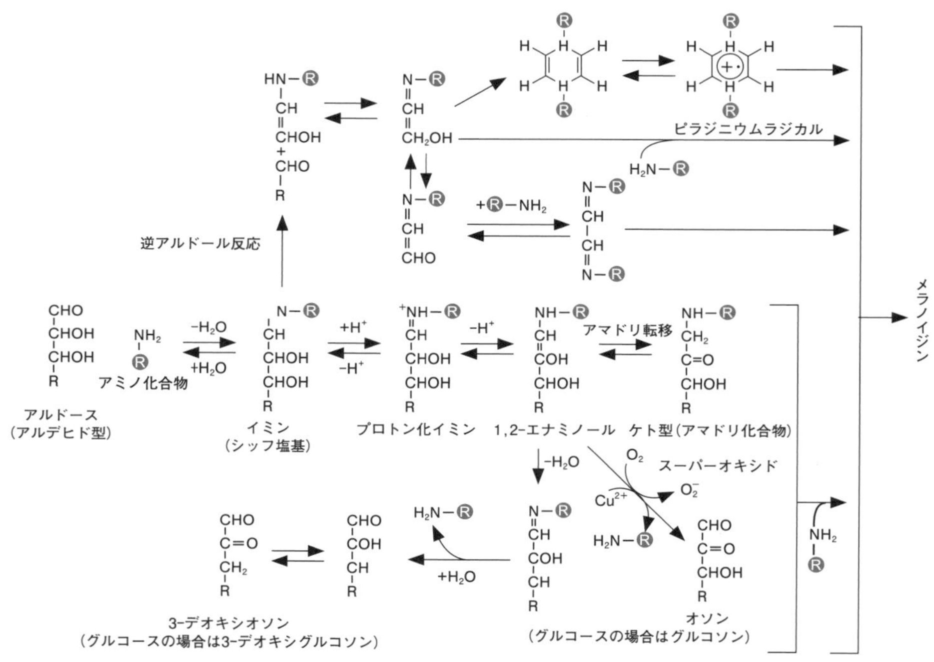

図 5-4　メイラード反応

① アミノ基とカルボニル基の縮合によってシッフ塩基となり，中性付近でプロトン化される。

② プロトン化されたイミンは，1，2-エナミノールを経て安定なアマドリ転位生成物を生成する。エノール型がアミノレダクトン，ケト型がアミノケトンである。同時に，中間体のオソンや 3-デオキシオソンを生じる。これら以外にも，別経路で 1-デオキシオソンなどのカルボニル化合物が生成する。

③ これらのカルボニル化合物は反応性が高いため，アミノ化合物と反応しメラノイジンを生成する。この後期段階は非常に複雑な反応形態であり，未解明な点が多い。

また，メラノイジンの構造についても解明されていない。

④ オゾンの生成に伴って酸素が還元され，活性酸素の1種であるスーパーオキシドが生成する。

（2）メイラード反応生成物の特徴

乳製品の褐変，パン，乾燥果実の褐変などの品質低下もメイラード反応に起因されるが，一方で，みそ，しょうゆの褐変の主要な反応の1つである。メイラード反応の結果，リシンなどの必須アミノ酸の損傷，たんぱく質の架橋形成に伴うプロテアーゼ作用の低下，毒性物質の生成，さらには毒性物質抑制活性のある物質の生成などが起きることが知られている。たんぱく質と還元糖の反応では，リシン，アルギニン，トリプトファン，メチオニン残基が損傷を受け，そのため栄養価の低下が認められる。また，このような損傷を受けたたんぱく質はその消化性も低下する。リシン残基がグルコースによって修飾されると，アマドリ化合物（デオキシフラクトースリシン）が生成するが，この大部分は腸内細菌によって分解・排泄される。メイラード反応で生成する低分子化合物のなかには，突然変異原性を有するものもあるが，その活性は弱いとされており，発がん性については現在のところ知られていない。また，トリプトファンとグルコースから生成されたメラノイジンに微弱な変異原性が報告されているが，他のメラノイジンには変異原性は認められていない。一方，たんぱく質やアミノ酸を高温に加熱すると強い変異原物質**（ヘテロサイクリックアミン）**がみられる。これらは高温で加熱した焼肉や焼き魚に存在することが報告されている。また，メラノイジンはこれらの変異原性を抑制することが明らかとなっている。最近，ポテトチップスの製造過程において，加熱によるアスパラギンのメイラード反応により，発がん性をもつアクリルアミドが生じることが報告され，大きな話題となった（第4章 表4-1参照）。他に活性酸素消去作用，金属キレート作用，食物繊維様作用，呈味性成分の生成などが報告されている。

（3）メイラード反応に影響を与える諸因子

還元糖の非酵素的褐変に影響する諸因子としては，還元糖やアミノ化合物の種類，反応温度，時間，pH，水分活性，酸素濃度，金属などがある。褐変に対するpHの影響は大きく，一般的には酸性領域で褐変速度は遅いが，中性からアルカリ性になるに従って速くなる。中性からアルカリ性では，糖の開裂が起こり，ラジカル化合物や炭素鎖の短いカルボニルが生成され，メラノイジンが蓄積する。アミノカルボニル反応は，室温でも起こるため，生体内のたんぱく質も非酵素的に糖による修飾化（糖化）を受けており，糖尿病や老化の進行に従い，糖化の程度が増大する。この糖化は反応温度が10℃上昇すれば，3～5倍反応速度が速くなる。また，水分の影響も大きく，水分活性が0.8以上または0.4以下では褐変化は遅く，中間水分域では速い。鉄や銅イオンなどの金属イオンの存在は，褐変を促進させることが知られている。また亜硫酸塩の添加により，アミノカルボニル反応の反応種であるカルボニル基と付加物が形成されるため，反応速度が減少し，褐変を抑制することができる。

5-5-3　食品成分間反応による変化

食品成分間反応の代表は，5-5-2 で述べたアミノ酸，ペプチドやたんぱく質と還元糖が反応するアミノカルボニル（メイラード）反応である。他の成分間反応としては，糖と脂質の反応がある。米に含まれる遊離脂肪酸が原因で古米化が起き，でんぷんなどの成分が劣化し，炊飯性が悪化すると報じられている。この品質劣化は，脂質と糖の成分間の変化に起因する。また，でんぷんに含まれる脂質を脱脂することで吸水性や膨潤性，糊化温度が低下するが，これは主にアミロースの性質が変化するためである。また，モノグリセリドや脂肪酸のショ糖エステルはアミロースとラセン複合体を形成することで老化を抑制するが，この現象はパンやケーキの製造に応用されている。

ところで，5-5-2 において，たんぱく質と糖の脱水縮合反応であるメイラード反応（糖化反応：**グリケーション**）について述べたが，この反応が脂質と糖の間でも起きることが報告された。糖尿病者の血漿の過酸化リン脂質（ホスファチジルコリンヒドロペルオキシド）濃度が健常者より高い理由を検討していた過程で，ホスファチジルエタノールアミン（PE）がグリケーションを受け，不安定なシッフ塩基を経て，安定なアマドリ（Amadori）型の糖化脂質（deoxy-D-fructosyl-PE：Amadori-PE）になる。その後，Amadori-PE が鉄イオンと共存して活性酸素（O_2^-）を生じ，膜脂質の過酸化を誘発することが証明された。また，糖尿病性網膜症の原因とされる血管新生が Amadori-PE によって引き起こされることが培養細胞試験で認められた。これらの研究結果から，高血糖による細胞器官の膜リン脂質がグリケーションを受け，Amadori-PE に変換されると，これが原因で膜脂質過酸化や細胞機能障害が起こり，糖尿病などの疾病の増悪化に関わることが示唆される。また，グリケーションは活性酸素の生成による生体酸化ストレス誘発の１つの原因として考えられ，現在，糖尿病合併症や細胞老化への関与が注目されている。

コラム　発酵と腐敗の違いは？

微生物を有効利用して嗜好性の高い食品を作り出す工程を発酵という。酵母を利用してビール，ワイン，パンが製造され，カビを利用してカツオ節，甘酒が作られる。また，納豆菌を利用した納豆，乳酸菌を利用したヨーグルト，チーズの例もある。以上は１種類の微生物を利用した食品の製造例だが，清酒は麹菌，清酒酵母，乳酸菌の３種が利用され，みそ，しょうゆは麹菌，酵母，乳酸菌により製造される。これら発酵食品は微生物の種類，発酵時間，温度，湿度などの条件が香り，味，食感に大きく影響する。発酵に利用される微生物は腐敗と同様，カビ，酵母，細菌で，それぞれ特質があるので，食品の種類によって利用される微生物の種類が決定する。無数に存在する微生物の中でも，微生物の有効利用が「発酵」であり，有害な作用が食品の「腐敗」ということになる。

章末問題

問1 脂質の変化に関する記述である。正しいものはどれか。1つ選べ。

(1) 不飽和脂肪酸は，脱炭酸されてペルオキシラジカルとなる。
(2) ペルオキシラジカルは，不飽和脂肪酸から酸素を引き抜く。
(3) 油脂中の遊離脂肪酸は，プロテアーゼによって生成する。
(4) ビタミンEは，ラジカルを補足し，油脂の酸化防止剤となる。
(5) 過酸化脂質（過酸化物）は，酸化の終期に生成される。

解説
(1) 不飽和脂肪酸は，酸素分子と反応してペルオキシラジカルとなる。
(2) ペルオキシラジカルは，不飽和脂肪酸から水素を引き抜く。
(3) プロテアーゼはたんぱく質分解酵素である。
(5) 過酸化脂質（過酸化物）は，酸化の初期に生成される。

問2 食品中のビタミンに関する記述である。正しいものはどれか。1つ選べ。

(1) 緑黄色野菜に含まれる葉酸の存在形態は，大部分が遊離型である
(2) 精白米のビタミンB_1含量は玄米よりも高い
(3) ビタミンB_{12}は植物性食品に多く含まれる
(4) きな粉のビタミンC含量は，えだまめ（ゆで）よりも高い
(5) きのこに含まれるエルゴステロールは，紫外線照射によりビタミンD_2に変化する

解説
(1) 緑黄色野菜に含まれる葉酸の存在形態は，大部分が結合型である。
(2) 精白米のビタミンB_1含量は，玄米より低い。
(3) ビタミンB_{12}は動物性食品に多く含まれる。
(4) きな粉にはビタミンCはほとんど含まれない。

問3 アミノ酸に関する記述である。[ ] に入る組合せとして，正しいものはどれか。1つ選べ。

たんぱく質を構成する20種類のアミノ酸のうち，[a] は卵たんぱく質に多い含硫アミノ酸で，[b] は穀類たんぱく質に含まれる不足しがちな必須アミノ酸（不可欠アミノ酸）である。また，[c] は光学活性を示さないアミノ酸である。

	a	b	c
(1)	トリプトファン	リシン	グリシン
(2)	トリプトファン	フェニルアラニン	グルタミン酸
(3)	メチオニン	リシン	グルタミン
(4)	システイン	フェニルアラニン	グルタミン酸
(5)	メチオニン	リシン	グリシン

解説
トリプトファンは複素環アミノ酸の1つで，必須アミノ酸である。
リシンは穀類たんぱく質に含まれる不足しがちな必須アミノ酸である。
グリシンは不斉炭素を持たないので，光学活性を示さないアミノ酸である。
フェニルアラニンは芳香族アミノ酸の1つで，必須アミノ酸である。穀類，種実類，豆類，魚介類，獣鳥肉類，卵類などに多い。
グルタミンおよびグルタミン酸は不斉炭素を持つので，光学活性を示す。
メチオニンはシステインと並んで硫黄を含む含硫アミノ酸であり，必須アミノ酸でもある。

解　答
問題1 (4)　問題2 (5)
問題3 (5)

解説

(1) 未変性たんぱく質は，変性たんぱく質よりも酵素により分解されにくい。

(2) リジノアラニンの生成は食品のアルカリ処理によるたんぱく質変性である。

(3) たんぱく質の窒素含量は，質量比率で約16％である。

(4) たんぱく質の二次構造にはα-らせん（α-ヘリックス）の他にβ構造（βシート），ランダムコイルなどがある。

問4　たんぱく質に関する記述である。正しいものはどれか。1つ選べ。

(1) 未変性たんぱく質は，変性たんぱく質よりも酵素により分解されやすい。

(2) リジノアラニンの生成は，酸性条件下で起こる。

(3) たんぱく質の窒素含量は，質量比率で約6.3％である。

(4) α-らせん（α-ヘリックス）は，たんぱく質の三次構造の1つである。

(5) 卵白を攪拌してできる泡の安定性は，たんぱく質の表面活性による。

解説

(2) 水分含量が30～60％の時に，老化が最も進みやすい。

(3) 室温（20～25℃）では，低温（0～4℃）より老化が進みにくい。

(4) 砂糖分子はでんぷん分子同士の水素結合を妨げ，老化を抑制する。

(5) 食塩添加で分子間に分散している水を追い出すので溶解する。

問5　でん粉の変化に関する記述である。正しいものはどれか。1つ選べ。

(1) うるち飯はもち飯よりも老化が進みやすい

(2) 水分含量が70～80％の時に，老化が最も進みやすい

(3) 室温（20-25℃）では，低温（0～4℃）より老化が進みやすい

(4) 砂糖の添加は，老化に対して促進効果がある

(5) じゃがいもでんぷんのゲルに食塩を添加すると，粘度が増加する。

解説

(1) 分枝（分枝鎖）アミノ酸では，側鎖での反応は起こらない。リシン側鎖（εアミノ基）で起こる。

(2) アミノカルボニル反応による非酵素的褐変で生じたメラノイジンである。

(3) 反応の初期にアマドリ転移反応が起こる。

(4) 水分活性が中間域（Aw 0.65～0.85）で起こりやすい。

問6　食品の褐変に関する記述である。正しいものはどれか。1つ選べ。

(1) 分枝（分枝鎖）アミノ酸では，側鎖反応が進む。

(2) みその色は，ポリフェノールオキシダーゼが関与する。

(3) 反応の終期にアマドリ転移反応が起こる。

(4) 水分活性が0.2以下で起こりやすい。

(5) 亜硫酸およびその塩は，メイラード反応を抑制する。

解答

問題4 (5)　問題5 (1)

問題6 (5)

器具と包装容器

食品を流通させる上で容器・包装は不可欠なものである。食品の包装の第1の目的は「食品の保護」であり，流通過程において食品の品質を保持するとともに，異物の混入を避ける，食品の散逸を避けるなど重要な役割を果たしている。次に第2の目的は「流通の合理化」であり，輸送や店頭における陳列のしやすさ，包装ごとの内容物量の均一化による価格設定の単純化などに寄与している。さらに第3の目的として，「消費者への情報伝達と販売戦略の具現化」があげられる。スーパーマーケットの出現以来，対人販売による売り手と買い手の情報交換がなくなり，消費者はもっぱら店頭に陳列された食品を自分で選択して購入することとなった。包装資材上に印刷される様々な「表示」は，消費者に対してその食品の情報とともに食品の安心をも提供し，美しいイラストや写真，デザインは消費者の購買意欲を掻き立てている。本章では食品の生産から流通，消費までの，包装に関する様々な機能を紹介する。

6-1　容器の材料・形態・安全基準

6-1-1　容器の材料

（1）包装容器の変遷

食品の包装の始まりは有史以前までさかのぼる。水や食糧を採取，運搬，貯蔵の手段として天然素材をそのまま利用した包装が行われた。動物の内臓や皮，貝殻，ヒョウタンや竹筒，植物の葉などがあげられる。これらの包装材料は現代にもその名残がソーセージのケーシング，かしわ餅や桜餅の葉などに見られ，包装とは異なり食品の一部であったり，装飾的な意味合いであったりと本来の役割とは異なっている。

包装容器は人間の技術の発達にともなって，編む，成形する，細工をするなど，より使いやすいものへと加工されるようになった。日本においてはわらで作られた苞（つと）や俵，籠，土器，箱，袋などに置き換わってきた。

次に，商業の発展とともに包装に求められる役割も変化してきた。機能は，本来は他の動物等からの保護，異物混入の防止など物理的な意味での保護が主であったものが，より遠方へ，より長時間をかけて運ぶ必要から，物理的な振動や衝撃に対する保護の他に，生物的，化学的な品質劣化からの保護が必要となってきた。産業革命が大きな転機となり，織物の袋，段ボール，ガラスびんなどが広く使われるようになった。また缶詰の発明により金属缶が保存容器として使われるようになった。さらにプラスチックの登場は包装の分野においても革命的な変化をもたらすに至っている。

現代の食品の包装に用いられる容器の材料は木，陶磁器，ガラス，金属，紙，プラスチックなどがあげられるが，これらのうち，ガラス，金属，紙，プラスチックが現在の包装材料の主流となっている。

包装容器の形態は，**硬質容器**と**軟質容器**に大別される。前者はガラスびん，金属缶，紙箱，プラスチックボトル，プラスチックシート成形品など，容器としての形を有するものである。一方，後者はプラスチックフィルム，紙，布など形が大きく変化するものである。食品は粉末状，粒状，固形状，ペースト状，液状と，物理的性質が多様なだけでなく，水分や脂肪の多寡など成分的にも多様であり，それぞれの食品に対して適切な包装を施すことが必要である。また，常温，チルド，冷凍など食品の流通形態によっても包装材料は異なってくる。さらに，同一の食品であっても，販売戦略によって選択する包装材料や包装形態が変化する場合も多い。

（2）ガラス容器

ガラスは紀元前2600年頃に，古代オリエントで最初に作られたと考えられており，当時は装飾品として珍重されていた。紀元前1世紀頃のシリアで吹きガラス技法が開発され，ガラス器の製造に重要な革新をもたらした。実用的なガラスびんの製造工場は1608年にアメリカで建設されている。1882年にガラスびんの製造機械が開発されてから，大量にガラスびんが製造されるようになった。ガラスびんの栓には長い間コルクが用いられてきたが，1892年に王冠が発明されて使用されるようになり，びん詰めが高速に行えるようになった。さらに現在ではスクリューキャップやリングを指で持ち上げることで簡単にふたを外すことのできるプルトップオープンなど利便性を高めた容器が普及してきている。

包装容器としてのガラスびんの特徴は下記のとおりである。

① 透明であり，内容物の状態が見える，② 化学的に不活性であり，内容物を汚染しない，③ ガスバリア性が高く，内容物の変質がない，④ 表面光沢があり，表面が硬く傷がつきにくい，⑤ 十分な耐熱，耐圧性を持つ，などがあげられる。一方，ガラスびんは割れやすく，割れると危険である。また，他の包装資材と比較して重く，輸送コストに影響する。

ガラスは元来無色透明であるが，着色することは容易である。無色ガラスは最も多く生産されており，全体の約5割を占める。光の可視～紫外域の光はほとんど吸収せず，内容物に対する紫外線遮断の効果はない。次いで茶色ガラスが多く，約4割を占める。着色剤として酸化鉄を含み，可視域の短波長から紫外域にかけてほとんど吸収するため，清酒やビールなど紫外線による変質の恐れのある内容物に用いられる。

茶色以外にもエメラルドグリーン，青，黒など様々に着色ができるが，リサイクル品の色に影響を及ぼすため使用量は限定される。

ガラスびんの生産量は，1990（平成2）年の240万tをピークに減少傾向をたどっている。図6-1に2002年以降の用途別出荷量の推移を示す。1996年に小型PETボトルが容認されて以降の落ち込みが大きくその後も減少が続いている。ガラスびんは牛乳びん，ビールびん，一升びんのようにリターナブルびんと，一度使用したら破棄されリサイクルに回されるワンウェイびんに分類される。リターナブルびんは回収率が高く，かつ回収コストが安くないと成り立たず，徐々に減少してきたが，循環型社会ならびに環境負荷の観点から見直されている。

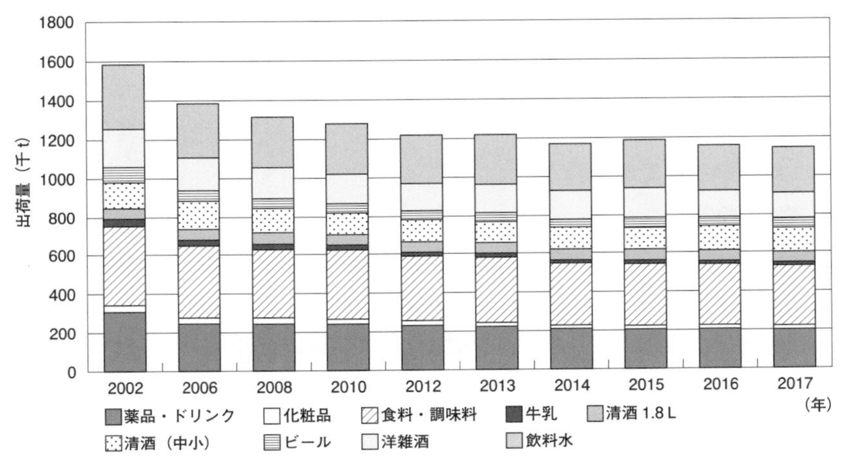

図6-1 ガラスびんの用途別出荷量の推移
（日本ガラスびん協会・ガラスびんフォーラム）

（3）金属容器

金属が器として使用され始めたのは今から5000年以上も前にさかのぼるが，いわゆる缶詰が考案され，密封容器としての缶の技術が確立されたのは19世紀初頭である。以来金属容器は食品を長期間保存し，遠隔地に輸送するための信頼性の高い容器として普及し，特に20世紀中頃からの清涼飲料の消費の拡大にともなって広く普及して今日に至っている。

1）スチール

スチールはそのままでは腐食性が高く食品の容器としては適さないが，スズメッキを施した「ブリキ」が開発され，食品の容器としても利用できるようになった。しかし，スズの資源の枯渇が懸念され価格が高騰したため，現在はクロムメッキを施した**TFS**（Tin Free Steel）が一般的である。**クロム**はスズよりも食品との反応性が低く，硫化変色も起こしにくい。近年は食品と直接接触する内面に塗装処理あるいはプラスチックフィルムがラミネートされたものが主流となっている。

2）アルミニウム

アルミニウムが金属容器として初めて使用されたのは，1919年ノルウェーにおける水産缶詰とされているが，コスト高のため大量生産には至らなかった。本格的に使用されるようになったのは1963年にEOE（Easy Open End）が開発され，その利便性から缶蓋のアルミ化が急速に進展したことをきっかけに，しごき加工による薄肉化が可能となりコストもスチールに対抗できるようになったことから，ビールや炭酸飲料用として大量消費されるようになった。

アルミニウムは食品容器用材料として以下のような非常に好ましい特徴を有している。

① 人体に無害で，耐食性に優れる，② 熱伝導率が高く，冷却や加熱に有利，③ 比重がスチールの1/3で軽量である，④ スクラップが高価で商業ベースリサイクルに向いている，⑤ 内容物の色や風味に対する影響が少ない。

また，アルミニウムは缶としての利用だけではなく，箔（はく）としての利用，さらには箔をラミネート素材の1つとして，ガスバリア性や遮光性を付与する目的で使用されることも，スチールとは異なる点である。

3）金属缶の特徴

金属缶には，液体食品用として飲料缶，主として固形食品用として食用缶がある。素材としてはスチールとアルミを用いる。金属缶は，上蓋，胴部，底蓋からなる**3ピース缶**と，胴部と底部を一体成形した**2ピース缶**とに分けられる。3ピース缶の胴部は1枚の素材を円筒形に丸め，両端を接着剤または溶接で接合する。蓋と胴部の接合には，3ピース缶，2ピース缶ともに2重巻き締めという方法を用いる。また，製造過程において，内容物が熱いまま充填される食品にはスチール缶が用いられる。内容物が冷却されたとき管内の圧力が低下するため，アルミ缶では強度が不足し凹んでしまうためである。このような缶は陰圧缶という。一方，炭酸飲料は炭酸ガスによって内圧が高く，凹む心配がないためアルミ缶が利用でき，缶は薄く，軽くすることができる。このような缶を陽圧缶という。陽圧缶は逆に内圧に耐えるため，缶底がドーム状に凹ませて作られているのが特徴である。アルミ缶はほぼすべて2ピース缶であり，スチール缶は3ピースがほとんどであるが，近年は2ピース缶の開発も進んでいる。

近年ポリエチレンテレフタレート（PET）ボトルの爆発的な普及によって金属缶の需要が減少していることを受け，再封性を持たせたボトルタイプの缶が開発された。金属缶の利点である熱伝導率の高さから冷えやすいこと，蓋も同素材を使用していることからリサイクル性が高いことなどがPETボトルに対する利点としてあげられる。飲料用缶では一般的であるイージーオープンが，近年では食用缶にも用いられることが増えてきている。

（4）紙

紙の発明は西暦105年頃，後漢時代の蔡倫によるものとされていたが，前漢時代の遺跡から紙が発見され，蔡倫は実用的な紙の製造方法を定めた改良者と見なされている。古代エジプトで文字の記録に用いられていたパピルスはPaperの語源とされているが，その製造方法や性質ともに現代の紙とは異なる。中国の製紙技術がヨーロッパに伝わり，1800年代初頭に製紙機械が，同じく中頃にパルプ製造法が確立されて大量に製造されるようになった。紙は元来記録媒体として用いられ現在でもその役割を担っているが，いつ頃から包装資材として用いられるようになったかは不明である。商業包装に紙が用いられるようになったのは19世紀末で，板紙が製造されるようになってからである。

紙を主原料とした容器の総称を**紙器**という。紙器にはクラフト紙袋，段ボール箱，ファイバー容器，紙箱，パルプモールド容器などがある。紙器の封は，糊付け，テープ，プラスチックフィルムなどを用いて行われるが，完全な密封はできないため，外箱としての用途に限られる場合が多かった。現在は，板紙とポリエチレンなどプラスチックフィルムとのラミネートにより，液体食品の容器とすることが可能となり，広く普及している。また，薄紙もプラスチックフィルムやアルミ箔とのラミネートによりパウチや容器の蓋材として使用されている。液体食品用の紙容器における紙はその構造体としての役割が中心であるが，容器の蓋材としての薄紙は印刷基材としての役割が中心となる。

もう1つの紙容器として輸送包装に主として用いられる段ボールがある。19世紀末に段ボール箱の製造が始まり，20世紀初めには急速に発達し，それまで輸送包装として用いられていた木箱に取って代わった。

カートンは，板紙をその展開図状に裁断して組み立てて箱とするもので，段ボール箱とは異なり，一般消費者を対象とした消費者包装に用いられることが多い。カートン単体で用いられることはまれで，カートン内にさらにプラスチックフィルムの内袋を用いて商品を包装する場合，プラスチックフィルムによる複数の個包装をまとめる場合など様々な形態が取られる。さらに外側には透明のプラスチックフィルムによって包む場合もある。カートンには食品の保護性はもちろん，グラフィックデザインなどの商品効果や表示機能が求められる。また消費する際の開封性に関わるイージーオープン機能，さらには再封性などの機能も必要とされる。

紙の弱点である耐水性やバリア性を付加することを目的に他の資材との組み合わせによる複合紙器が開発され，広く利用されている。複合紙器には，加工紙製容器，コンポジット缶，インサート成型容器，二重容器，バッグインボックス，バッグインカートン，耐水段ボール，鮮度保持段ボールなどなどがあげられる。

代表的な加工紙製容器は，現在牛乳などの飲料容器として広く用いられている，屋根（ゲーベルトップ）型容器があげられる。1 L，500 mLの液体用に最も一般的に用いられ，バージンパルプを用いた板紙の両面にポリエチレンコーティングを施し，液体の包装を可能とするとともに，ヒートシール性も付加されている。チルド流通仕様ではPE/板紙/PEの構造であるが，常温流通・長期保存仕様では加えてアルミ箔，ポリエステルフィルムをラミネートし，バリア性，強度を向上させている。その他，れんが型，円筒型，カップ型など様々なタイプが出現してきている。

（5）プラスチック

包装容器の材料として最も歴史の浅いプラスチックは，その多様性，成形性，汎用性から大きな発展をとげ，現在では多くの材料分野において主役の座に着くほどの普及を見せている。工業的にプラスチックが作られたのは1869年のセルロイド製造が始まりとされ，包装材料として使用されるようになったのは1938年のナイロンの発明以降である。

1）プラスチックの種類

包装材料として現在使用されているプラスチックは，ポリ塩化ビニリデン（PVDC），ポリ塩化ビニル（PVC），ポリエチレン（PE），ポリビニルアルコール（PVA），ポリエチレンテレフタレート（PET），ポリカーボネート（PC），ポリスチレン（PS），ナイロン（NY），ポリプロピレン（PP）など，非常に種類が多い。

現在，石油資源の枯渇，地球温暖化，環境負荷などの問題がクローズアップされており，これらの解決方法の1つとして，**バイオマスプラスチック**が開発され，徐々に利用が広がってきている。

バイオマスプラスチックと混同しやすいものとして，**生分解性プラスチック**があげられる。石油由来の従来のプラスチックは安定性が非常に高く，土中に埋めても分解は極めて緩慢でほとんど変化しないことが，環境負荷の問題となる。これを解決する手段として，生分解性プラスチックが開発され，微生物の働きによって分解された後，最終的に水と二酸化炭素になる。これは必ずしもバイオマスを原料としたものとは限らない。一方，バイオマスプラスチックは，地球温暖化対策としてバイオマス原料から製造されたプラスチックであり，必ずしも生分解性を示すとは限らないものである。しかし，両者の性質をもつものは多く，今後普及が期待される。原料には現在とうもろこしのでんぷんなど，人間の食料と競合するものが利用されているが，非食料バイオマスを利用するプラスチックの研究が行われている。

ポリ乳酸（PLA）は，とうもろこしでんぷんなどから作られ，生分解性を備えたバイオマスプラスチックであり，硬質系の代表となっている。

2）ラミネートフィルム

単体のプラスチック包材はそれぞれに長所と短所があることから，異なる種類のプラスチックや紙，アルミ箔を組み合わせたラミネート包材（複合フィルム，積層フィルム）が使用されている。これらのラミネート包材は単体フィルムやセロファンにPEフィルムを貼り合わせたポリセロのような単純なものから，押し出しコーティングやドライラミネーションなどのラミネート技術の進歩により様々な包装技法に適した多層フィルム包材に発展してきた。

現在でも単体フィルムは多くの用途に使用されているが，食品の品質を保持することを目的とする食品包装においては，ガスバリア性や水蒸気バリア性など様々な機能が求められ，多層フィルムが用いられる。

PVDCフィルム，エチレン－ビニルアルコール共重合体（EVOH）フィルムはガスバリア材として多く使用されている。多層フィルムパウチ包装には，さらに印刷基材とヒートシールを行うためのシーラント層が必要であり，印刷基材にはPET，二軸延伸ポリプロピレン（OPP），二軸延伸ナイロン（ONY）が，またシーラント層には低密度ポリエチレン（LDPE），エチレン酢酸ビニル共重合体（EVA），無延伸ポリプロピレン（CPP）などが使用される。

世界で初めて，民生用のレトルト食品が商品化されたのは1969年であるが，その包装材として，PET/アルミ箔/PE構成のレトルトパウチが完成したことによる。

3）ブローボトルと成形容器

ブロー成形とは，ガラスびんの吹きガラス製法を基に考えられた成形法であり，食品の容器としては1960年代の中頃，PVCのブロー成形容器が開発されて以降多用されるようになった。PE，PP，PVCの押出ブロー成形に始まり，PVDCの延伸ブロー成形，PSの射出ブロー成形，EVOHをガスバリア材に用いた多層ブロー成形，さらにPP，PETなどの2軸延伸ブロー成形へと発展してきた。特に近年のPETボトルの普及はめざましく，従来金属缶が多く用いられてきた清涼飲料水市場において，主役の座についている。

プラスチックシートから真空成形などにより熱成形されたトレーやカップが多く用いられている。単層と多層があるが，単層のものはPSが最も多く用いられている。PS樹脂を押出し器の中で高温溶融状態とし，ブタンなどの液化ガスを圧入して押出し，冷却しつつガスを均一に分散させ，一気に拡大して発泡シートとする。さらにマッチモールドという方法を用いて二次発泡させつつ成形する。この方法で作られる発泡トレーはスーパーマーケットで肉，魚，青果物など生鮮食品の容器として普及している。またカップ麺に代表されるインスタント食品の容器として広く用いられている。二軸延伸ポリスチレン（OPS）はフードパックやフルーツケースに用いられている。

調理食品の包装には特にガスバリア性が求められており，PPを基材としEVOHをガスバリア材とした多層成形容器が用いられている。さらに，アルミ箔やスチール箔とPPフィルムをラミネートした材料で成形された容器は，レトルト食品に適用されている。

6-1-2　容器の安全基準

近年，食品の安全に関わる問題が多数発生し，食品に対する消費者の安全，安心を求める声は非常に高くなっている。食品の包装の目的の1つには食品の保護があげられるが，包装材料そのものに対する安全性が担保されて初めて食品の保護が可能であることは言うまでもない。

日本において容器包装の安全基準における法規制の基本となるのは，昭和22年に制定された食品衛生法である。この食品衛生法の中に包装に関する以下の3つの条項がある。

第15条　清潔衛生の原則

第16条　有毒器具等の販売等の禁止

第18条　器具等の規格及び基準

この中で第18条には，

「厚生労働大臣は，公衆衛生の見地から，薬事・食品衛生審議会の意見を聴いて，販売の用に供し，若しくは営業上使用する器具若しくは容器包装若しくはこれらの原材料につき規格を定め，又はこれらの製造方法につき基準を定めることができる。」とされている。ここで「**器具**」とは，「飲食器，割ぽう具その他食品又は添加物の採取，製造，加工，調理，貯蔵，運搬，陳列，授受又は摂取の用に供され，かつ，食品又は添加物に直接接触する機械，器具その他の物をいう。ただし，農業及び水産業に於ける食品の採取の用に供される機械，器具その他の物はこれを含まない。」と定義され，茶碗，コップ，包丁，まな板，ジューサー，水筒，醤油さし，運搬容器などがこれにあたる。一方「**容器包装**」とは「食品又は添加物を入れ，又は包んでいる物で，食品又は添加物を授受する場合そのままで引き渡すもの」と定義され，飲料容器，レトルトパウチ，ビン，缶などがこれにあたる。

食品衛生法では食品を「乳及び乳製品」と「一般食品」の２つの食品群に分けて規制している。前者は「乳及び乳製品の成分規格等に関する省令（乳等省令）」によって，後者は「食品・添加物等の規格基準」によって器具，容器包装及び原料樹脂に関して規制を行っている。

（1）乳製品対象

1951年に乳等省令と呼ばれる法令が制定されたが，欧米にも見られない独自の規格であり，全体的に一般食品に対する規格より厳しいものとなっている。この乳等省令は，次のように３つの食品群に分けて，それぞれに使用できる包装材料，樹脂に使用できる添加剤まで具体的に規定されている。

a. 第１群　牛乳，成分調整牛乳，クリーム。樹脂の添加剤は無添加。

b. 第２群　発酵乳，乳酸菌飲料，乳飲料。樹脂の添加剤として３つの化合物を規定。

c. 第３群　調整粉乳。

（2）一般食品対象

数量的に圧倒的に多い一般食品に対しては，第370号の規格が1959年に告示され，改正が繰り返されて今日に至っている（最終改訂2007年3月31日厚生労働省告示第201号）。この規格は包装資材では最終製品を規制対象としており，樹脂の種類や添加剤に関する規制がないことが，乳等省令との大きな相違点である。

表6-1のＤ項には，ガラス製，プラスチック製，ゴム製，金属缶の材質規格がある。これらは，食品接触面の材質で決まり，規制のほとんどはプラスチックに関する規格である。紙に関する規格は蛍光物質とPCBに関するもののみである。紙の場合，食品との接触面にプラスチックフィルムをラミネートする場合が多く，この場合はそのプラスチックの規格が適用される。金属缶も内面はプラスチックコーティング処理がされるがこの場合は金属缶の規格となる。

また，表6-1のＥ項では自動販売機のように不特定多数が屋外で取り扱う，レトルトのように高温殺菌処理するなど，容器の耐圧，落下，シール強度，細菌数，保存温度に関する規格が表記されている。

表 6-1　一般食品用の器具または容器包装の規格（昭和 34 年告示第 370 号）

A	器具もしくは容器包装またはこれらの原材料一般の規格 ：銅，鉛，アンチモンの含有量，使用できる着色剤，油脂または脂肪性食品用におけるフタル酸ビス（2-エチルヘキシル）の使用制限を規定.
B	器具または容器包装一般の試験法.
C	試薬，試液など.
D	器具もしくは容器包装またはこれらの原材料の材質別規格. 1．ガラス製，陶磁器製，またはホーロー引き製の器具または容器包装 2．合成樹脂製の器具または容器包装 3．ゴム製の器具または容器包装 4．金属缶（乾燥した食品を内容物とする場合は除く）
E	器具または容器包装の用途別規格. 1．容器包装詰め加圧加熱殺菌食品の容器包装（注記：いわゆるレトルトパウチ） 2．清涼飲料水の容器包装 3．氷菓 4．自動販売機（食品が直接接触するもの）およびこれによって食品を販売するために用いる容器 5．コップ販売式自動販売機または清涼飲料水全自動調理器に納められる清涼飲料水
F	器具および容器包装の製造基準（着色料，BSE 関連，ポリ乳酸の規定などがある）.

（3）プラスチックの規格

表 6-2 および表 6-3 にプラスチックの一般規格と個別規格をそれぞれ示す。一般規格はすべてのプラスチックが規制対象となり，個別規格は現在 14 種類のプラスチックを対象に規定がある。

食品衛生法の規制の対象物として，大きくは a. 重金属とモノマー，b. 溶出物がある。

表 6-2　合成樹脂製の器具または容器包装規格概要
（一般規格　厚生省告示第 370 号，厚労省告示第 201 号）

試験内容	項目	浸出溶液	浸出条件	規格値
材質試験	カドミウムおよび鉛	－	－	100 μg/g[b]
溶出試験	重金属	4 %酢酸	60 ℃× 30[a]	1 μg/ml
	過マンガン酸カリウム消費量	水		10 μg/ml

材質試験と溶出試験の重金属の対象は全ての合成樹脂製器具および容器包装，溶出試験の過マンガン酸カリウム消費量はフェノール，メラミン，ユリア樹脂を除く全ての合成樹脂製器具および容器包装である.
a：使用温度が 100 ℃を超える場合は 95 ℃× 30 分.
b：カドミウムおよび鉛を使用していないこと，100 μg/g 以下なら可ということではない.

表 6-3　合成樹脂製の器具または容器包装規格概要（個別規格　厚生省告示第 370 号，厚労省告示第 201 号）

試験内容	項目	浸出溶液	浸出条件	規格値[b]			
				PVC	PVDC	その他	
材質試験	ジブチルスズ化合物	－	－	50	－	－	
	塩化ビニルモノマー	－	－	1	－	－	
	塩化ビニルモノマー	－	－	－	6	－	
溶出試験				PVC	PS	PMP[c]	その他
	蒸発残留物　脂肪性食品	ヘプタン	25 ℃×60 分	150	240	120	30[d]
	蒸発残留物　酒類	20 %エタノール	60 ℃×60 分	30	30	30	30
	蒸発残留物　pH>5	水	60 ℃×60 分[a]	30	30	30	30
	蒸発残留物　pH ≦ 5	4 %酢酸		30	30	30	30

a：使用温度が 100 ℃を超える場合は，95 ℃× 30 分.　b：材質試験は μg/g；溶出試験は μg/ml.
c：ポリメチルペンテン樹脂.　d：PE と PP において使用温度が 100 ℃以下の場合は 150 μg/ml 以下.

1）重金属とモノマー

カドミウムや鉛などの重金属は包装のみならず電気・電子部品においても使用禁止対象であり，食品包装では当然規制対象となっている。また，プラスチックの原料物質として使用されるモノマー（単量体）の中には人体への健康影響が懸念される物質があり，規制対象となっている。PVC や PVDC の原料の塩化ビニルモノマーや塩化ビニリデンモノマー，ポリカーボネートの原料のビスフェノール A, フェノール樹脂などの原料のホルムアルデヒドなどである。

2）溶出物

容器包装の人体への影響を考える場合，最も重要な項目は，溶出試験における蒸発残留物である。溶出はすなわち経口摂取につながるためである。溶出試験は食品を脂肪性食品，酒類，pH が 5 以上，pH が 5 以下の 4 種類に分類し，それぞれの食品擬似溶媒と試験条件および規格値を定めている。

6-2 包装と品質変化

食品の品質は，例外は存在するものの，一般的には製造直後が最良であり，その後一方的に低下する。食品が製造されてから消費者にわたるまでの間に様々な要因で品質が低下するが，その品質低下を防止する手段の 1 つとして包装があげられる。

6-2-1 食品の品質低下の要因

食品の品質低下の要因は，大きく以下のようにまとめられる。

（1）生物的要因

食品のほとんどは水分や栄養成分を多く含むことから，微生物の生育環境として大変良好な環境となっている。したがって，微生物の繁殖により品質の劣化をもたらすのみならず，食中毒などの危険性も想定しなければならない。

（2）化学的要因

日本酒やビールなどを日光にさらすと日光臭といわれる，独特の不快臭が発生する。日光に含まれる紫外線による光化学反応によっておきる。また食品中に存在する脂肪は空気中に存在する酸素によって酸化され，これも不快臭の原因となる。

（3）物理的要因

物理学的な要因として，振動や衝撃や荷重など，機械的な要因と吸湿や乾燥など熱力学的な要因とに分けられる。

食品の輸送は，各種交通機関を用いて行われるが，その輸送中に生じる振動や衝撃，あるいは人手による荷扱いにおける衝撃，さらには積み重ねなどによる荷重などが食品に加わることになる。食品の中でも非常に軟弱なものについてはこれら機械的な力が加わることによる損傷や，ヨーグルトなどの製品においては振動によるホエイの分離が発生することがある。

食品の多くは水分を多く含み，その水分量によって食感が異なる。したがってその水分量が変動することは品質の変化につながる。また，乾燥した食品が水分を吸着することによって，食感の変化のみならず，生物学的品質の低下につながることもある。

6-2-2　品質低下防止のための包装

食品の品質低下の要因が把握できれば，これを防ぐ手段を構築することができる。包装が果たす役割はここでも大きい。

（1）遮　断

外部からの様々なものの侵入を遮断することによって，品質低下を防止することができる。密封することで，異物や微生物の侵入を防止する。微生物の繁殖や酸化による品質低下を防止するために真空包装やガス置換包装が行われるが，これにはガスバリア性の高い素材を利用する必要がある。また，光化学反応を防止するための遮光包装も遮断の一種と考えられる。代表的な遮光包装には，金属缶やアルミ箔ラミネートなどの完全遮光と，一升びんやビールびんなどの着色による部分遮光とがある。

（2）緩衝包装

機械的な振動や衝撃から内容物を保護する包装を**緩衝包装**という。食品の包装において緩衝包装を行う例は多いとは言えないが，いちご，さくらんぼ，ももなどの軟弱な青果物を対象として，機械的な振動・衝撃による損傷を防止する目的で，各種包装資材が開発されている。代表的な青果物用の緩衝包装資材として，パルプモールド，発泡ポリエチレンなどを利用したトレー，発泡ポリエチレンを網状にしたフルーツキャップなどがある。

（3）防湿包装

乾燥食品の包装においては，食品の吸湿は品質の低下につながるため防湿包装が行われる場合が多い。水蒸気バリア性の高い素材を含んだプラスチックフィルムを利用すると同時に，乾燥剤を封入して吸湿を防止している。乾燥剤には，物理的乾燥剤であるシリカゲル，化学的乾燥剤である塩化カルシウムなどが用いられる。

（4）脱酸素剤

包装内の酸素を取り除く方法として，真空包装，ガス置換包装があげられるが，専用の包装設備が必要となる。脱酸素剤を包装内に封入することによって酸素を除去することが可能である。脱酸素剤にも様々な種類があるが，鉄系脱酸素剤が主流であり，鉄が錆びるときに酸素と結合することを利用したものである。脱酸素剤封入包装は，ケーキなどの生菓子や切り餅など様々な食品の包装に用いられ，カビの防止や酸化による品質低下防止に効果がある。

（5）青果物鮮度保持包装

青果物は，他の食品と異なり生きて生命活動を行っている。土壌から切り離された青果物は生命活動を維持するために呼吸をし，体内に蓄積した栄養成分を消費する。これによる栄養成分の減少による品質低下，蒸散によるしおれのほか，生長や抽苔(ちゅうだい)といった形態的変化による品質低下も生じる。これらを防止するために最も重要なことは低温にして呼吸を抑制することであるが，さらに包装によって呼吸による二酸化炭素濃度の増加と酸素濃度の減少を維持することで呼吸が抑制される。しかし，過度に二酸化炭素濃度が上昇したり，酸素濃度が低下すると，異常呼吸によって異臭が発生することがあるので，包装には適度なガス透過性が求められる。このように青果物の呼吸とフィルムのガス透過性とのバランスによって呼吸を抑制する包装をModified Atmosphere Packaging（**MAP**）という。

また青果物の品質低下の要因の１つとして，青果物自身が発生する**エチレン**があげられる。エチレンは植物ホルモンといわれる物質の１つであり，老化を促進する。自身が発生したものだけではなく，他の青果物が発生したものにも反応する。したがって，エチレンを発生する青果物では，エチレンを吸着する物質を包装資材に練り込むか，パウチとして同梱(どうこん)することが行われる。エチレン吸着剤としては，活性炭，ゼオライトなど，多孔質のものが利用される。

コラム　青果物の包装とエチレン

一般にエチレンは青果物の品質保持には有害であり，包装資材だけでなく，一般家庭用冷蔵庫でもエチレンを吸着したり，分解したりする装置を備えたものもある。一方，その成熟促進作用を利用して，果物を追熟させて食べ頃にすることも行われている。代表的なものとして，バナナやキウイフルーツがあげられる。また，逆に芽や茎の伸長を抑制する効果も知られており，近年はこの作用を利用する例がみられるようになってきた。にんにくの流通時にエチレンを吸着させた物質を包装内に封入したり，じゃがいもの貯蔵庫内にエチレンを供給したりして，芽の伸長を抑制することが実用化されている。

6-3　素材による環境汚染

包装資材の素材による環境汚染は，その製造において生じる汚染，利用による環境汚染，廃棄における環境汚染が考えられる。

6-3-1　製造過程での環境汚染

包装資材の製造においては，各種素材を製造する際にほとんどの場合に熱を必要とする。熱を作り出すためには，石油，石炭などの燃料あるいは電力が必要であり，その多くの場合，炭酸ガスを発生して環境負荷を高める。これらの熱を伴う操作は欠くことができないため，これをできるだけ少なくする方策，あるいはバイオマスに由来する燃料の利用，サーマルリサイクルとしてのプラスチックの燃焼の利用など様々な工夫がなされている。また，分別収集された廃棄物のリサイクルによって製造時のエネルギー消費を大幅に減らすことも可能である。

また，製造工程に必要な，潤滑油，洗浄剤，添加剤など様々な化学物質も，環境汚染の原因となり得るため，これらの使用の削減や適切な処理が重要である。

2ピースの金属缶の製造工程では，材料となる金属板をカップ上に打ち抜くドロー工程と，そのカップの側面をダイと呼ばれる金属で挟んで薄くのばして缶状に成形するしごき加工が行われる。そのしごき加工の際には大きな摩擦熱が発生するため，潤滑剤が必要である。さらに製造後にはこれを洗浄するための洗剤が必要であるため，環境負荷は大きい。近年，そのスチール素材の両面にポリエステルを熱接着した材料を使用することで，潤滑剤や洗浄剤を不要とする缶の製造方法が開発され，省エネルギーで環境負荷の低減に貢献している。

6-3-2　利用による環境汚染

包装資材の利用には，食品の充填，封緘，輸送，貯蔵，陳列などの目的があげられる。これらの中で，輸送には多くのエネルギーを要し，環境負荷をもたらす。鉄道，航空機，船，自動車など様々な輸送手段がとられるが，包装資材および食品の輸送において，減容化，軽量化は重要なテーマである。ガラスびんは様々なメリットがある一方，重い，割れると危険などのデメリットのために利用は年々減っている（図6-1）。しかし，製造技術の向上，強度設計の進展，コーティング技術等によって，従来の品と比較して大きく軽量化し，さらに割れにくいびんが開発されている。これによって輸送時のエネルギーを削減し，環境負荷の低減に貢献している。

6-3-3　廃棄における環境汚染

家庭ゴミの約5割（容積比）を容器包装が占めている。これらのゴミは，焼却，埋め立てなどの処分が行われるが，不法投棄やポイ捨てなどによる環境汚染（美観を損なうという点においても）の原因ともなっている（図6-2）。

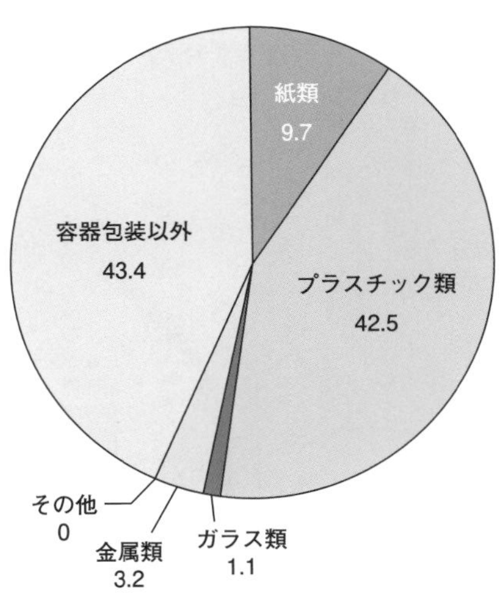

図6-2　ゴミ全体に占める包装容器の割合
（2017年，容積比，環境省ホームページより）

かつて飲料用缶の蓋に設置されていたイージーオープン機構は**プルタブ**と呼ばれ，リングを引き起こし飲み口を切り取るタイプで，蓋から離れてしまう構造であった。この離れたプルタブがポイ捨てにつながり，美観を損ねるだけでなく野生動物の誤食や，海岸に捨てられることで，足をけがするなどの，社会問題となっていた。アメリカでは早くからこれらの問題の解決のため，リングや開口部が缶蓋から離れない**ステイオンタブ**を採用するようになった。日本においては衛生的な面からステイオンタブが敬遠されていたが，1990（平成２）年頃からビール缶などに採用され始め，今日ではほとんどの飲料用缶はステイオンタブ方式に変更された。

6-4 包装リサイクル

前項で述べたように，食品包装は家庭ゴミの大部分を占め，埋め立てや焼却による環境負荷の増大が問題となってきた。このような背景の中で，容器包装廃棄物のリサイクル制度を構築することにより，一般廃棄物の減量と，資源の有効活用の確保を図る目的で，1995（平成 7）年に**容器包装リサイクル法（容リ法）**が制定された。続いて，循環型社会形成推進基本法，家電リサイクル法，食品リサイクル法，建設リサイクル法，自動車リサイクル法も制定され，これらが循環型社会を実現させるための法体系をつくっている。

家庭ごみの処理・処分については，それまで市町村の固有業務として，全面的に市町村の役割・負担に依存していた。しかし，廃棄物の処理には膨大な費用がかかるため，容リ法では，これまでの責任分担をあらためて見直し，市町村が収集した後のリサイクル（再商品化）については，容器包装にかかわって事業を行っている事業者に，リサイクル（再商品化）の義務を課すことにした。

6-4-1 容リ法における各主体の役割分担

容リ法は，特定事業者のみではなく，消費者，地方自治体に対し，リサイクルに関してそれぞれの義務を課している。これに再商品化を専門に行う再商品化事業者と，これらの間の仲介を行う指定法人が加わってリサイクルを実現することを目指している。図 6-3 に容リ法の概念を示す。

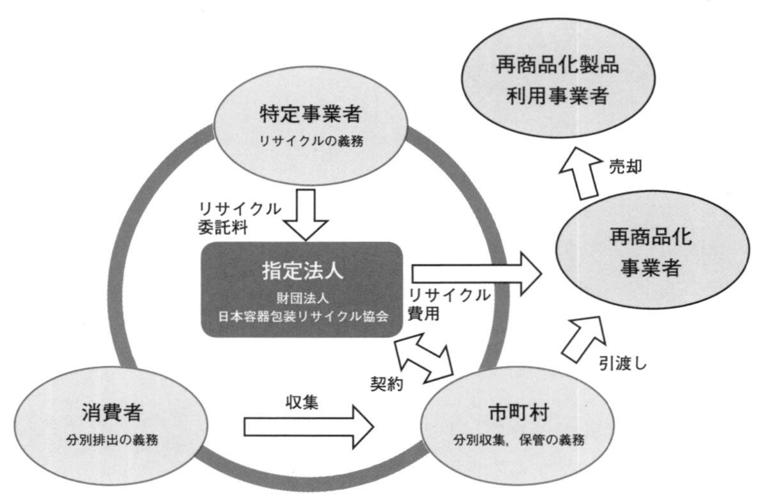

図 6-3　容器包装リサイクル法の概念

（1）特定事業者

特定事業者とは容器包装を利用して中身（食品）を販売する事業者，容器を製造する事業者，容器包装された商品を輸入して販売する事業者のことで，容リ法ではこれら特定事業者に対して容器包装の排出抑制を行うとともに容器包装の再資源化の義務を課している。ただし，製造業等においては売上高2億4千万円以下かつ従業員数20名以下の企業，商業，サービス業においては売上高7千万円以下かつ従業員数5名以下の企業には適用を除外している。

（2）消費者

消費者は，容器包装廃棄物の排出を抑制し，市町村の定めた方法に従って，容器包装のゴミを分別排出する義務が課されている。

（3）市町村

市町村は，容器包装の収集，分別，洗浄などを行い，法に定められた分別基準に適合させ，これを適切な保管施設に保管する義務が課されている。

（4）指定法人

公益財団法人である日本容器包装リサイクル協会は，市町村，特定事業者，再商品化事業者との間で，それぞれの仲介の役割を果たし，再商品化をスムーズに進める役割を担う。市町村とは分別基準適合物の引き取り契約を結んで引き取る。特定事業者は再商品化委託契約を結び委託料を受け取る。再商品化事業者は再商品化委託料を支払い，市町村から引き取った廃棄物を渡し，再商品化を委託する。

（5）再商品化事業者

分別基準適合物を運搬，再生加工し，新たな資源に生まれ変わらせる。

6-4-2　容リ法の対象となる容器包装

容リ法でいう**「容器包装」**とは，商品を入れる「容器」および商品を包む「包装」（商品の容器および包装自体が有償である場合を含む）であり，商品を消費したり商品と分離した場合に不要となるものをいう。

容リ法の分別収集の対象となる容器包装は，ガラスびん，PETボトル，紙製容器包装，プラスチック容器包装，アルミ缶，スチール缶，紙パック，段ボールであるが，アルミ缶以下の4品目はすでに市場経済の中で有価で取引され，円滑なリサイクルが進んでいるため，再商品化の義務の対象とはなっていない。

図6-4に再商品化の義務のある容器包装について示す。この図の中で食料品の乳飲料とは，ドリンクタイプの発酵乳，乳酸菌飲料および乳飲料をさす。その他調味料とは，しょうゆ加工品，みりん風調味料，食酢，調味酢，ドレッシングタイプ調味料（ただし食用油脂を含まず，かつ，簡易な洗浄により臭いが除去できるもの）をさす。

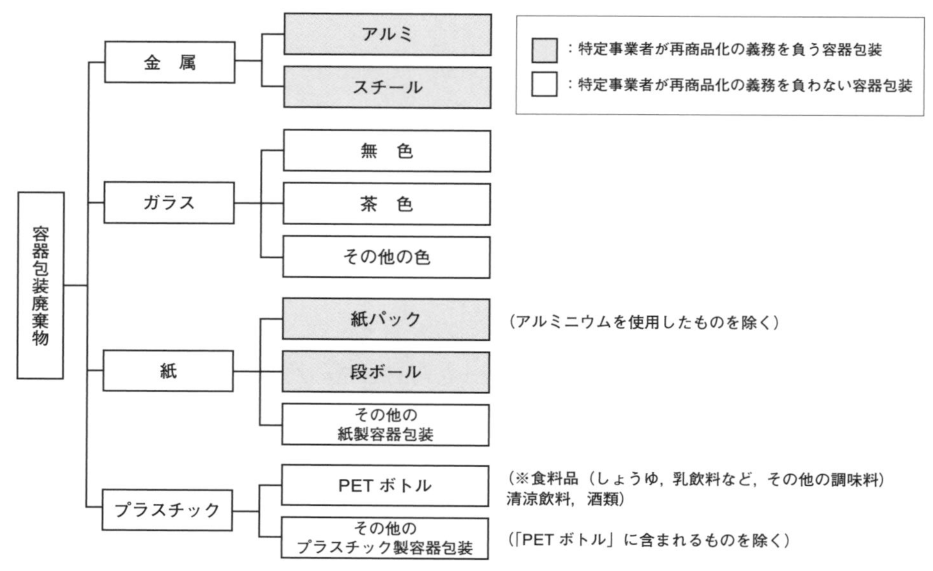

図 6-4　再商品化の義務のある容器包装

6-4-3　各種包装資材のリサイクルの現状

以下に各種包装資材のリサイクルの現状を示す。

（1）ガラスびん

図 6-5 はガラスびんの生産量，カレット使用量の推移を示している。**カレット**とは，使用済みのガラスびんを砕いたものであり，これを再度新しい原料と混ぜて溶融して新たなガラスびんを製作する。2019（令和元）年のガラスびんの総生産量は 1,075 千 t であり，年々減少している。同年のカレット使用量は 1,103 千 t であり，総溶解量に占めるカレットの割合（カレット利用率）は約 75 %であった。

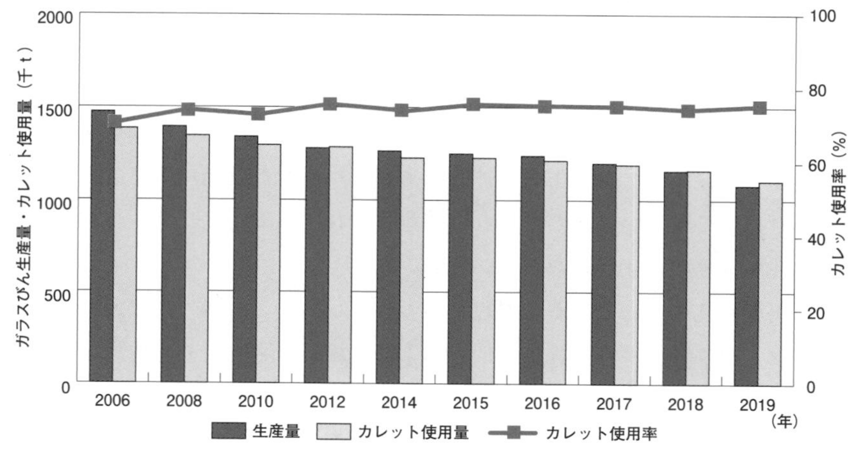

図 6-5　ガラスびん生産量とカレット使用率の推移
（ガラスびん 3R 促進協議会ホームページより）

（2）金属缶

図 6-6 にスチール缶の消費量と再資源化量，リサイクル率の推移を示す。スチール缶はその使用量は年々減少しているが，リサイクル率は年々増加し，2019（令和元）年度では約 93 %に達している。

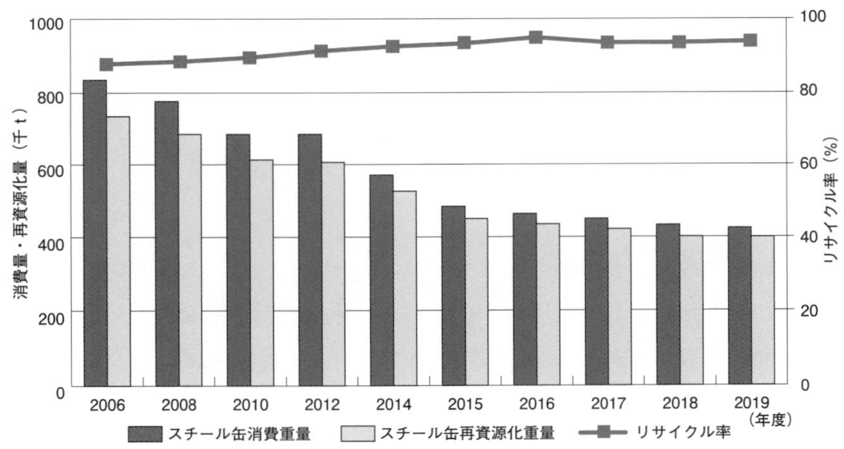

図 6-6　スチール缶の消費重量，再資源化重量とリサイクル率の推移
（スチール缶リサイクル協会ホームページより）

図 6-7 にアルミ缶の消費量と再生利用量，リサイクル率の推移を示す。アルミ缶の消費量は 2015 年以降 330～340 千 t でほぼ一定である。リサイクル率は 2013 年以降やや低下したが，2019（令和元）年度は約 98 %まで増加している。

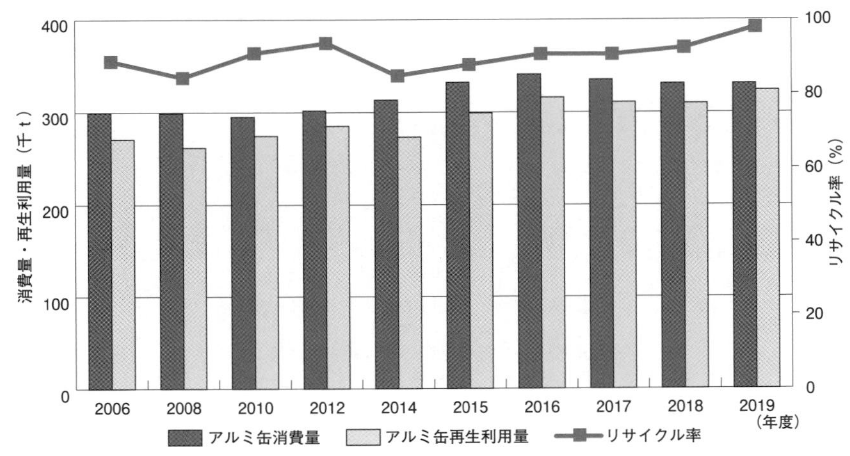

図 6-7　アルミ缶の消費量，再生利用量リサイクル率の推移
（アルミ缶リサイクル協会ホームページより）

コラム　ナポレオンと缶詰

ヨーロッパ各地を転戦する軍の食料補給の問題に頭を悩ませていたナポレオンが懸賞付きで解決策を募ったものに応えて瓶詰が発明され，これが現代の缶詰の原型となった。その後，重くて割れやすいことからガラスびんに変わって金属製の缶を用いた缶詰が考案され，探検家や軍隊の携行食糧や非常用食料として利用された。さらに，アメリカ陸軍によって，缶詰の重さや空き缶の処理の問題を解決するレトルトパウチ食品が開発された。その後アポロ計画において宇宙食として採用された。これを一般消費者向けに世界で初めて発売したのは日本の食品メーカーである。

（3）紙

図 6-8 に古紙の回収率と使用率の推移を示す。紙は様々な用途があり種類も豊富で，包装資材としての紙と，その他情報媒体としての紙の区別が付けられず，紙全体の推移で示している。古紙の回収率は年々増加し，2020 年では約 85 %となっている。これに対して，古紙利用率は約 67 %と低い値となっている。古紙のみで品質の良い紙を作るのは困難であり，古紙利用率には限界がある。海外から入ってくる商品の包装に使われている紙もあり，古紙の需要を超えた回収が行われている。したがって近年は古紙を輸出する割合が増加している。

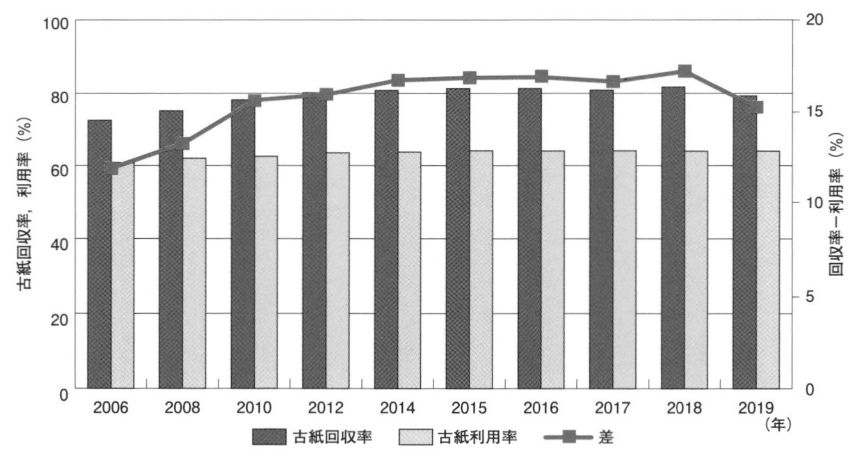

図 6-8　古紙の回収率と利用率の推移
（公益財団法人古紙再生促進センターホームページより）

（4）プラスチック

図 6-9 にプラスチックの総排出量，有効利用量，有効利用率の推移を示す。プラスチックのリサイクルとして，マテリアルリサイクル，ケミカルリサイクル，サーマルリサイクルがある。**マテリアルリサイクル**とは，廃プラスチックを再生利用することであり，溶融して再度成形することでリサイクルが行われる。そのため，徹底した分別と異物除去が必要である。**ケミカルリサイクル**とは，広義のマテリアルリサイクルであるが，化学反応に

より組成変換した後にリサイクルすることで，主に廃プラスチックの油化，ガス化，コークス炉化学燃料化などをさし，PETボトルをモノマーに化学分解した後に再度重合する技術なども含まれる。**サーマルリサイクル**とは，そのまま燃焼させて熱利用するものである。廃プラスチックの有効利用率は年々上昇しており，2019（令和元）年は約83 %であったが，その中の約70 %はサーマルリサイクルとなっている。これは再資源化ではなく，焼却して熱を回収しているもので，欧米ではリサイクルに含まれない。再資源化が進まない原因として，分別の徹底が難しいこと，プラスチックは複合剤として数種類の材料が混在していることがあげられる。

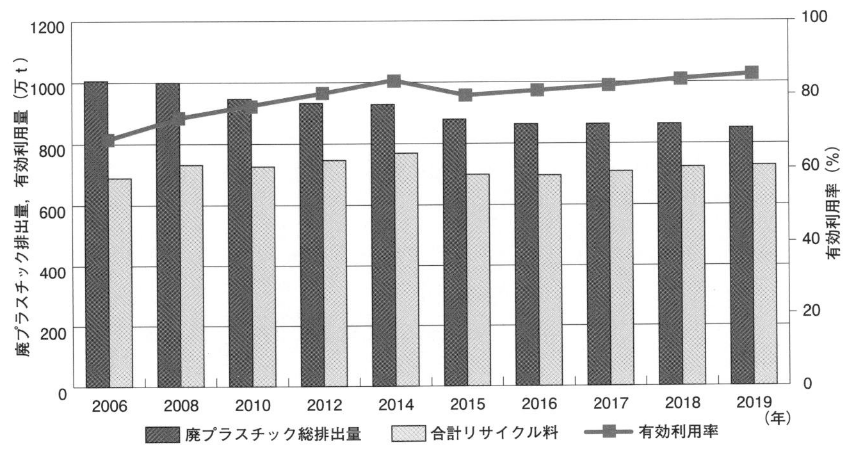

図 6-9　廃プラスティックの排出量と有効利用量の推移
（(一社)プラスチック循環利用協会ホームページより）

コラム　バイオマスプラスチックと考古学

炭酸ガス排出の抑制を目的としてバイオマスプラスチックが開発され，利用されるようになってきた。そのプラスチックのバイオマス含有率を測定する方法として，放射性炭素（^{14}C）年代測定法が応用されている。石油由来のプラスチックは，石油の素となった植物が繁殖していた時代の空気中の二酸化炭素を固定しており，それは長い時代を経てその存在比率は減少する。一方バイオマスプラスチックは，現代の空気中の二酸化炭素を固定したものを原料としており，存在比率は高い。従ってプラスチック中の14C濃度を測定すれば，石油由来のプラスチックがどのくらいの割合で入っているのかを推定することができる。

章末問題

問1　ガラスびんについての記述である。正しいものはどれか。1つ選べ。

(1)　ガラスを着色することはできない。

(2)　無色透明のガラスは，紫外線をよく吸収する。

(3)　茶色ガラスは，可視域短波長から紫外線領域にかけての光を吸収する。

(4)　ガラスびんの生産量は，アルミニウム缶の普及とともに生産量が減少した。

(5)　着色されたガラスびんは，リサイクルできない。

解説
(1) ガラスは着色可能である。
(2) 無色透明のガラスは，可視から紫外線の光をほとんど吸収しない。
(4) ガラスびんの生産は，小型ペットボトルの普及とともに減少した。
(5) リサイクルは，可能である。

問2　金属缶に関する記述である。正しいものはどれか。1つ選べ。

(1)　缶詰の技術が確立されたのは，5000年以上も前にさかのぼる。

(2)　スチールに亜鉛をメッキしたものがブリキである。

(3)　スチールには，プラスチックフィルムをラミネートすることはできない。

(4)　アルミニウムは，熱伝導率が高い包装資材である。

(5)　スチール缶は，3ピース缶にすることはできない。

解説
(1) 金属が容器として使われ始めたのは5000年以上前だが，缶詰の技術は19世紀初頭に開発された。
(2) ブリキは，スズをメッキしたものである。
(3) 近年は金属缶内面に塗装処理あるいはプラスチックフィルムをラミネートしたものが主流である。
(5) スチール缶は，殆どが3ピース缶である。

問3　アルミニウムの特徴についての記述である。正しいものはどれか。1つ選べ。

(1)　薄肉化することができない。

(2)　人体に無害で，耐食性に優れる。

(3)　比重は，スチールと同程度である。

(4)　遮光性は高いが，ガスバリア性は低い。

(5)　スクラップ費用が高価なため，リサイクルには向かない。

解説
(1) しごき加工による薄肉化が可能となり，大量に消費されるようになった。
(3) 比重はスチールの1/3なので軽量である。
(4) ガスバリア性は高く，炭酸飲料用にも使われる。
(5) スクラップされた素材も高価なため，商業ベースでのリサイクルに向いている。

解　答
問題1 (3)　　問題2 (4)
問題3 (2)

問4 紙についての記述である。正しいものはどれか。1つ選べ。

(1) 古代エジプトで作られたパピルスの製造法は，現在の紙とほぼ同じである。

(2) 薄紙は，プラスチックフィルムやアルミ箔とラミネート状にすることはできない。

(3) 液体食品用紙容器では，紙が構造体となっている。

(4) 板紙を展開図状に裁断して，組立て箱としたものが段ボール箱である。

(5) 紙は耐水性に劣るが，ガスバリア性は高い。

解説

(1) パピルスの製造方法や性質は，現代の紙とは異なる。

(2) 薄紙もラミネート構造にすることは可能である。

(4) カートン箱のことである。

(5) 紙は加工性や印刷性に優れるが，耐水性やガスバリア性は低い。プラスチックフィルムやアルミ箔でラミネート構造にして，その弱点を補っている。

問5 プラスチックに関する記述である。正しいものはどれか。1つ選べ。

(1) プラスチックが包装材料として使用されるようになったのは，ナイロンの発明以降である。

(2) 塩化ビニルや塩化ビニリデン系のプラスチックは，包装材料としては使用できない。

(3) 生分解性プラスチックとバイオマスプラスチックは，同じものである。

(4) バイオマスプラスチックは，すべて生分解性を示す。

(5) ポリ乳酸は，生分解性を示さないバイオマスプラスチックである。

解説

(2) 塩化ビニルや塩化ビニリデンのような塩素を含むプラスチック素材も使用可能である。

(3) 生分解性とは微生物による分解が可能なものであり，必ずしもバイオマス原料とは限らない。

(4) バイオマスプラスチックは，すべて生分解性を示すとは限らない。

(5) ポリ乳酸は，生分解性を示すバイオマスプラスチックである。

問6 プラスチック包材に関する記述である。正しいものはどれか。1つ選べ。

(1) プラスチック素材同士をラミネート構造にすることはできない。

(2) ポリエチレンテレフタレート（PET）はフィルム状にはできない。

(3) ポリエチレン（PE）は，発泡トレーの素材として広く使用されている。

(4) PET ボトルは，ブロー成形で作られる。

(5) プラスチックフィルムは，アルミ箔とはラミネート構造を作れない。

解説

(1) プラスチック素材同士でもラミネート構造を作ることは可能である。

(2) フィルム状に加工することも可能である。

(3) 発泡トレーには，ポリスチレン（PS）が主に使われる。

(5) アルミ箔ともラミネートを作ることは可能である。

解 答

問題4 (3)　問題5 (1)

問題6 (4)

問7　包装素材に関する記述である。正しいものはどれか。1つ選べ。

(1)　ガラスは，化学的安定性が低い。

(2)　紙にポリエチレンを重層するとヒートシール性が付与される。

(3)　TFSとはスチールにスズをメッキしたものである。

(4)　ポリ塩化ビニリデン（PVDC）には，気体遮断性がほとんどない。

(5)　ポリエチレンテレフタレート（PET）は，印刷基材としては用いられない。

解説

(1) ガラスは，化学的に不活性，つまり安定性が高い。

(3) TFSは，スチールにクロムをメッキしたものである。

(4) ポリ塩化ビニリデンやエチレン－ビニルアルコール共重合体（EVOH）は，ガスバリア材として使用されている。

(5) 印刷基材には，PETのほかにもポリプロピレンやナイロン素材も使われる。

問8　食品の硬質容器に関する記述である。正しいものはどれか。1つ選べ。

(1)　リターナブルタイプのガラスびんは，使用されていない。

(2)　陽圧缶には，一般的にスチール缶が使われる。

(3)　板紙を展開図状に裁断し組み立てて箱としたものを複合紙器という。

(4)　スクリューキャップは，ガラスびんには使用できない。

(5)　プラスチックブローボトルは，ガラスびんの吹きガラス製法を基に考えられた。

解説

(1) 牛乳びん，一升びん，ビールびんはリターナブル容器である。

(2) 陽圧缶にはアルミニウム，陰圧缶にはスチールを用いるのが一般的である。

(3) これは，カートン箱のことである。他の資材と合わせたものが，複合紙器である。

(4) 王冠やプルトップタイプとともに，ガラス以外の素材の利用で可能である。

問9　食品容器の安全基準についての記述である。正しいものはどれか。1つ選べ。

(1)　日本において容器包装の安全基準の基本となるのは，「農林物資の規格化及び品質表示の適正化に関する法律（JAS法）」である。

(2)　食品衛生法では，食品を「一般食品」と「肉及び肉製品」の2つに分けて規制している。

(3)　乳等省令には，包装用樹脂の種類や添加剤に関する規制が書かれている。

(4)　乳製品を対象とする包装材料の規格は，すべての乳，乳製品に対して統一された基準である。

(5)　プラスチックの規制対象物は，素材原料となるモノマー物質だけである。

解説

(1) 食品衛生法である。

(2) 一般食品と「乳及び乳製品」の2つに分けている。乳製品に対する規制は，乳等省令（乳及び乳製品の成分規格等に関する省令）に記載されている。

(4) 乳製品を対象とする規制は，3群に分けて基準が設けられている。

(5) プラスチックの規制対象物は，モノマー以外に重金属と溶出物がある。

解　答

問題7　(2)　　問題8　(5)

問題9　(3)

問 10 食品の品質保持と包装に関する記述である。正しいものはどれか。1つ選べ。

(1) 着色したガラスびんは，完全遮光包装である。
(2) 真空包装では，包装内の空気が除かれているので，包装資材のガスバリア性は重要ではない。
(3) パルプモールドや発泡ポリエチレンによるフルーツキャップは，防湿包装の一種である。
(4) 脱酸素剤の封入は，カビの生育防止には効果がない。
(5) エチレン吸着剤を練りこんだ包装資材は，青果物の鮮度保持に有効である。

解説
(1) 着色されたガラスびんによる遮光は，部分遮光である。
(2) 除去後の空気流入を阻止するために，ガスバリア性は重要である。
(3) 機械的な振動や衝撃による損傷を防止する緩衝包装の一種である。
(4) カビは，生育に酸素を必要とするので効果がある。

問 11 包装資材による環境汚染とリサイクルに関する記述である。正しいものはどれか。1つ選べ。

(1) 軽量化されたガラスびんの使用は，環境負荷の低減に貢献できる。
(2) 飲料用缶のステイオンタブは，日本が世界に先駆けて採用した。
(3) ガラスびんのカレット使用率は，この10年間，年々増加している。
(4) 古紙の回収率と利用率は，この10年間どちらも約80％程度を維持している。
(5) アルミニウム缶の消費量とリサイクル率は年々減少している。

解説
(2) ステイオンタブはアメリカが世界に先駆けて採用し，日本では1990年頃から採用され始めた。
(3) ガラスビンの使用量は年々減少しているが，カレット使用率に大きな変化はない。
(4) 古紙の回収率は，約80％だが，利用率は60～65％程度である。
(5) アルミニウム缶の消費量は，この数年間ほぼ一定である。リサイクル率は，2013年以降やや低下したが，近年増加している。

問 12 プラスチックのリサイクルに関する記述である。正しいものはどれか。1つ選べ。

(1) マテリアルリサイクルとは，包装容器をそのままの状態で再利用することである。
(2) PETボトルをモノマーに化学分解した後に再度重合する技術は，ケミカルリサイクルに含まれる。
(3) ケミカルリサイクルとは，広義のサーマルリサイクルである。
(4) そのまま燃焼させて熱利用するリサイクルは，マテリアルリサイクルの一種である。
(5) 日本では，ケミカルリサイクルの割合が最も高い。

解説
(1) マテリアルリサイクルとは，ごみを再生利用することで，溶融して再度成形させるものである。
(3) 広義のマテリアルリサイクルである。
(4) そのまま燃焼させて熱利用するリサイクルは，サーマルリサイクルのことである。日本ではリサイクルの一つとされているが，欧米ではリサイクルには含まれない。
(5) 日本では，サーマルリサイクル率が最も高い。

解 答

問題10 (5)　問題11 (1)
問題12 (2)

7

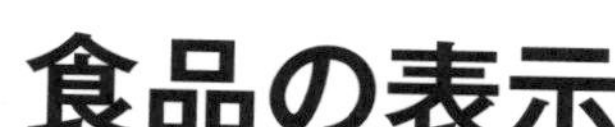

食品の表示

食品の表示は消費者に商品内容を正しく伝える情報手段であり，消費者と生産者や流通業者をつなぐ役割を果たしている。消費者は商品を選択するときに，食品表示からその製品の原材料名，原料原産地名，消費（または賞味）期限，食品添加物，アレルギー物質，遺伝子組換え食品，および製造者などの情報を読み取り活用している。食品表示は，その商品の特徴を表すだけでなく，消費者が安全な食品を安心して摂取し，豊かな食生活を営むことを目的に行われる。

7-1 食品表示の法律

これまで食品表示に関係する法律は，農林物資の規格化および品質表示の適正化に関する法律（JAS法），食品衛生法，健康増進法，および景品表示法（不当景品類および不当表示防止法）などいくつかあった。しかし，名称，賞味・消費期限，保存方法，遺伝子組

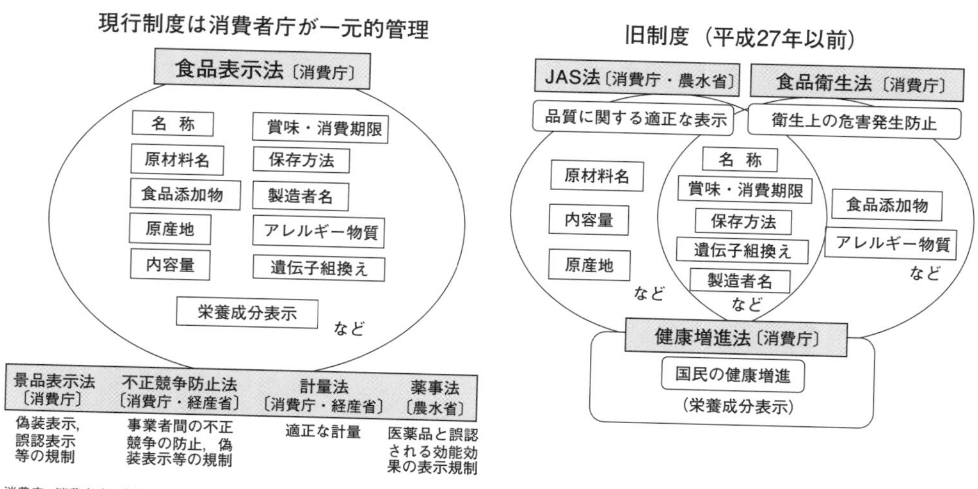

消費庁：消費者庁，農水省：農林水産省，経産省：経済産業省

図 7-1 食品表示制度，および関係法規と管轄省庁

換え，製造者名等の表示事項がJAS法と食品衛生法とで重複して規定しており，事業者にも消費者にも分かり難い制度であった。これを改善するため，2009（平成21）年に**消費者庁**が設置され，2015（平成27）年4月1日より，従来のJAS法，食品衛生法，健康増進法の3法の表示規制に関わる規定を**消費者庁**が包括的かつ一元的に掌握し，事業者にも消費者にもわかりやすい制度を目指した新しい「**食品表示法**」（図7-1）が施行された。

7-1-1　JAS規格制度（任意制度）

日本農林規格（JAS,Japanese Agricultural Standards）は，「農林物資の規格化及び品質表示の適正化に関する法律」（JAS法）である。**JAS規格制度（任意制度）**と**品質表示基準制度（義務制度）**からなり，「農林物資の生産及び流通の円滑化，消費者の需要に即した農業生産等の振興並びに消費者の利益の保護に寄与すること」を目的として，1950（昭和25）年に制定された。JAS規格制度は，「農林物資の品質の改善，生産の合理化，取引の単純公正化，及び使用または消費の合理化を図る」ため，農林水産大臣が制定したJAS規格による検査に合格した製品にJASマークを付けることを認めた任意制度である。一方，品質表示基準制度（義務制度）は，2015（平成27）年4月の食品表示法の施行に伴い，JAS法の食品表示に関する規定が食品表示法に移管されたため，現時点でJAS法に基づく品質表示基準はない。

JAS法における**農林物資**とは，酒類，医薬品などを除く飲食料品および油脂，農産物，林産物，畜産物および水産物，並びにこれらを原料または材料として製造し，または加工した物資である。国内生産品および輸入品もJAS規格制度の対象となる。表7-1に示すように，JAS規格には，①品質についての規格として**一般JAS**，②生産方法についての規格として**有機JAS**，**特定JAS**，**生産情報公表JAS**，および③流通方法についての規格として**流通JAS**が制定されている。JAS規格が定められた品目について，JAS規格に適合していると判定することを**格付け**といい，格付けを行った製品には，JAS認定マー

表　7-1　JASマークの種類とJAS規格が定められている食品

①品質についてのJAS規格	②生産方法についてのJAS規格			③流通方法についてのJAS規格
一般JAS	特定JAS	有機JAS	生産情報公表JAS	低温管理流通JAS
JAS 認定機関名	JAS 認定機関名	JAS 認定機関名	JAS 認定機関名	JAS 認定機関名
飲食料品40品目（果実飲料，ハム類，即席めん，ドレッシング，食用植物油脂等），林産物9品目（製材，合板等），生糸，畳表	熟成ハム類，熟成ソーセージ類，熟成ベーコン類，地鶏類，手延べ干しめん，りんごストレートピュアジュース	有機農産物，有機加工食品，有機畜産物，有機飼料	生産情報公表牛肉，生産情報公表豚肉，生産情報公表農産物，生産情報公表加工品，生産情報公表養殖魚	低温管理流通加工食品

クを任意で付けることができる。格付けを行うかどうかは製造業者などの自由に任されている。JAS 規格は5年ごとに見直しが行われ，生産，取引，使用，または消費の現状や将来の見通しに加え，国際的な規格（Codex 規格など）の動向にも考慮して，社会ニーズの変化に対応させて必要性の乏しくなった規格は整理されている。

コラム　日本の食品表示事情

和食など日本の伝統的食文化が世界で注目されているが，わが国の食品表示制度は貧弱なようである。世界では，消費者の商品選択を容易にするために「わかりやすい栄養表示」と「特徴的および主要原材料の量的（%）表示」が進められている。東アジア地域で栄養表示が義務化されている国は，中国，インド，タイ国，マレーシア，韓国，台湾，香港である。日本も 2015 年に栄養成分表示が義務づけられた。加工食品の原材料表示では，原材料名を重量の多い順に記載することが定められているが，ＥＵや韓国と異なり，日本は加水量の表示義務がない。ハムなどのように，JAS 規格外品の中には水分含量の多いものがある。食品添加物についても，多くの国で全添加物の表示義務があるが，日本のように調味料, 乳化剤, 糊料, 安定剤などの「一括名表示」を認める国は僅かである。2015 年 4 月 1 日より，JAS 法，食品衛生法，健康増進法を消費者庁が一元的に掌握し，消費者や事業者にとってわかりやすい制度を目指した食品表示法がスタートして改正が進められている。詳しい内容は，消費者庁のホームページから知ることができる。

7-1-2　食品表示基準による表示制度（義務制度）

食品表示基準は，生鮮食品と加工食品とに分けて制度化されている。

(1)　生鮮食品の表示基準制度

全ての生鮮食品は販売する際に**名称**と**原産地**を表示する義務がある。名称はその内容を表す一般的な名称を表示する。原産地は国産品，または輸入品である旨を表示する。生鮮食品としては，米穀・麦類・豆類・野菜・果実・きのこ類などの**農産物**，肉類・乳類・鶏卵などの**畜産物**，および魚類・貝類・海藻類などの**水産物**があり，それぞれの表示例を表 7-2 に示す。また，名称，原産地のほかに食品の特性に応じて表示が必要な項目が定められている。玄米および精米（容器に入れ，または包装されたものに限る）は，名称，原料玄米，内容量，精米時期，販売者などの氏名または名称，住所および電話番号の 5 項目一括して表示する。しいたけは，原木栽培されたものには原木，菌床栽培されたものには菌床，両者を混合した場合は，含まれる重量の多い順に原木・菌床または菌床・原木と表示しなければならない。水産物は，冷凍したものを**解凍**したものである場合は解凍，養殖されたものである場合は**養殖**と表示する必要がある。これらの表示事項は，容器または包装の見やすい箇所もしくは商品に近接した見やすい場所に掲示して表示する。表示の文字サイズは，日本産業規格 Z8305 に規定する 8 ポイント（精米の場合は 12 ポイント）以上の大きさ，表示可能面積がおおむね 150 cm^2 以下のものは 5.5 ポイント以上の大きさの規定がある。

表 7-2　生鮮食品の表示事項

(a) 精米の表示例			(c) パック詰め卵の表示例	
名　　称	精　米		名　　称	鶏卵
原料玄米	産　地	単一原料米　〇〇県	原 産 地	国産
	品　種	△△ヒカリ	選別包装者	〇〇株式会社　〇〇県〇〇市〇〇町〇〇
	産　年	25 年度	賞味期限	25.5.21
内 容 量	〇〇 kg		保存方法	10 ℃以下で保存
精米年月日	平成 25 年 11 月 1 日		使用方法	生食の場合は賞味期限内に使用し，賞味期限経過後は十分加熱調理して下さい。
販 売 者	〇〇株式会社　〇〇県〇〇市〇〇 TEL 〇〇			

(b) パック詰めされた食肉の表示例		(d) パック詰めされた鮮魚の表示例	
オーストリア産	牛バラ肉（焼き肉用）	北太平洋産　韓国	
消費期限	25.5.21（4 ℃以下で保存）	刺身用メバチマグロ（解凍）	
100 g 当たり	〇〇円	消費期限	25.5.21
内容量（g）	100 g	保存方法	10 ℃以下で保存
価　格	〇〇円		〇〇株式会社　〇〇県〇〇市〇〇町〇〇
	〇〇株式会社　〇〇県〇〇市〇〇町〇〇	価　格	〇〇円

(2)　加工食品の表示基準制度

加工食品に必要な表示事項は，①**名称**，②**原材料名**，③**添加物**，④**内容量**，⑤**賞味（消費）期限**，⑥**保存方法**，⑦**製造者の名称**，⑧**製造所の所在地**，および⑨**栄養成分の量および熱量**の 9 項目である（図 7-2）。

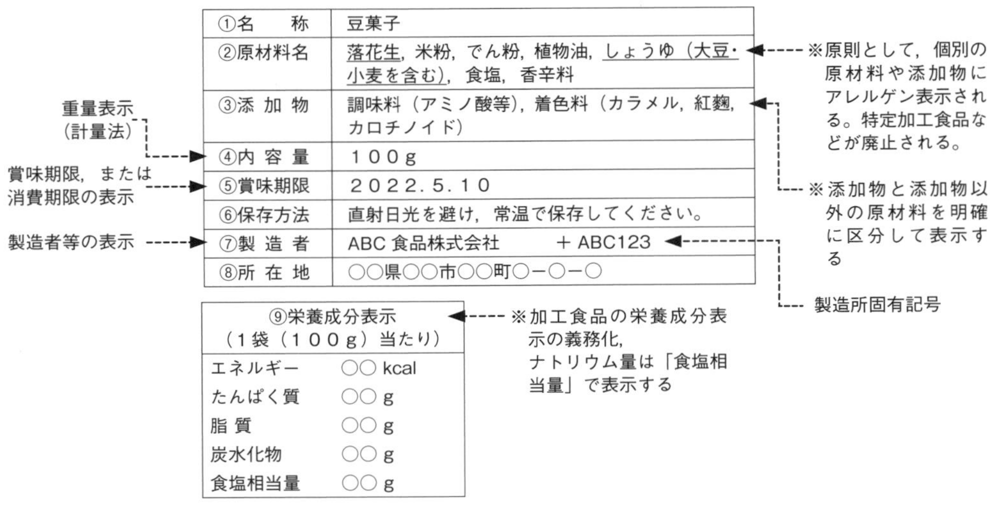

図 7-2　加工食品の表示事項

① 名　称：その商品の内容を表す一般的な名称を表示する。商品名ではない。

② 原材料名：その商品を作るために使用した原材料に占める重量の割合の高いものから順に，その最も一般的な名称で表示する。

③ 添加物：栄養強化の目的で使用されるもの，加工助剤，キャリーオーバーを除き，

添加物に占める重量の割合の多い順に，その添加物の物質名などを後述の食品添加物の表示ルールに従って表示する。添加物の表示の際は，**添加物と添加物以外の原材料がどちらかわかるように，スラッシュ（／）で区切りを入れる，改行して区切る**，または**「添加物」の項目名を設けて表示する**など，明確に区分して表示する（表示例表 7-3）。

表 7-3　原材料名と添加物の表示方法

食品表示基準では，①原材料名と添加物を事項名を設けて表示するか，②原材料名欄に原材料と添加物を明確に区分して表示することになった.

①原材料名と添加物を事項名を設けて表示

原材料名	いちご，砂糖
添加物	ゲル化剤（ペクチン），酸化防止剤（ビタミンC）

②原材料と添加物を区分して表示

例1）スラッシュで区分して表示

原材料名	いちご，砂糖／ゲル化剤（ペクチン），酸化防止剤（ビタミンC）

例2）原材料と添加物を改行して表示

原材料名	いちご，砂糖 ゲル化剤（ペクチン），酸化防止剤（ビタミンC）

例3）原材料と添加物を別欄に表示

原材料名	いちご，砂糖
	ゲル化剤（ペクチン），酸化防止剤（ビタミンC）

参考資料：横浜市西区役所ホームページから引用.

原材料や添加物に，アレルギー物質や遺伝子組換え食品が含まれている場合には後述の表示ルールに従って表示の必要がある。

④ 内容量：内容量はグラムやミリリットル，個数などの単位を明記して表示する。

⑤ 消費（賞味）期限：消費期限は，製造日を含めて5日程度で急速に品質劣化しやすい食品に表示する。賞味期限は，品質劣化が比較的遅く長期にわたり品質が保持できる食品に表示する。でんぷん，砂糖，食塩，水，飲料水，チューインガム，アイスクリームなど，長期間保存しても品質変化が極めて小さいものは賞味期限を省略することができる。

⑥ 保存方法：食品の特性に見合った開封前の保存方法を表示する。

⑦ 製造者の名称：表示内容に責任を持つ者の氏名または法人名，住所を表示する。表示を行う者が製造業者の場合は「製造者」，加工業者の場合は「加工者」，輸入業者の場合は「輸入者」と表示する。

⑧ 製造所の所在地：製造所または加工所の所在地および製造者または加工者の氏名または名称を表示する。輸入品は，輸入業者の所在地および輸入業者の氏名または名称を表示する。なお，表示内容に責任を有する者と同一である場合はこれらの表示を省略することができる。

⑨ 栄養成分の量および熱量：容器包装に入れられた加工食品には，熱量（エネルギー），たんぱく質，脂質，炭水化物およびナトリウム量（食塩相当量）の表示が必要である（7-1-8　栄養成分表示参照）。

(3) 加工食品の原料原産地名表示（義務表示）

加工食品を購入する際に原料原産地名を参考にしている消費者が多いことから，平成29（2017）年9月1日より，国内で製造し，また加工した**すべての加工食品**（輸入品を除く）を対象に**原料原産地表示**が義務づけされた。令和4（2022）年3月末まで，食品メーカーなどが準備をする猶予期間である。具体的な原料原産地の表示方法は，加工食品に占める重量割合上位1位の原材料は原産地を国名で表示する。2か国以上の産地の原材料を使用している場合は，多い順に国名が表示される。

従前の国内で製造された22食品群＋4品目については，**「おにぎり」が追加され22食品群＋5品目**（表7-4）になった。これらは従前通り，原材料に占める重量の割合が50％以上を占めるものが国産品である場合は「国産である旨（または，都道府県名，地名)」を，輸入品の場合は原産国名を表示する。ただし，「おにぎり」に使用した「のり」は，重量割合の順位にかかわらず「のり」の原藻の産地を表示する必要がある。

以上の表示事項は，容器または包装の見やすい箇所に原則一括して表示することが義務づけられている。

表7-4 原料原産地の表示が必要な加工食品※（合計22食品群＋5品目）

加工食品品質表示基準で規定されている22食品群	
農産加工品	1.乾燥きのこ類，乾燥野菜および乾燥果実　2.塩蔵したきのこ類，塩蔵野菜および塩蔵果実　3.ゆで，または蒸したきのこ類，野菜および豆類ならびにあん　4.異種混合したカット野菜，異種混合したカット果実その他野菜，果実およびきのこ類を異種混合したもの　5.緑茶および緑茶飲料　6.もち　7.いりさや落花生，いり落花生，あげ落花生およびいり豆類　8.黒糖および黒糖加工品　9.こんにゃく
畜産加工品	10.調味したもの　11.ゆで，または蒸した食肉および食用鳥卵　12.表面をあぶった食肉　13.フライ種として衣をつけた食肉　14.合挽肉その他異種混合した食肉
水産加工品	15.素干魚介類，塩干魚介類，煮干魚介類およびこんぶ，干のり，焼きのりその他干した海藻類　16.塩蔵魚介類および塩蔵海藻類　17.調味した魚介類および海藻類　18.こんぶ巻き　19.ゆで，または蒸した魚介類および海藻類　20.表面をあぶった魚介類　21.フライ種として衣をつけた魚介類
その他	22.4または14に掲げるもののほか，生鮮食品を異種混合したもの
個別の品質表示基準で規定されている5品目	
23.農産物漬物　24.野菜冷凍食品　25.うなぎ加工品　26.かつお削りぶし　27.おにぎり	

※表中の加工食品については，主な原材料（原材料に占める重量の割合が50％以上のもの）の原産地表示が必要である．

(4) 義務表示事項が省略できる場合

次に掲げるものは，表示事項を省略することができる。加工食品を製造もしくは加工し消費者に直接販売する場合，または加工食品を設備を設けて飲食させる場合は，名称，原材料名などを表示する必要はない。容器包装の表示可能面積がおおよそ30 cm^2 以下の場合についても原材料などの表示を省略できるが，名称，保存方法，消費期限または賞味期限，アレルゲン，L-フェニルアラニン化合物を含む旨，食品関連事業者の氏名または名称または住所は，必ず表示しなければならない。

(5) 指定成分等含有食品に関する表示の義務化

2020（令和2）年6月1日，食品表示法では消費者への情報提供の観点から，**指定成分等含有食品**に関する表示を義務づけた。これらの成分は食品衛生上の危害の発生を防止する見地から特別の注意を必要とする成分または物で，**コレウス・フォルスコリー**，**ドオウレン**，**プエラリア・ミリフィカ**，**ブラックコホシュ**の４つである。

7-1-3 食品添加物の表示

（1）食品添加物の定義と種類

食品添加物とは，保存料，甘味料，着色料，香料など，食品の製造過程または食品の加工・保存の目的で使用されるものである（食品衛生法第４条）。食品添加物の種類は，2015（平成 27）年３月現在，**指定食品添加物**（449 品目），**既存添加物**（365 品目），**天然香料**（約 600 品目），および**一般飲食物添加物**（約 100 品目）となっている。指定添加物とは，厚生労働大臣が安全性と有効性を確認して指定した食品添加物である。ソルビン酸や安息香酸など，主に化学的に合成されたもので，安全性については厳しく審議されており，食品に添加する量についても **ADI**（一日摂取許容量／体重１kg に対して摂取可能な量）に従い，安全とされている使用基準が個々に定められている。既存添加物とは，長年使用されていた実績があるものとして厚生労働大臣がその使用を認めたものである（カワラヨモギ抽出物，ウコン抽出物，カラシ抽出物など）。なお，既存添加物であっても安全性に問題があるもの，使用実態がないものについては，既存添加物名簿から削除されることがある。天然香料とは，りんごや緑茶，乳などの動植物から得られる着香を目的とした食品添加物で，一般に使用量が微量であり，長年の食経験で健康被害がないとして使用が認められているものである。一般飲食物添加物とは，一般に食品として飲食に供されているもので，食品添加物として使用されているものをいう。例としては，オレンジ果汁を着色の目的で使用する場合などがある。

（2）食品添加物の用途

食品添加物の用途には，甘味料，着色料，保存料，増粘安定剤，酸化防止剤，発色剤，漂白剤，防かび剤，殺菌料，苦味料，酵素，光沢剤，酸味料，調味料，強化剤，製造用剤，香料，かんすい，膨張剤，乳化剤，pH 調整剤，固結防止剤，ガムベース，イーストフードなどがあり，安全性確保のため規格・基準が定められている。基準が定められた添加物の品目ごとに，通則，一般試験法，食品添加物の成分規格，製造基準，使用基準，表示基準などが収載されている食品添加物公定書が発行されている。

（3）食品添加物の表示方法

食品添加物を食品に使用する場合は，原則としてすべてを表示することになっている。表示するには，下記に述べるルールに従って記載する。なお前述のように，2015（平成 27）年４月より，添加物と添加物以外の原材料名がどちらかわかるように，**「添加物」の項目名を設けて表示する**など，明確に区分して表示するようにルール改正された。

1）物質名による表示方法

食品添加物は，原則として，その**物質名**を表示する（表 7-5）。指定添加物，既存添加物，および一般飲食物添加物にあっては，名称，別名，簡略名，類別名のいずれかにより表示する。天然香料の場合は，起源物質名または別名に「香料」の文字を付して表示する。同種の機能の食品添加物を併用する場合は，表示例（表 7-6）のように簡略化して表示できる。

表 7-5 物質名と簡略名などの例

物質名（別 名）	簡略名または種類別名による表示	
サッカリンナトリウム（溶性サッカリン）	サッカリン Na	簡略名
食用赤色 102 号（ニューコクシン）	赤色 102 号または赤 102	簡略名
しらこたん白抽出物（プロタミン）	しらこ	簡略名
L-アスコルビン酸（ビタミン C）	アスコルビン酸または V.C.	簡略名
カンゾウ末（甘草末）	甘草	類別名
二酸化硫黄（無水亜硫酸）	亜硫酸塩	類別名
ラック色素（ラッカイン酸）	ラック	簡略名
β-カロテン（β-カロチン）	カロチノイド色素	類別名
硫酸アルミニウムカリウム（焼ミョウバン）	ミョウバン	簡略名
水酸化カルシウム（消石灰）	水酸化 Ca	簡略名

※物質名については，規定の簡略名や種類別名による表示が認められている．

表 7-6 食品添加物の用途名と用途表示例

用途名	用途による表示例（使用の目的・用途を併せて表示する）
甘味料	甘味料（サッカリン Na），甘味料（ステビア），甘味料（アスパルテーム・L-フェニルアラニン化合物）
着色料	着色料（赤 2），着色料（黄 4，青 1，アナトー）
保存料	保存料（安息香酸 Na），保存料（ソルビン酸 K）
増粘剤・安定剤・ゲル化剤または糊料	安定剤（CMC），ゲル化剤（ペクチン）
酸化防止剤	酸化防止剤（BHT），酸化防止剤（エリソルビン酸 Na）
発色剤	発色剤（亜硝酸 Na），発色剤（硝酸 K）
漂白剤	漂白剤（亜硫酸 Na），漂白剤（亜硫酸塩）
防カビ剤または防ばい剤	防カビ剤（OPP）または防ばい剤（OPP）

※一括表示欄の食品添加物の用途名表示の際に「人工」または「合成」を冠した表示ができなくなる（2022（令和 4）年 3 月 31 日まで経過措置）．

2）物質名に用途名を併記する表示方法

公衆衛生上の見地から，情報として必要性が高いと考えられる保存料や甘味料など表 7-6 の 8 種類の用途の食品添加物については，物質名にその**用途名**を併記しなければならない。甘味料のうち，**アスパルテーム**については，フェニルケトン尿症の人はフェニルアラニンを分解できないためその摂取量を制限する必要があり，表示上で「**L-フェニルアラニン化合物**」である旨を併記する。なお，一括表示欄の食品添加物の用途名表示の際に「人工」または「合成」を冠した表示ができなくなる（2022（令和 4）年 3 月 31 日まで経過措置）。

3）一括名による表示方法

食品添加物には，香料のように微量なものを多種類配合したものや，ガムベースのように複数の成分を組み合わせることで初めてチューインガムの基材となるものがある。これらは，多種類の物質名を表示するより，目的とする効果ごとに表示した方がわかりやすいので，**一括名**で表示することが認められている（表 7-7）。

表 7-7　食品添加物の一括名の表示例と使用目的（同様の機能・効果を有するものを一括表示する）

一括名	使用目的	主な食品添加物名
イーストフード	パン製造におけるイースト発酵助剤	塩化アンモニウム，リン酸三カルシウム
ガムベース	チューインガムの基材	エステルガム，エレミ樹脂
かんすい	中華麺の製造	炭酸カリウム，炭酸ナトリウム
苦味料	苦味の付与，増強	カフェイン，ニガキ抽出物，ナリンジン
酵　素	炭水化物やたんぱく質の分解などを行う	アガラーゼ，カタラーゼ
光沢剤	食品に光沢を与える	カルナウバロウ，ミツロウ
香料または合成香料	香りの付与，増強	オレンジ香料，バニリン
酸味料	酸味の付与，増強	クエン酸，コハク酸，酒石酸，乳酸
軟化剤	チューインガムを柔軟に保つ	グリセリン，プロピレングリコール
調味料	味の付与，調整など	L-グルタミン酸ナトリウム，5′-イノシン酸
豆腐用凝固剤または凝固剤	豆乳を凝固させる	塩化カルシウム，グルコノデルタラクトン
乳化剤	食品の乳化，起泡など	グリセリン脂肪酸エステル，植物レシチン
pH 調整剤	適切な pH 領域に保つ	クエン酸，リンゴ酸
膨張剤，ベーキングパウダーまたはふくらし粉	パン，ケーキなどの製造工程でガスを発生して生地を膨張させる	炭酸水素ナトリウム，炭酸アンモニウム

4）表示が省略できる場合（表示免除）

次のような場合には，食品添加物の表示が免除される。

①加工助剤

食品加工の際に添加されるもので，表 7-8 のア～イのいずれかに該当するものは**加工助剤**となり，表示が免除される。

表 7-8　加工助剤に該当することから表示が免除される例

ア	最終食品として包装する前に食品から除去されるもの 例）油脂製造時の抽出溶剤であるヘキサン
イ	最終的に食品の通常含まれる成分と同じになり，かつ，その成分量を増加させるものではないもの 例）ビールの原料水の水質を調整するための炭酸マグネシウム
ウ	最終的に食品中にごくわずかな量しか存在せず，その食品に影響を及ぼさないもの 例）豆腐の製造工程中，大豆汁の消泡の目的で添加するシリコーン樹脂

②キャリーオーバー

キャリーオーバーとは，「食品の原材料の製造または加工の過程において使用され，かつ，当該食品の製造または加工の過程において使用されないものであって，当該食品中には，当該食品添加物が効果を発揮することができる量より少ない量しか含まれていないもの」をいう。事例を表 7-9 に示した。なお，食品添加物の原材料に，アレルギー特定原材料に由来する食品添加物を含む場合は，加工助剤やキャリーオーバーに該当しても最終製品まで表示する必要がある。

表 7-9　キャリーオーバーに該当する例および該当しない例

ア	保存料の安息香酸を含むしょうゆでせんべいの味付けをした場合，この安息香酸は含有量が少なく，せんべいには効果を持たない．　⇒　キャリーオーバーとなり，表示する必要はない．
イ	着色料を使ったメロンソースをメロンアイスに使用した場合，最終製品にも色としての効果がある． ⇒　キャリーオーバーとならず，表示が必要となる．
ウ	発色剤を使用したハムをポテトサラダに入れた場合，ハムはそのまま原形をとどめている． ⇒　キャリーオーバーとならず，表示が必要となる．

③栄養強化目的で使用された食品添加物

栄養強化の目的で使用されるビタミン類，ミネラル類，アミノ酸類については，表示が免除される。表7-10にアスコルビン酸の例を示した。ただし，栄養強化の目的で使用した食品添加物であっても，食品表示法に基づく個別の品質表示基準で表示義務があるものについては表示が必要になる。

表7-10 L-アスコルビン酸の場合

ア	栄養強化の目的で使用の場合 ⇒ 原則は表示免除（個別品質表示基準による例外あり）
イ	酸化防止剤として使用の場合 ⇒ 酸化防止剤（ビタミンC）などと表示

7-1-4 消費期限と賞味期限の表示

消費期限は，未開封状態で保存方法に記載されている方法に従い保存された場合に，品質が保持される期限のことである。弁当や惣菜など品質の劣化が早い食品（製造後約5日以内）に記載される。品質の劣化が早いことから，この期限を過ぎると衛生上の危害が生ずる可能性が高くなる。**賞味期限**は，缶詰やスナック菓子など品質が比較的長く保持される食品に記載される。品質の劣化が遅いことから，この期限を過ぎてもすぐに食べられなくなるわけではない。消費期限や賞味期限は，保存方法に記載されている方法で保存した場合の期限であることから，開封後や決められた方法で保存していない場合には，期限が切れる前であっても品質が劣化していることがある。

7-1-5 遺伝子組換え食品の表示制度

（1）遺伝子組換え食品の種類（義務表示）

遺伝子組換え技術とは，ある生物が持つ有用な遺伝子を他の生物のDNA配列の中に組み入れて新たな性質を加える技術で，農業分野では品種改良のために使われている。この技術を利用して作られた農産物とその加工品を遺伝子組換え食品といい，**遺伝子組換え食品の表示が義務づけられている**（2001（平成13）年4月1日施行）。食品としての安全性が確認されている遺伝子組換え食品は，大豆（枝豆，大豆もやしを含む），とうもろこし，ばれいしょ，なたね，綿実，アルファルファ，てんさい，パパイヤ（平成23年12月1日施行）の**8農産物**とその加工食品である。これら8農産物と，これを原材料とし，加工後も組換えDNAまたはこれによって生じたたんぱく質が検出できる**加工食品33食品群が表示義務の対象**となる。対象となる加工食品としては，豆腐，油揚げ類，おから，納豆，豆乳類，みそ，大豆缶詰，きな粉，コーンスナック菓子，コーンスターチ，ポップコーン，冷凍とうもろこし，冷凍ばれいしょ，ポテトスナック菓子などで，これらを主原料とするものである（対象農産物およびその加工食品が原材料の上位3位以内で，かつ，全重量の5％以上を占めるもの）。なお，組み換えられたDNAおよびこれによって生じたたんぱく質が，加工後に最新の検出技術によっても検出できない加工食品（大豆油，しょうゆ，コーン油，異性化液糖など）（表7-11）の場合は，遺伝子組換えに関する**表示義務は**

ない。任意で大豆（遺伝子組換え不分別），大豆（遺伝子組換えでない）などの表示ができる（図 7-3 参照）。

表 7-11　遺伝子組換えの表示義務が免除される食品の例

表示が免除される加工食品	対象農産物
しょうゆ 大豆油	だいず
コーンフレーク 水飴，水飴使用食品（ジャム類など） 液糖，液糖使用食品（シロップなど） デキストリン，デキストリン使用食品（スープ類など） コーン油	とうもろこし
菜種油	なたね
綿実油	綿実
砂糖（てんさいを主な原材料とするもの）	てんさい

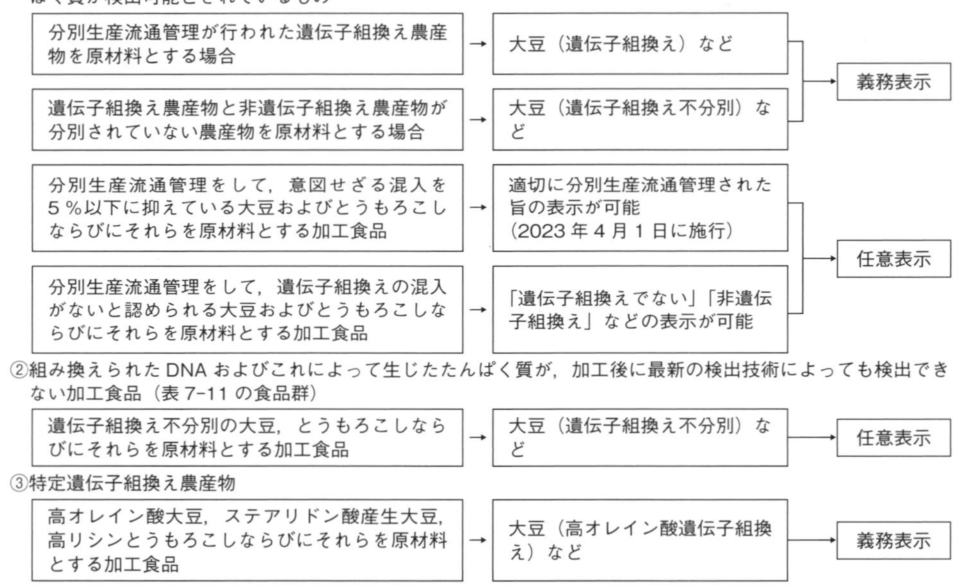

図 7-3　遺伝子組換え食品の表示制度（任意表示制度は 2023（令和 5）年から新しい制度になる）

(2) 特定遺伝子組換え農産物（義務表示）

遺伝子組換え技術により**従来のものと組成，栄養価等が著しく異なるもの**が表示義務の対象である。現状では，「**高オレイン酸遺伝子組換え大豆**」「**ステアリドン酸産生遺伝子組換え大豆**」および「**高リシン遺伝子組換えとうもろこし**」と，これらを原材料とする加工食品およびその加工食品を主な原材料とするものが義務表示の対象となる。例えば，高オレイン酸遺伝子組換え大豆を主な原材料として使用した場合には，植物油やしょうゆなど，遺伝子組換えに関する表示義務がなかった品目やこれらを主な原材料とするものについても表示が義務化される。

(3) 遺伝子組換えに関する分別生産流通管理と表示ルール

図 7-3 に表示ルールを示す。**分別生産流通管理**（**IPハンドリング**：Identity Preserved Handling）とは，遺伝子組換え農産物と非遺伝子組換え農産物を農場から食品製造業者まで，生産，流通および加工の各段階で相互に混入が起こらないよう管理し，そのことが書類により証明されていることをいう。分別生産流通管理が行われた遺伝子組換え農産物を原料とする場合，あるいは遺伝子組換え農産物と非遺伝子組換え農産物が分別されていない農産物を原料とする場合は**表示義務**がある。前者は**大豆（遺伝子組換え）**など，後者は**大豆（遺伝子組換え不分別）**と表示する。分別生産流通管理が行われた非遺伝子組換え農産物を原材料とする場合は任意表示で，**大豆（遺伝子組換えでない）**などと表示してもよい（図 7-3）。なお，遺伝子組換えに関する任意表示制度は，2023（令和 5）年 4 月 1 日から新しい制度になる予定である。

7-1-6　アレルギー物質を含む食品の原材料表示

食物を摂取した際，食物に含まれる原因物質（アレルゲン：主としてたんぱく質）を異物として認識し，自分の身体を防御するために過敏な反応を起こすことがある。これを**食物アレルギー**という。主な食物アレルギーの症状として，軽い症状としては，かゆみ，じんましん，唇や瞼（まぶた）の腫れ，嘔吐，喘鳴（ぜんめい），重篤な症状としては，意識障害，血圧低下などの**アナフィラキシーショック**がみられる。特定のアレルギー体質をもつ方の健康危害の発生を防止する観点から，過去の健康危害などの程度，頻度を考慮し，**特定原材料**（表 7-12）**を原材料とする**加工食品および特定原材料に由来する添加物を含む食品には，アレルゲンの表示が義務づけられている。また，特定原材料に準ずるものを原材料とする加工食品には，アレルゲンの表示が推奨されている。

表 7-12　特定原材料等　28 品目

分類・規定	特定原材料等の名称	備　考
表示義務（必ず表示すること） （特定原材料：7 品目）	卵，乳，小麦，えび，かに	症例件数が多い
	そば，落花生	症状が重篤である
表示を推奨 （特定原材料に準ずるもの：21 品目）	アーモンド，あわび，いか，いくら，オレンジ，カシューナッツ，キウイフルーツ，牛肉，くるみ，ごま，さけ，さば，だいず，鶏肉，バナナ，豚肉，まつたけ，もも，やまいも，りんご，ゼラチン	症例件数が少ない

2012（平成 24）年 8 月以降，内閣府令で「卵，乳，小麦，そば，落花生，えび，かに」**7 品目**が特定原材料として指定されている。表示義務はないが，食品への表示が奨励されている大豆，ゼラチン，アーモンド（2019 年に追加）などを**特定原材料に準ずるもの**として，**21 品目**が定められている。特定原材料 7 品目と特定原材料に準ずるもの 21 品目を合わせた 28 品目を**特定原材料等**という。2015（平成 27）年 4 月より，アレルギー表示にかかわるルールが変更され，**特定加工食品**※1 およびその**拡大表記**※2 が廃止された。新ルールによる**アレルゲン表示方法の概要**を表 7-13 に示した。表示の方法は，原則として

原材料名の直後に括弧を付して「(○○を含む)」と特定原材料等を含む旨が表示される(**個別表示**の原則)。例外として表示面積に限りがあり，一括表示でないと表示が困難な場合は，原材料の直後にまとめて括弧書きして表示する（**一括表示**という）がある。一括表示する場合，原材料に「卵」,「小麦」(特定原材料）または「たまご」「コムギ」などの**代替表記**※3が表示されていても，一括表示欄に改めて「卵」,「小麦」の表示が必要である。なお，個別表示と一括表示を組み合わせて使用することはできない。

表 7-13　アレルゲン表示方法

原則として個別表示			例外措置として一括表示		
①	原材料名	パン（小麦を含む），チーズ（乳成分を含む）	①	原材料名	パン，チーズ，（一部に小麦・乳成分を含む）
	添加物	乳化剤（大豆由来），増粘多糖類，調味料（アミノ酸等）		添加物	乳化剤，増粘多糖類，調味料（アミノ酸等），（一部に大豆を含む）
②	原材料名	パン（小麦を含む），チーズ（乳成分を含む）／乳化剤（大豆由来），増粘多糖類，調味料（アミノ酸等）	②	原材料名	パン，チーズ／乳化剤，増粘多糖類，調味料（アミノ酸等），（一部に小麦・乳成分・大豆を含む）
③	原材料名	パン（小麦を含む），チーズ（乳成分を含む） 乳化剤（大豆由来），増粘多糖類，調味料（アミノ酸等）	③	原材料名	パン，チーズ 乳化剤，増粘多糖類，調味料（アミノ酸等） （一部に小麦・乳成分・大豆を含む）

(注)・①は，原材料名と添加物を各々項目立てしている場合，②は，原材料と添加物を「／」（スラッシュ）で区分している場合，③は，原材料と添加物を改行して区分している場合の表示例である.
・一括表示をする場合，全ての特定原材料を一括表示欄に表示する。原材料に「卵」,「小麦」(特定原材料）または「タマゴ」,「コムギ」(代替表記）が表示されていても，一括表示欄に改めて「卵」,「小麦」の表示が必要である.
・乳の場合は，「乳成分を含む」とする，添加物の場合は「乳由来」とする.

<アレルギー表示が免除される特例について>

アレルギー表示は，アレルギー患者の健康を守るという観点から，特定原材料に準ずるものを含め，すべて表示すべきである。ただし，表示が免除される例外規定が設けられている。最終製品に含まれる特定原材料の総たんぱく質量が数μg／ml 濃度レベルまたは数μg／g 含有レベルに満たない場合は，ほぼアレルギー症状は誘発しないであろうという専門家の判断により表示が免除される。そのほかに，食品を製造加工してデパートの地下食品売り場で対面販売する場合，あるいはスーパー店内で製造した惣菜などを直接販売する場合は，アレルギー表示が省略されることがある。これまでは，商品形態の制約から表示可能面積がおおむね 30 cm^2 以下の場合は表示の省略が可能だったが，2015（平成 27）年 4 月より省略不可になった。

※1　特定加工食品
表記に特定原材料等を含まないが，一般的にアレルゲンを含むことが予測できると考えられてきたオムレツやうどん等の特定加工食品についても，必ず「卵や小麦を含む」といったアレルゲン表記が必要になった。

※2　特定加工食品の拡大表記
表記に特定加工食品の名称を含むことにより，アレルゲンを含むことが予測できると考えられてきた表記（からしマヨネーズ←卵を含む，ロールパン←小麦を含む）

※3　代替表記
特定原材料の記載と同一のものであると認められるもので，例えば,「卵」であれば,「玉子」,「たまご」,「タマゴ」／小麦であれば,「こむぎ」,「コムギ」の表示をもって,「卵や小麦を含む」の表示を省略できる。

7-1-7　健康増進法と表示

急速な高齢化の進展および疾病構造の変化に伴い，国民の健康増進の重要性が著しく増大していることから，2002（平成14）年に**健康増進法**が施行された。これは国民の健康の増進の総合的な推進に関して基本的な事項を定め，国民の栄養改善と健康増進を図るための処置を講じ，国民保健の向上を図ることを目的とするものである。国民健康・栄養調査，保健指導，特定給食施設における栄養管理，受動喫煙の防止，および特別用途表示・栄養表示基準などが定められている。特別の用途の旨に適する食品の中に，保健機能食品と特別用途食品が含まれ，それぞれの食品の位置づけは図7-4に示すようになる。

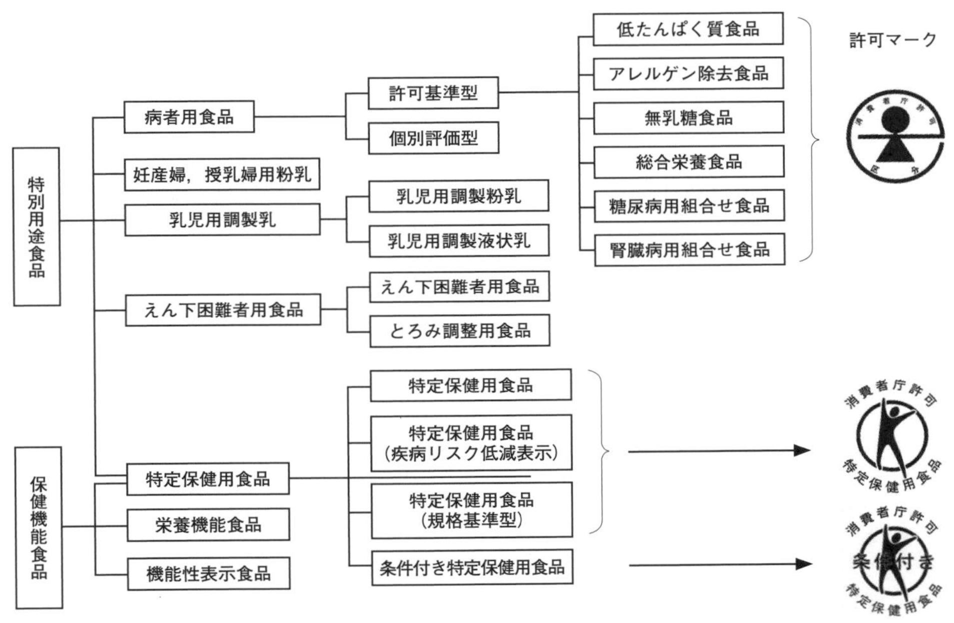

図7-4　特別用途食品と保健機能食品の分類，および許可マーク

（1）保健機能食品の制度

消費者が安心して食生活の状況に応じて食品の選択ができるよう，適切な情報の提供を目的として，健康食品のうち一定の要件を満たすものを**保健機能食品**と認める制度である（2001（平成13）年制度化）。保健機能食品は，表示する機能などの違いによって，**特定保健用食品，機能性表示食品**（2015（平成27）年4月新設），および**栄養機能食品**に分類される（図7-5）。

①特定保健用食品

特定保健用食品は，**健康増進に役立つことが科学的根拠に基づいて認められ**，「お腹の調子を整えます」，「糖の吸収を穏やかにします」，「血圧が高めの方に適しています」，「コレステロールの吸収をおだやかにする」などの表示が許可されている食品で，通称，「**トクホ**」と呼ばれる。トクホは，保健機能食品のうちの一つで機能性表示食品および栄養機能食品と異なり，**消費者庁長官に対する個別の許可申請**や届出が必要であり，国の審査を

薬事法	食品衛生法			
	保健機能食品			
医薬品（医薬部外品を含む）	特定保健用食品（トクホ）（個別許可制：消費者庁が個別許可） ①特定保健用食品 ②条件付き特定保健用食品 ③規格基準型特定保健用食品 ④疾病リスク低減表示特定保健用食品	栄養機能食品（自己認証制：規格基準に適合型）	機能性表示食品（届出制：事業者が消費者庁に届出）	一般食品（いわゆる「健康食品」を含む）

図 7-5　保健機能食品の区分

個別に受け，内閣総理大臣が許可した食品である。食生活において特定の保健の目的で摂取する場合に，期待できる保健の用途について表示する。現在までに表示が認可されている保健の用途は表 7-14 に示す通りである。トクホには，特定保健用食品，条件付きで

表 7-14　特定保健用食品に表示できる保健の用途

保健用途の表示内容	表示できる保健用途	代表的な関与成分
お腹の調子を整える，便秘改善など	お腹の調子を整えます．お通じの気になる方に適しています．	各種オリゴ糖，ラクチュロース，ビフィズス菌，各種乳酸菌，食物繊維（難消化デキストリン，ポリデキストロース，グアーガム，サイリウム種皮など）など．
血糖値関係	糖の吸収を穏かにします．食後の血糖値が気になる方に適しています．	難消化性デキストリン，小麦アルブミン，グァバ葉ポリフェノール，L-アラビノースなど．
血圧関係	血圧が高めの方に適しています．	ラクトトリペプチド，カゼインデカペプチド，杜仲葉配糖体，サーデンペプチドなど．
コレステロール関係	コレステロールの吸収を抑える働きがあります．コレステロールが高めの方に適しています．	キトサン，大豆たんぱく質，低分子化アルギン酸ナトリウム．
歯，歯茎関係	歯を丈夫で健康にします．	パラチノース，マルチトース，エリスリトールなど．
脂肪関係	体脂肪が気になる方に適しています．食後の血中中性脂肪の上昇を抑えます．	グロビンたんぱく分解物，コーヒー豆マンノオリゴ糖など．
コレステロール＆お腹の調子，コレステロール・脂肪関係など	コレステロールが高めで気になる方，お腹の調子が気になる方の食生活の改善に役立ちます．	低分子化アルギン酸ナトリウム，サイリウム種皮の食物繊維など．
脂肪・血糖値	血中中性脂肪が高めの方，食後の血糖値が気になる方の食生活の改善に役立ちます．	難消化性デキストリン
骨関係	カルシウム吸収に優れ，丈夫な骨をつくるのに適した食品です．	大豆イソフラボン，MBP（乳塩基性たんぱく質）など．
ミネラルの吸収関係	貧血気味の人に適しています．	クエン酸リンゴ酸カルシウム，カゼインホスホペプチド，ヘム鉄など．
疾病リスク低減	この食品はカルシウムを豊富に含みます．日頃の運動と，適切な量のカルシウムを含む健康的な食事は若い女性が健全な骨の健康を維持し，歳をとってからの骨粗鬆症になるリスクを低減するかもしれません．	カルシウム
ミネラル・お腹	お腹の調子を良好に保つとともに，カルシウムの吸収を促進します．	フラクトオリゴ糖など．

目的が期待できる内容の**条件付き特定保健用食品**，個別の審査を行わず，これまでの蓄積根拠に基づき作成した規格基準に適合するか否かの審査のみの特定保健用食品（**規格基準型**），および疾病リスクの低減に関する表示ができる特定保健用食品（**疾病リスク低減表示**）の4つの区分がある。特定保健用食品は，その容器包装などに，表7-15の★印の項目を表示することが義務づけられている。

表7-15　特定保健用食品の表示例

★特定保健用食品 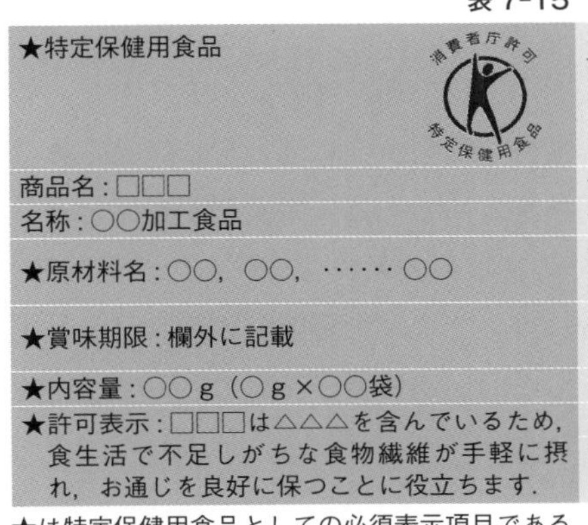	★栄養成分量及び熱量:1袋（○g）当たり 熱量○○kcal　たんぱく質○○g　脂質○○g　糖質○○g 食物繊維○○g　ナトリウム○○g　関与成分△△△　○○g
商品名:□□□	★1日摂取目安量:1日当たり2袋を目安にお召し上がり下さい.
名称:○○加工食品	★摂取方法:水に溶かしてお召し上がり下さい.
★原材料名:○○，○○，……○○	★摂取上の注意:1度に多量に摂りすぎると，おなかがゆるくなることがあります．1日の摂取量を守って下さい.
★賞味期限:欄外に記載	★調理または保存方法の注意事項:直射日光を避け，涼しいところに保存して下さい.
★内容量:○○g（○g×○○袋）	販売者:○○○○株式会社　東京都○○区○○1-2-3
★許可表示:□□□は△△△を含んでいるため，食生活で不足しがちな食物繊維が手軽に摂れ，お通じを良好に保つことに役立ちます.	★食生活は，主食，主菜，副菜を基本に，食事のバランスを. ★1日当たりの栄養所要量に対する充足率:○○% （関与成分が栄養所要量の定められた成分である場合）

★は特定保健用食品としての必須表示項目である.

②機能性表示食品

2015（平成27）年4月より，野菜や果物などの生鮮食品や加工食品，サプリメントなどについて，**企業の責任で科学的根拠に基づき**，健康の維持・増進効果などの機能性を表示できる「**機能性表示食品**」の制度が新設された。食品の機能性として，「おなかの調子を整えます」「脂肪の吸収をおだやかにします」など，健康の維持・増進に役立つことを表示できる食品である。販売前に安全性および機能性の根拠に関する情報などが消費者庁長官へ届けられたもので，特定保健用食品のように国が安全性と機能性の審査を行っていない。機能性表示食品は**消費者庁長官の個別の許可を受けたものではない**。製品には，「**届出番号**」が表示されている。機能性表示をするためには，食品に表示する内容，食品関連事業者に関する基本情報（事業者名，連絡先など），安全性・機能性の根拠に関する情報，生産・製造・品質の管理に関する情報，健康被害の情報収集体制その他必要な事項を，**販売日の60日前までに消費者庁長官に届け出る必要**がある。届け出られた内容は，消費者庁のウェブサイトで公開される。

＜機能性表示食品の表示事項＞

機能性表示食品である旨，届出番号，届出表示，栄養成分表示，「本品は，事業者の責任において特定の保健の目的が期待できる旨を表示するものとして，消費者庁長官に届出されたものです。ただし，特定保健用食品と異なり，消費者庁長官による個別審査を受けたものではない」旨の表示，バランスの取れた食生活の普及啓発を図る文言，「食生活は，主食，主菜，副菜を基本に，食事のバランスを」の表示，機能性関与成分，1日当たりの摂取目安量，摂取の方法および摂取する上での注意事項，調理または保存の方法，摂取上の注意喚起として「本品は，疾病の診断，治療，予防を目的としたものではありません。」，「本品は，疾病に罹患している者，未成年者，妊産婦（妊娠を計画している者を含む。）および授乳婦を対象に開発された食品ではありません。」，「疾病に罹患している場合は，医師に，医薬品を服用している場合は医師，薬剤師に相談してください。」，「体調に異変を感じた際は，速やかに摂取を中止し，医師に相談してください。」など。

③栄養機能食品

栄養機能食品は，食生活において**特定の栄養成分の補給**を目的として摂取する者に対して，消費者庁長官が定める規格基準に従って，特定の栄養成分の機能の表示をする食品である。対象成分は，表 7-16 に定める**20 種類の栄養成分**，対象食品は消費者に販売される容器包装に入れられた一般用加工食品および一般用生鮮食品である。栄養機能食品と称して販売するには，定められた規格基準（「1 日当たりの摂取目安量に含まれる栄養成分量」の上限値・下限値）に適合するとともに，栄養成分についての「**栄養機能表示**」とそれぞれに対応する「注意喚起表示」を表示しなければならない。**消費者庁長官の許可や届出は**

表 7-16　栄養機能食品の表示対象となる栄養成分，および規格基準

栄養成分	規格基準 1 日当たりの摂取目安量に含まれる栄養成分量		栄養機能表示
	下限値	上限値	
n-3 系脂肪酸	0.6 g	2.0 g	n-3 系脂肪酸は，皮膚の健康維持を助ける栄養素です.
亜　鉛	2.64 mg	15 mg	亜鉛は，味覚を正常に保つのに必要な栄養素です. 亜鉛は，皮膚や粘膜の健康維持を助ける栄養素です. 亜鉛は，たんぱく質・核酸の代謝に関与して，健康の維持に役立つ栄養素です.
カリウム	840 mg	2800 mg	カリウムは，正常な血圧を保つのに必要な栄養素です.
カルシウム	204 mg	600 mg	カルシウムは，骨や歯の形成に必要な栄養素です.
鉄	2.04 mg	10 mg	鉄は，赤血球を作るのに必要な栄養素です.
銅	0.27 mg	6 .0 mg	銅は，赤血球の形成を助ける栄養素です. 銅は，多くの体内酵素の正常な働きと骨の形成を助ける栄養素です.
マグネシウム	96 mg	300 mg	マグネシウムは，骨や歯の形成に必要な栄養素です. マグネシウムは，多くの体内酵素の正常な働きとエネルギー産生を助けるとともに，血液循環を正常に保つのに必要な栄養素です.
ナイアシン	3.9 mg	60 mg	ナイアシンは，皮膚や粘膜の健康維持を助ける栄養素です.
パントテン酸	1.44 mg	30 mg	パントテン酸は，皮膚や粘膜の健康維持を助ける栄養素です.
ビオチン	15 μg	500 μg	ビオチンは，皮膚や粘膜の健康維持を助ける栄養素です.
ビタミン A *	231 μg	600 μg	ビタミン A は，夜間の視力の維持を助ける栄養素です. ビタミン A は，皮膚や粘膜の健康維持を助ける栄養素です.
ビタミン B_1	0.36 mg	25 mg	ビタミン B_1 は，炭水化物からのエネルギー産生と皮膚や粘膜の健康維持を助ける栄養素です.
ビタミン B_2	0.42 mg	12 mg	ビタミン B_2 は，皮膚や粘膜の健康維持を助ける栄養素です.
ビタミン B_6	0.39 mg	10 mg	ビタミン B_6 は，たんぱく質からのエネルギーの産生と皮膚や粘膜の健康維持を助ける栄養素です.
ビタミン B_{12}	0.72 μg	60 μg	ビタミン B_{12} は，赤血球の形成を助ける栄養素です.
ビタミン C	30 mg	1,000 mg	ビタミン C は，皮膚や粘膜の健康維持を助けるとともに，抗酸化作用を持つ栄養素です.
ビタミン D	1.65 μg	5.0 μg	ビタミン D は，腸管でのカルシウムの吸収を促進し，骨の形成を助ける栄養素です.
ビタミン E	1.89 mg	150 mg	ビタミン E は，抗酸化作用により，体内の脂質を酸化から守り，細胞の健康維持を助ける栄養素です.
ビタミン K	45 μg	150 μg	ビタミン K は，正常な血液凝固能を維持する栄養素です.
葉　酸	72 μg	200 μg	葉酸は，赤血球の形成を助ける栄養素です. 葉酸は，胎児の正常な発育に寄与する栄養素です.

＊ビタミン A の前駆体である β-カロテンについても，ビタミン A 源として同様に表示認可（1,620〜7,200 μg）となる.

必要ない。

＜栄養機能の表示例＞

（例1）ビタミンCは，皮膚や粘膜の健康維持を助けるとともに，抗酸化作用を持つ栄養素です。

（例2）ナイアシン，ビオチン及びビタミンB_2は，皮膚や粘膜の健康維持を助ける栄養素です。

（例3）ビタミンAは，夜間の視力維持を助けるとともに，皮膚や粘膜の健康維持を助ける栄養素です。

＜栄養機能食品の表示事項＞

栄養機能食品である旨および栄養成分の名称，栄養成分の機能，栄養成分表示，1日当たりの摂取目安量，摂取の方法および摂取する上での注意事項，1日当たりの摂取目安量に含まれる機能表示成分の量が栄養素等表示基準値（○歳以上，○○ kcal）に占める割合，調理または保存の方法，バランスの取れた食生活の普及啓発を図る文言，「食生活は，主食，主菜，副菜を基本に，食事のバランスを」の表示，本品は，特定保健用食品と異なり，消費者庁長官による個別審査を受けたものではない旨など。

（2）特別用途食品

特別用途食品とは，食品に本来含まれている栄養成分を増減して，乳児，幼児，妊産婦，病者といった健康上特別な状態にある人の発育や健康の保持，回復などに適するという特別の用途について表示を行うものである。特別用途食品として販売するためには，その表示について健康増進法に基づき**消費者庁長官の許可**を受けなければならない。

現在，特別用途食品には**病者用食品**（**低たんぱく質食品**，**アレルゲン除去食品**，**無乳糖食品**，**総合栄養食品**，**糖尿病用組合せ食品**，**腎臓病用組合せ食品**），**妊産婦・授乳婦用粉乳**，**乳幼児用調製粉乳**，**乳児用調製液状乳**，**えん下困難者用食品**，**とろみ調整用食品**がある（図7-4）。健康増進法に基づく「特別の用途に適する旨の表示」の許可には特定保健用食品も含まれる。特定保健用食品以外の製品には，対象者の区分が入った**特別用途食品マーク**が表示されている。

7-1-8 栄養成分表示の基準

2015（平成27）年4月より，原則として，全ての消費者向けの包装された加工食品および添加物への**栄養成分表示**が義務づけられた。

（1）栄養成分表示

表示が義務づけられている栄養成分は，**熱量（エネルギー）**，**たんぱく質**，**脂質**，**炭水化物**，**ナトリウム（食塩相当量で表示）**である。表示が推奨されている栄養成分は，飽和脂肪酸と食物繊維の2成分である。任意で表示されている成分は，ミネラル（亜鉛，カリウム，カルシウムなど（ナトリウムを除く）），ビタミン（ビタミンA，B_1，Cなど）などである。栄養表示は，必ず表7-17に示した栄養成分表示の記載ルールに従って表示し，ナトリウムの量は食塩相当量で表示する必要がある。任意でナトリウムを表示する場合は，ナトリウムの量の次に「**食塩相当量**」を括弧書き表示する。ただし，ナトリウム表示ができるのは，ナトリウム塩を添加していない食品に限定される。なお，小規模事業者（概ね従業員が20人以下。商業，サービス業は5人以下）が販売する食品は，栄養成分表示を省略することができる。

表 7-17　栄養成分表示の記載ルール

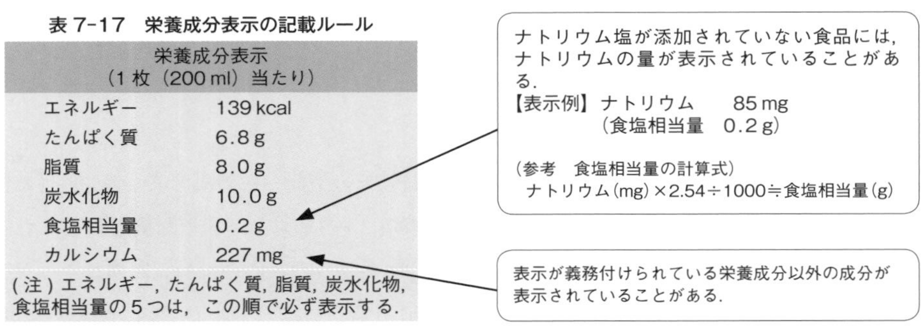

栄養成分表示 （1枚（200 ml）当たり）	
エネルギー	139 kcal
たんぱく質	6.8 g
脂質	8.0 g
炭水化物	10.0 g
食塩相当量	0.2 g
カルシウム	227 mg

（注）エネルギー，たんぱく質，脂質，炭水化物，食塩相当量の5つは，この順で必ず表示する．

（2）強調表示

国民の栄養摂取の状況からみて，その欠乏や過剰な摂取が国民の健康の保持機能に影響を与えている熱量（カロリー）や栄養成分について，食品中に高い旨，または含む旨，低い旨，または含まない旨，さらに強化された旨，または低減された旨を強調する表示方法を**強調表示**という（表 7-18）。単に含まれている場合と，多く含まれている場合の基準値は違ってくる。多く含まれている場合はもちろんのこと，少ない旨の表示や含まない旨の表示をする場合も強調表示となる（**絶対表示**）。また，具体的な商品と比較して強調表示

表 7-18　栄養強調表示の方法

	補給ができる旨の表示（多いことを強調）			適切な摂取ができる旨の表示（少ないことを強調）		
強調表示の種類	高い旨	含む旨	強化された旨	含まない旨	低い旨	低減された旨
	絶対表示		相対表示	絶対表示		相対表示
強調表示に必要な基準	・基準値以上であること		・基準値以上の絶対差 ・相対差（25 %以上）※ ・強化された量または割合と比較対象商品を表示	基準値未満であること	基準値以下であること	・基準値以上の絶対差 ・相対差（25 %以上） ・低減された量又は割合と比較対象商品を表示
強調表示の表現例	・高○○ ・○○豊富 ・○○リッチ	・○○源 ・○○供給 ・○○含有	・○○ 30 %アップ ・○○ 2 倍	・無○○ ・○○ゼロ ・ノン○○	・低○○ ・○○控えめ ・○○ライト	・○○ 30 %カット ・○○ g オフ ・○○ハーフ
該当する栄養成分	たんぱく質，食物繊維，亜鉛，カリウム，カルシウム，鉄，銅，マグネシウム，ナイアシン，パントテン酸，ビオチン，ビタミンA，B_1，B_2，B_6，B_{12}，C，D，E，Kおよび葉酸			熱量，脂質，飽和脂肪酸，コレステロール，糖類，ナトリウム		

※強化された旨の相対差（25 %以上）は，たんぱく質および食物繊維のみに適用

	糖類[1]を添加していない旨の表示	ナトリウム塩を添加していない旨の表示
基準	・いかなる糖類[2]も添加していない ・糖類に代わる原材料又は添加物を使用していない[3] ・糖類含有量が原材料及び添加物の量を超えない ・糖類の含有量を表示する	・いかなるナトリウム塩も添加していない（塩化ナトリウム，リン酸三ナトリウムなど） ・ナトリウム塩に代わる原材料または添加物を添加していない（ウスターソース，ピクルス，しょうゆなど）
表現例	・糖類無添加 ・砂糖不使用	・食塩無添加

1）糖類とは，単糖類または二糖類であって，糖アルコールでないものに限る．
2）ショ糖，ブドウ糖，ハチミツ，コーンシロップなど．　3）ジャム，甘みのついたチョコレート，果実片など．

をする場合もある（**相対表示**）。塩分控えめは塩分（ナトリウム）が少ないという意味の表示で強調表示となるが，うす塩，甘さひかえめ，などの味覚に関する表示は強調表示とはならない。例えば，糖類を添加していない旨の表示例は，「糖類無添加」，「砂糖不使用」その他これに類する表示をいう。「ノンシュガー」，「シュガーレス」のような表示は糖類について「含まない旨」の表示に該当する。ナトリウム塩を添加していない旨の表示例は，「食塩無添加」その他これに類する表示をいう。強調表示をする栄養成分の基準値は，表 7-19，表 7-20 に示すように定められている。

表 7-19 「適切な摂取ができる」旨の栄養強調表示の基準値

栄養成分および熱量	「含まない旨」の表示は，次の基準値に満たないこと，またこの基準値より値が小さければ「0」と表示可能	「低い旨」の表示は，次の基準値以下であること	「～より低減された旨」の表示をする場合は，次の基準値以上減少していること
	含まない旨の表示	低い旨の表示	低減された旨の表示
	100 g 当たり	100 g 当たり	100 g 当たり低減された量
熱　量	5 kcal（5 kcal）	40 kcal（20 kcal）	40 kcal（20 kcal）
脂　質[注1)]	0.5 g（0.5 g）	3 g（1.5 g）	3 g（1.5 g）
飽和脂肪酸	0.1 g（0.1 g）	1.5 g（0.75 g） かつ飽和脂肪酸由来エネルギーが全エネルギーの 10 % 以下	1.5 g（0.75 g）
コレステロール[注2)]	5 mg（5 mg） ただし，飽和脂肪酸の量が 1.5 g（0.75 g）未満であって当該食品の熱量のうち飽和脂肪酸に由来するものが当該食品の熱量の 10 % 未満のものに限る.	20 mg（10 mg） ただし，飽和脂肪酸の量が 1.5 g（0.75 g）以下であって当該食品の熱量のうち飽和脂肪酸に由来するものが当該食品の熱量の 10 % 以下のものに限る.	20 mg（10 mg） ただし，飽和脂肪酸の量が当該他の食品に比べて低減された量が 1.5 g（0.75 g）以上のものに限る.
糖　類	0.5 g（0.5 g）	5 g（2.5 g）	5 g（2.5 g）
ナトリウム	5 mg（5 mg）	120 mg（120 mg）	120 mg（120 mg）

（ ）内は，一般に飲用に供する液状の食品 100 ml 当たりの場合である.

注 1)：ドレッシングタイプ調味料（いわゆるノンオイルドレッシング）について，脂質の「含まない旨の表示」については「0.5 g」を，「3 g」とする.

注 2)：1 食分の量を 15 g 以下である旨を表示し，かつ，当該食品中の脂肪酸の量のうち飽和脂肪酸の量の占める割合が 15 %以下である場合，コレステロールに係る含まない旨の表示および低い旨の表示のただし書きの規定は，適用しない.

表 7-20 「補給ができる」旨の栄養強調表示の基準値

栄養成分	高い旨の表示		含む旨の表示		強化された旨の表示
	100 g 当たり	100 kcal 当たり	100 g 当たり	100 kcal 当たり	100 g 当たりの強化された量
たんぱく質（g）	16.2（8.1）	8.1	8.1（4.1）	4.1	8.1（4.1）
食物繊維（総量）（g）	6（3）	3	3（1.5）	1.5	3（1.5）
亜鉛（mg）	2.64（1.32）	0.88	1.32（0.66）	0.44	0.88（0.88）
カリウム	840（420）	280	420（210）	140	280（280）
カルシウム（mg）	204（102）	68	102（51）	34	68（68）
鉄（mg）	2.04（1.02）	0.68	1.02（0.51）	0.34	0.68（0.68）
銅（mg）	0.27（0.14）	0.09	0.14（0.07）	0.05	0.09（0.09）
マグネシウム（mg）	96（48）	32	48（24）	38	13
ナイアシン（mg）	3.9（1.95）	1.3	1.95（0.98）	0.65	1.3（1.3）
パントテン酸（mg）	1.44（0.72）	0.48	0.72（0.36）	0.24	0.48（0.48）
ビオチン（μg）	15（7.5）	5	7.5（3.8）	2.5	5（5）
ビタミンA（μg）	231（116）	77	116（58）	39	77（77）
ビタミンB_1（mg）	0.36（0.18）	0.12	0.18（0.09）	0.06	0.12（0.12）
ビタミンB_2（mg）	0.42（0.21）	0.14	0.21（0.11）	0.07	0.14（0.14）
ビタミンB_6（mg）	0.39（0.20）	0.13	0.20（0.10）	0.07	0.13（0.13）
ビタミンB_{12}（μg）	0.72（0.36）	0.24	0.36（0.18）	0.12	0.24（0.24）
ビタミンC（mg）	30（15）	10	15（7.5）	5	10（10）
ビタミンD（μg）	1.65（0.83）	0.55	0.83（0.41）	0.28	0.55（0.55）
ビタミンE（mg）	1.89（0.95）	0.63	0.95（0.47）	0.32	0.63（0.63）
ビタミンK（μg）	45（22.5）	30	22.5（11.3）	7.5	15（15）
葉酸（μg）	72（36）	24	36（18）	12	24（24）

（ ）内は，一般に飲用に供する液状の食品 100 ml 当たりの場合の数値である．

（3）健康補助食品（栄養補助食品）

食事で不足した栄養成分の補給や，健康維持のために使用する**健康補助食品**で，**（公財）日本健康・栄養食品協会**（日本における健康食品・栄養食品関連の企業による業界団体）が設けている健康補助食品の規格基準に適合した製品が対象である。表示内容は，認定健康食品認定審議会において審議され，図 7-6 の**認定健康食品**（JHFA）マークの表示が許可される。JHFA マークが付されている健康補助食品群には，たんぱく質類，脂質類，糖類，ビタミン類，ミネラル類，発酵微生物類，藻類，きのこ類，ハーブ等植物成分，蜂産品類などがある。

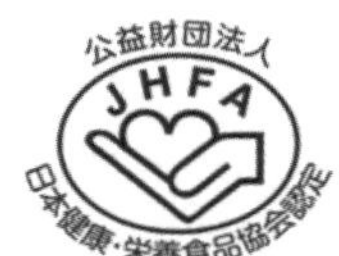

図 7-6
JHFA 認定マーク

コラム　消費者を守る景品表示法

正式名称は，「不当景品類及び不当表示防止法」である。実際よりも良く見せかける表示や過大な景品類の提供が行われたりすると，それらにつられて消費者が実際には質の良くない商品・サービスを買ってしまい不利益を被る恐れがある。この法律は不当表示や不当景品から一般消費者の利益を保護するためのものである。実際のものよりも著しく優良であると示すケースには，食肉のブランド表示の偽装がある。例えば，牛脂を注入した加工肉を「ビーフステーキ」と表記して提供,「100％果汁」と表示したジュースの果汁成分が実際には60％程度で，この他にも機械打ちの麺に「手打ち」の表示，添加物を使用した食品に「無添加」の表示などがある。これらは景品表示法の「優良誤認」に抵触し，法律で禁止されている。

7-1-9　トレーサビリティシステムと表示

食品の**トレーサビリティ**は，食品の移動ルートを把握できるよう，生産，加工，流通などの各段階で商品の入出荷に関する記録などを作成・保存しておくことである。国際的には,「生産，加工および流通の特定の一つ又は複数の段階を通じて，食品の移動を把握すること」と定義されている（Codex，2004）。食卓から農場までの経路を明らかにすることで，食品の安全性や品質，表示に対する信頼性を確保できる利点がある。現在，トレーサビリティの法律として，**米トレーサビリティ法**と**牛肉トレーサビリティ法**が制定され，その他の食品については，自主的取り組みで，生産者，事業者の判断に委ねられている。

（1）米トレーサビリティ法

平成20年の事故米不正転売事件を契機に，2010（平成22）年10月に「米穀等の取引等に係る情報の記録及び産地情報の伝達に関する法律（米トレーサビリティ法)」が施行された。対象は，米穀（もみ，玄米，精米，砕米，米粉など)，各種弁当，各種おにぎり，米飯を調理したものなどの米飯類，白めし，おかゆ，寿司，もち，団子，米菓，清酒などである。取引の際に記録しなければならない項目は，名称（品名)，産地，数量，搬出入年月日，取引先名，搬出入場所，用途である。国産の場合は,「国産」「国内産」など，外国産の場合は「○○国産」と表示する。米・米加工品を他の事業者へ譲り渡す場合には，伝票などまたは商品の容器・包装へ表示することにより，産地情報の伝達が必要となっている。外食店などでは，米飯類についてのみ産地情報の伝達が必要となり，店内掲示やメニューに記載するなどの手段によって産地情報を伝達する。小売店では,「国産」,「国名」などの表示や産地情報を知ることができるWebアドレス，お客様相談窓口などを商品に直接表示する。

（2）牛肉トレーサビリティ法

牛の出生からと殺，死亡までの個体情報を**個体識別番号**により一元的に管理するとともに消費に至る流通の各段階で個体識別番号の表示を義務づけることによって，牛海綿状脳症（BSE）などのまん延を防止するとともに，消費者の牛肉に対する理解を深め，不安を取り除くために，2003（平成15）年6月に「牛の個体識別のための情報の管理及び伝達に関する特別措置法（牛肉トレーサビリティ法）」が制定された。牛肉の販売や，牛肉を主体とした料理（焼肉，しゃぶしゃぶ，ステーキなど）を提供する場合には，牛の個体識別番号を表示することが義務づけられている。これによって，消費者は牛の個体識別番号を頼りに牛の出生までの履歴を追跡することが可能となる。輸入肉はこの法律の対象にはならない。個体識別番号の情報は（独）家畜改良センター内のデータベースセンターで管理されており，全ての情報が閲覧できる。

7-2 その他の食品関連の表示マーク

（1）飲用乳の公正マーク

飲用乳の**公正マーク**（図 7-7）は，飲用乳の表示に関する公正競争規約において，牛乳，特別牛乳，成分調整牛乳，低脂肪牛乳，無脂肪牛乳，加工乳，および乳飲料の取引を対象に，表示の適正な商品に貼付するマークである。

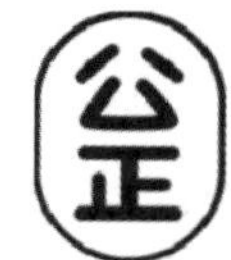

図 7-7
公正マーク

（2）HACCP 認証マーク（任意）

Hazard Analysis and Critical Control Point の略号で，危害分析重要管理点と訳される。**HACCP** による総合衛生管理製造過程は，食品衛生法第 13 条において，「製造又は加工の方法及びその衛生管理の方法について，食品衛生上の危害の発生を防止するための措置が総合的に講じられた製造又は加工の工程をいう」と定義されている。表示の仕方やマークなどに法令による定めはなく，ここに掲載したマークなど（図 7-8）を表示するのは任意である。

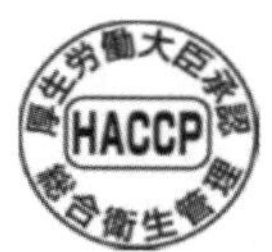

図 7-8
HACCP 認定マーク

（3）地域特産品認証マーク

地域の原材料の良さを生かして作られた特産品について，各都道府県が制定した認証規準に適合した製品に付されるマークである（図 7-9）。2010（平成 22）年 3 月現在，全国 21 都道府県で，456 品目の食品が**E マーク**食品として認証されている。

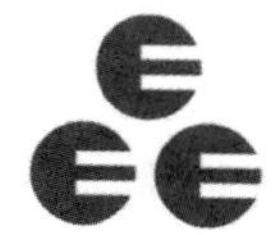

図 7-9
地域特産認定マーク

（4）容器包装の識別マーク

資源有効利用促進法で指定された包装や容器には，その材質を表す**識別マーク**の表示（図 7-10）が義務づけられている。この法律は，循環型社会を形成していくために必要な 3R（リデュース，リユース，リサイクル）の取り組みを総合的に推進する目的で制定された法律である。識別表示の義務がある容器や包装は，飲料・酒類用スチール缶，飲料・酒類用アルミ缶，飲料・酒類・しょうゆ類用ペットボトル，プラスチック製容器包装，紙製容器包装である。飲料用紙容器（紙パック）と段ボールについても，自主的な識別マークが定められている。

個包装の透明袋などの無地の容器包装や，ミカンに使われるネット袋などの物理的に表示が不可能な容器包装は直接の表示を省略することができる。スーパーや小売店などの小売販売業者が使用する包装紙は，1300 cm^2 以下であれば表示義務はない。販売用に利用される無地のレジ袋やロール状連続袋などにも，識別マークの表示義務はない。使用されているプラスチックの種類またはその他の素材の種類について，材質表示の法的義務はないが，JIS で定められている記号で表示することが望ましい。プラスチック製容器包装の材質表示に用いられる略号として，ポリエチレン（PE），ポリプロピレン（PP），ポリスチレン（PS），アクリロニトリル - ブタジエン - スチレン樹脂（ABS）などが使用されている。

区分	対　象	マーク	具体的な対象
義務表示	スチール缶	スチール	飲料用スチール缶
	アルミ缶	アルミ	飲料用アルミ缶
	紙製容器包装	紙	紙製の容器包装，紙箱，ヨーグルトなどの紙製カップ，アルミニウムを使用した飲料用紙パックなど
	ペットボトル	1	しょうゆ，みりん，ドレッシング，乳酸菌飲料，清涼飲料などの容器として使用されている PET 製の容器
	プラスチック製容器包装	プラ	上記以外の用途に使われる PET 製の容器，並びにその他のプラスチック製素材の容器包装
自主表示	飲料用紙容器	紙パック	牛乳のほか，ジュース，コーヒー，茶，酒などの紙パックで，アルミニウムを使用していない飲料用紙容器
	段ボール		製紙原料として利用可能な段ボール（ワックス含浸，アルミ箔ラミネート段ボールなど，複合素材のものを除く）

図 7-10　容器包装の個別の識別マーク

7-3　食品表示の課題

（1）食品表示基準の今後の方向

2015（平成 27）年 4 月 1 日から，食品衛生法，JAS 法，および健康増進法の 3 法の食品表示にかかわる規定を一元化し，事業者にも消費者にもわかりやすい制度を目指した「食品表示法」が施行された。その後の食品表示制度の特記事項としては，生鮮食品およびすべての加工食品についての原料原産地表示制度，原材料名表示については，原材料と添加物を区分して表示する制度，栄養成分表示制度の開始，および機能性表示食品制度などがはじまり，さらにアレルゲンを含む食品の原材料表示では，特定原材料等が 28 品目に増えたことなどである。消費者が食品を購入するとき，食品の内容を正しく理解し，選択したり，摂取する際の安全性を確保するために食品表示の改善が進んでいる。今後は，遺伝子組換え食品の任意表示制度について，情報が正確に伝わるように改正され，食品表示基準は2023年4月1日に施行される。さらに，消費者庁では，消費者の誤認を防止するため，「食品添加物不使用表示に関するガイドライン検討会」を2021年3月より実施している。

(2) トランス脂肪酸の含有量表示

トランス脂肪酸は，マーガリン・ショートニングなどの加工油脂や牛などの反芻動物の脂肪・乳・肉などに含まれている（2章水素添加参照）。大量に摂取すると，動脈硬化などによる心臓疾患のリスクを高めるとの報告がある。日本では，トランス脂肪酸の表示義務はないが，北・南米やアジアなどの諸外国では含有量の表示が義務づけられている。心臓疾患のリスクが高い米国では，今後，トランス脂肪酸の使用を段階的に禁止する方針を決定した（2013年11月，米食品医薬品局（FDA）発表）。日本人一日当たりの平均摂取量は，総エネルギー摂取量の0.6％程度となっているが，脂肪の多い菓子類や食品の食べ過ぎなど偏った食事をしている場合は，これを大きく上回る摂取値となる可能性がある。消費者庁では，食品事業者に情報開示の促進を進めている。

(3) 遺伝子組換え食品の表示義務

遺伝子組換え食品の表示については，日本では，「遺伝子組換え」または「遺伝子組換え不分別」との表示の義務づけや，「遺伝子組換えでない」との任意表示を規定している。米国では，遺伝子組換えによって食品の組成などが変化する場合を除き，表示義務を課していない，EUでは，食品全般にトレーサビリティ制度を導入するとともに，遺伝子組換え農産物に由来する食品にも表示を義務づけている。このように国際的な統一規格は定められていない状況である。消費者庁では，海外での遺伝子組換え表示制度の運用実態や流通過程における「意図せざる混入」の実態などの調査を実施している状況である。なお，遺伝子組換え食品の任意表示制度について，情報が正確に伝わるように改正され，食品表示基準は2023年4月1日に施行される予定である。

(4) 食品の期限表示

業界では製造日から賞味期限までの期間のうち，残り3分の1を過ぎると店頭から撤去する「3分の1ルール」と呼ばれる慣行があり，大量廃棄につながっている。消費者庁では，賞味期限の表示基準の見直しを検討中である。

コラム 生食用牛肉についての表示事項

生食用牛肉については，食中毒の発生頻度や腸管出血性大腸菌などによる食中毒が発生した際の健康被害の重大性により，**注意喚起に関する表示基準**が設けられており，外食の場合にも適用される。その内容は次の通りである。

1. 容器包装に入れられた牛肉(内臓を除く)であって生食用のものを販売する場合には，以下の事項を容器包装の見やすい箇所に表示する。

(1) **生食用**である旨

(2) と畜場の所在地の都道府県名（輸入品には原産国名）及びと畜場の名称

(3) 加工施設の所在地の都道府県名（輸入品には原産国名）及び加工施設の名称

(4) 一般的に食肉の生食は**食中毒のリスク**がある旨

(5) 子供，高齢者その他食中毒に対する抵抗力の弱い者は食肉の生食を控えるべき旨

2. 容器包装に入れられていない牛肉（内臓を除く）であって生食用のものを販売する場合は，以下の事項を店舗（飲食店等）の見やすい場所に表示する。

(1) 一般的に食肉の生食は食中毒のリスクがある旨

(2) 子供，高齢者その他食中毒に対する抵抗力の弱い者は食肉の生食を控えるべき

7-4 産地判別技術による表示の監視

JAS法に基づく食品の品質表示が適切に行われているかどうかを監視するための**産地判別技術**として，**元素分析**と**DNA検査**が活用されている。

(1) 元素分析による農産物の原産地判別技術

元素分析による原産地判別技術は，軽元素（炭素・窒素・酸素・水素）の安定同位体比は，生物が育った環境を反映することから，産地の土質や水質，培地の差異が，農産物の元素組成に反映されることを利用している。しかし，経年による産地の地理的移動など，いくつかの要因により，対象となる農産物の母集団分布を完全に把握することが難しいため，この技術によって100％正確に産地を推定することは困難である。元素分析による原産地判別が応用されている農産物としては，梅農産物漬物の原料原産地判別，および黒大豆（丹波黒），ねぎ，しょうが，にんにく，たまねぎ，およびこんぶの原産国判別などがある。

(2) DNA検査

DNA検査は，「まだい，ちだい，きだい」，「すずき，タイリクスズキ，ナイルパーチ」，「まぐろ属魚類」，「さば属魚類」，「まあじ，ニシマアジ」の魚種判別，および「うなぎ加工品（蒲焼き・白焼き等）」の原料魚種判別（ジャポニカ種・アンギラ種）などに利用されている。例えば，「まだい，ちだい，きだい」のミトコンドリアDNAの魚種特異的な配列を制限酵素断片長多型法（PCR-RFLP法：Polymerase Chain Reaction – Restriction Fragment Length Polymorphism）を用いて分析し魚種を特定することにより，「名称」および「原産地」に関する表示の適正性を推定することが可能である。

章末問題

問1　食品の表示に関する記述である。正しいものはどれか。1つ選べ。

(1) さばを原材料とする食品には，アレルギー物質を含む食品に関する表示が義務づけられている。

(2) アレルギー表示の特定原材料は，卵，乳，小麦，そば，落花生の5品目である。

(3) 小麦加工品であるパンやうどんの場合は，特定原材料を使った食品を含むことが予測できるので，アレルギー表示は任意である。

(4) 加工食品には，賞味期限または消費期限のいずれかを表示することが義務づけられている。

(5) 賞味期限は，品質が急速に劣化しやすい食品に表示される。

解説

(1) さばは，特定原材料ではないが，特定原材料に準ずるものとして可能な限りアレルギー表示をするように推奨されている。

(2) 2010年から，えび，かにについても表示が義務づけられ7品目となった。

(3) 2015年4月より施行された食品表示法により，パンやうどんなどの特定加工食品の場合も，「焼きうどん（こむぎを含む）」，「あんパン（こむぎを含む）」などと特定原材料名の表示をする必要がある。

(5) 品質が急速に劣化しやすい食品（製造後概ね5日以内）には消費期限が表示される。賞味期限は，品質の劣化が比較的遅い食品に適用される。

問2　食品の表示に関する記述である。正しいものはどれか。1つ選べ。

(1) 容器包装の面積が30 cm^2 以下の場合は，保存方法・消費（又は賞味）期限・アレルゲン等の表示を省略できる。

(2) 栄養機能食品では，すべてのビタミンで栄養機能表示ができる。

(3) 生鮮食品の表示では，食品添加物の記載は必要ない。

(4) だいずは，アレルギー物質を含む食品の原材料表示を義務づけられている。

(5) 遺伝子組換えとうもろこしを原料に製造された水飴には，遺伝子組換えの表示義務がある。

解説

(1) 2015年4月1日に施行された「食品表示法」により，保存方法・消費または賞味期限・アレルゲン・L-フェニルアラニン化合物を含む旨については，省略不可となった。

(3) 食品添加物を食品に使用した場合は，原則，すべてを表示することになっている。

(4) だいずは，特定原材料ではないが，特定原材料に準ずるものとして可能な限りアレルギー表示をするように推奨されている。

(5) 一般に水飴からはたんぱく質やDNAが除去されているため，表示義務はない。

解答

問題1 (4)　　問題2 (2)

問3 特別用途食品に関する記述である。正しいものはどれか。1つ選べ。

(1) 特別用途食品の中に，特定保健用食品は含まれない。
(2) 特別用途食品は，食品衛生法に基づいて定められている。
(3) 特別用途食品の表示については，消費者庁が担当している。
(4) 基準が定められている病者用食品は，国の許可が不要である。
(5) 総合栄養食品は，病者用食品には含まれない。

解説
(1) 特別用途食品は特定保健用食品の中に含まれる。
(2) 特別用途食品は食品衛生法と健康増進法の両法から規定されていたが，2015年4月より，JAS法・食品衛生法・健康増進法の3法が一元化されて食品表示法で規定される。
(4) 許可基準型の病者用食品も消費者庁長官の許可が必要である。
(5) 総合栄養食品は病者用食品に含まれる。

問4 特定保健用食品の表示に関する記述である。正しいものはどれか。1つ選べ。

(1)「歳をとってからの骨粗鬆症になるリスクを低減するかもしれません」の表示が許可されている関与成分は，ビタミンDである。
(2) 規格基準型特定保健用食品には，「根拠は必ずしも確立されていません」の表示が含まれている。
(3) 条件付き特定保健用食品の表示は，特定保健用食品と同じである。
(4) 保健の用途の表示内容は，動物における有効性と安全性が医学・栄養学的に明らかにされていればよい。
(5) 保健の用途の表示内容は，ヒトにおける有効性と安全性が明らかにされている必要がある。

解説
(1) 将来，骨粗鬆症になる疾病リスク低減表示が可能な成分は，カルシウムである。
(2) 規格基準型トクホは，これまでの科学的根拠が蓄積されている関与成分について規格基準を定め，事務局の審査で許可されるトクホであるので，「根拠は必ずしも確立されていません」の表示は含まれない。
(3) 条件付きトクホの表示はトクホと異なり，「○○を含んでおり，根拠は必ずしも確立されていませんが，△△に適している可能性がある食品です。」と表示する。
(4) 実験動物だけでは不足で，ヒトにおける有効性と安全性を明らかにする必要がある。

問5 栄養表示基準に関する記述である。正しいものはどれか。1つ選べ。

(1) 食品衛生法に基づいて，実施されている。
(2) 表示には，消費者庁長官の許可が必要である。
(3) 栄養機能食品は，適用を受けない。
(4) 成分含量表示では，表示したい栄養成分を最初に記載する。
(5) 熱量が100 g当たり5 kcal未満なら，「ゼロ」と表示してよい。

解説
(1) 栄養表示基準は，健康増進法で規定されていたが，2015年4月1日より，新たに施行された食品表示法に基づいて実施されている。
(2) 規格・基準を満たしていれば，消費者庁長官の許可を必要としない。
(3) 栄養機能食品は，栄養表示基準の適用を受ける。
(4) 成分含量表示の順番は決まっており，熱量，たんぱく質，脂質，炭水化物，食塩相当量の順で表示し，それ以外の成分はその後に表示する。

解　答
問題3 (3)　問題4 (5)
問題5 (5)

問6　食品添加物の表示に関する記述である。正しいものはどれか。１つ選べ。

(1)　生鮮食品の表示では，食品添加物の記載は必要ない。

(2)　栄養強化の目的で使用される食品添加物については，表示が免除される。

(3)　一般に食品として飲食に供されているものを添加物として使用した場合は，表示が免除される。

(4)　指定添加物には，対象食品，使用量の制限が定められていない。

(5)　指定添加物は，農林水産大臣により指定されている添加物である。

解説

(1) 食品添加物を食品に使用した場合は，原則，すべてを表示することになっている。

(3) 一般に食品として飲食に供されている一般飲食物添加物についても表示義務がある。

(4) 指定添加物は，安全性が厳しく審議され，安全な使用基準が個々に定められている。

(5) 指定添加物は，厚生労働大臣が安全性と有効性を確認して指定した食品添加物である。

問7　栄養機能食品において栄養機能表示が認められている成分名である。正しいものはどれか。１つ選べ。

(1)　セレン

(2)　イソフラボン

(3)　コエンザイム Q_{10}

(4)　銅

(5)　カテキン

解説

(1) セレン

(2) イソフラボン

(3) コエンザイム Q_{10}，および

(5) カテキンについては，規格基準値が定められていない。栄養機能食品の規格基準は，ビタミン類とミネラル類に定められているが，平成27年4月より，ビタミンK，カリウム，n-3系脂肪酸が追加された。

問8　保健機能食品に関する記述である。正しいものはどれか。１つ選べ。

(1)　一定の規格に達したものについては，無条件に「規格基準型特定保健用食品」の表示が認められる。

(2)　栄養機能食品では，ビオチンは「赤血球をつくるのに必要な栄養素です」と栄養機能表示される。

(3)　「根拠は必ずしも確立されていません」の表示が含まれるのは，条件付き特定保健用食品である。

(4)　疾病リスク低減表示ができる関与成分には，ビタミンCがある。

(5)　機能性表示食品では，健康の維持・増進効果等の表示をするために，トクホと同様，国による安全性と機能性の審査で個別許可を得る必要がある。

解説

(1) 消費者委員会の個別審査はなく，事務局において規格基準に適合するか否かの審査を通れば許可される。

(2) ビオチンは，皮膚や粘膜の健康維持を助ける栄養素である。

(4) 疾病リスク低減表示ができる成分は，現在のところ，カルシウムと葉酸だけである。

(5) 国による個別許可制ではなく，事業者の責任において，科学的根拠に基づいた機能性を表示した食品である。販売60日前までに安全性・機能性の根拠に関する情報などを消費者庁長官へ届け出ればよい。

解　答

問題6　(2)　　問題7　(4)

問題8　(3)

問9 トランス型不飽和脂肪酸に関する記述である。正しいものはどれか。1つ選べ。

(1) コーデックス（Codex）委員会では，共役トランス型結合を1個以上持つ不飽和脂肪酸と定義している。

(2) トランス型脂肪酸は，自動酸化の初期過程で生じる。

(3) 食用油の水素添加の過程で生成する。

(4) わが国では，栄養成分表示が義務化されている。

(5) 自然界には，存在しない。

解説

(1) コーデックス（Codex）委員会では，共役型二重結合がなく，少なくとも1つのメチレン基（$-CH_2-$）によって離されたトランス型の炭素-炭素二重結合がある不飽和脂肪酸のすべての幾何異性体と定義している。

(2) トランス型脂肪酸は，水素添加などの油脂加工中にシス型の二重結合がトランス型に一部変化して生じる。

(4) わが国では，栄養成分表示が義務化されていない。

(5) 自然界にも存在する。反芻動物（牛や羊など）の肉や乳に含まれている。

問10 食品表示基準に基づく一般用加工食品の表示に関する記述である。正しいものはどれか。1つ選べ。

(1) 非遺伝子組換え食品には，「遺伝子組換えでない」の表示が義務づけられている。

(2) リボフラビンを着色料の目的で使用する場合は，表示が免除される。

(3) 大豆油製造で抽出に使用されたヘキサンは，表示が免除される。

(4) 栄養機能食品では，原材料の栄養成分量から得られた計算値を，機能成分の栄養成分表示に用いることができる。

(5) 熱量，たんぱく質，脂質，炭水化物および食塩相当量以外の栄養成分についての表示はできない。

解説

(1) 非遺伝子組換え食品には，「遺伝子組換えでない」の表示は任意である。

(2) リボフラビン（ビタミンB_2）を着色料の目的で使用する場合，表示は免除されない。

(4) 栄養機能食品では，原材料の栄養成分量から得られた計算値を，機能成分の栄養成分表示に用いることはできない。分析により求めた値を表示する。ただし，一般用生鮮食品において，栄養強調表示をする成分以外の熱量および栄養成分は除く。

(5) 熱量，たんぱく質，脂質，炭水化物および食塩相当量以外の栄養成分以外の表示も可能である。

問11 特定保健用食品の関与成分と保健の用途の組合せである。正しいものはどれか。1つ選べ。

(1) サーデンペプチド …カルシウムの吸収を促進する食品

(2) ガラクトオリゴ糖 ………… お腹の調子を整える食品

(3) キトサン ………………… 血圧が高めの方に適する食品

(4) カゼイン由来ペプチド …… コレステロールが高めの方に適する食品

(5) L-アラビノース ……… ミネラルの吸収を助ける食品

解説

(1) サーデンペプチドは血圧が高めの方に適した食品，(3) キトサンはコレステロールが高めの方に適する食品，(4) カゼイン由来ペプチドは血圧が高めの方に適する食品，(5) L-アラビノースは血糖値の気になり始めた方に適する食品である。

解 答

問題9 (3)　問題10 (3)

問題11 (2)

この項では食品をめぐる最新の話題として，食品の酸化抑制技術，バイオミメティクス，非破壊検査（光センサ），PCR（ポリメラーゼ連鎖反応），異物混入と戦う包材および誤解されやすい乳酸菌の表記について紹介する。

1．食品の酸化抑制技術

抗酸化作用のあるアスコルビン酸（ビタミンC）やトコフェロールは，食品添加物（酸化防止剤）として利用されている。茶などの飲料にビタミンCを添加しているのは，内容物が酸化されることにより，色調の退色や風味の劣化を防ぐことが目的である。このような抗酸化成分の新たな利用例が広がりつつある。例えば，香川県のさぬき市を中心に養殖時の餌にオリーブの葉の粉末を混ぜて与えた「オリーブぶり」が出荷されている。オリーブの葉にはポリフェノールが含まれ，ぶりの切り身の色調保持に役立っている。

さて，日本人は魚をよく食べる民族といわれ，日本人の長寿の理由の1つとされている。ところが，1993年（平成5年）に肉類と魚類の摂取量が逆転して以降，肉類の摂取量が増加するのと対照的に魚類の摂取量は減少を続けており，この傾向は「魚離れ」といわれる。魚離れの原因に関してこれまで様々な調査が行われてきたが，要因として魚の皮や骨，内臓を除く下ごしらえや食べる際の手間とともに，魚特有の臭い（生臭さ）があることが共通して挙げられている。北海道立総合研究機構（以下，道総研）では一夜干しの臭いを調査し，特有の臭いの主たる原因は脂質酸化物であること，脂質酸化が製造工程（乾燥工程）で進むこと，ガスバリア製の包装材料を用いて真空包装すると酸化物の生成は抑制されるものの，保存中に徐々に酸化が進むことを明らかにした。そこで，臭いの発生，脂質酸化物の発生を根本的に抑えるために，製造工程の早い段階で，抗酸化物質を魚に浸透させる処理を考案した。酸化防止作用のある食品添加物は，アスコルビン酸（ビタミンC）などが知られているが，道総研では食品製造時の副産物である豆腐の製造時に生じる上澄み液，あずきの煮汁，チーズホエイに抗酸化性があることに着目し，これらを魚に浸透させることにより，臭いの発生を抑える加工法を開発した。この抗酸化処理により，脂質の酸化が抑制され，一般消費者約40名で実施した官能試験においても，約6割のパネルが従来品に比べてにおいが低減したと回答した。また，機器分析においても臭い成分の量が低減することが確認されている（図1）。

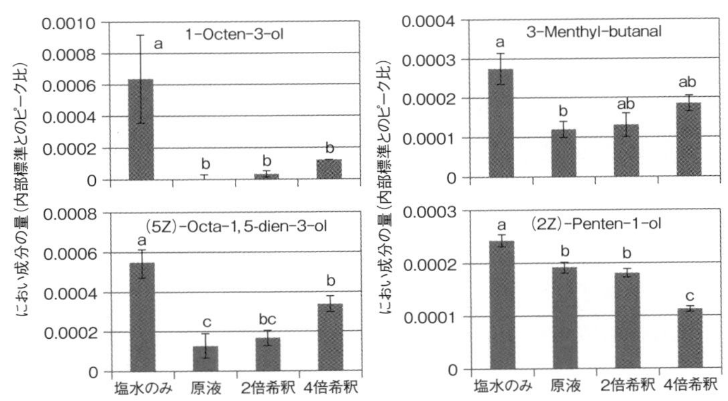

図1 豆腐製造時に生じる上澄み液の添加がマサバ一夜干しの魚臭成分に与える影響
Tukey-Krammer の HSD 検定により，アルファベットに重なりの無い水準間には有意水準 1％で有意差があることを示す．

2. バイオミメティクス

「バイオミメティクス」という言葉をご存じだろうか。バイオミメティクスとは，生物模倣と訳され，文字通り生物の構造や機能，生産プロセスを観察，分析し，そこから着想を得て新技術の開発やものづくりに活用した技術をいう。バイオミメティクスは食品関連分野にもみられる。例えば，人の嗅覚器や味覚器の仕組みを模倣したにおいセンサ，味覚センサがそれに該当する。

嗅覚は腐敗臭などによる危険の察知，食品の嗜好性に影響するなど，食品を味わう上で重要な感覚である。におい成分の分子は鼻から吸い込まれた後，鼻孔の奥にある嗅上皮細胞にある受容体に結合し，その信号が神経を通り脳に伝えられてにおいを感じる。ヒトのにおいの受容体は約 400 種類も知られており，受容体の種類によって反応するにおいの成分が決まっている。においを嗅ぐと受容体が刺激された強度，どの受容体が刺激されたかのパターンが対象物とマッチングされて，においとして記憶される。

においの評価は複雑なため，ヒトによる官能評価が主流とならざるを得ず，人の感覚によらない客観的な数値評価方法の開発が課題となっている。そこで注目されているのが，ヒトの嗅覚を機械的に模倣し，食品のにおいのグルーピング（分類分け）やにおいの経時変化を数値化するために開発された「におい識別装置」である（図 2）。まず，食品のにおいを容器の中で立たせ，そのにおいを複数の半導体センサが備えられた装置に導入する。袋の中の気体がセンサを通過すると，センサににおいの分子が接触して電気信号に変換される。センサはその種類により反応するにおい分子の種類や生じる電

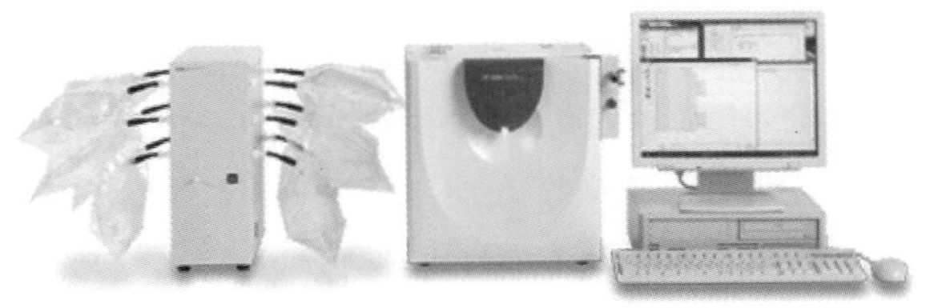

図2 におい識別装置
（（株）島津製作所ホームページ
http://www.an.shimadzu.co.jp/prt/ff/ff2020-4 .htm より引用）

気信号の強弱が異なり，各センサの出力の強弱をパターン化することで，試料のにおいの種類や質を判別する。このような仕組みでにおいをパターン化し，製品のにおいのチェックに使用したり，自社製品と他社製品の比較に活用したりされている。

ヒトが嗅ぐ食品のにおいには，食品から香り立つにおいを鼻孔から吸い込んで感じる上立ち香（うわだちか）の他に，口に含んだ時，あるいは飲み込んだときに食品から香り立つ含み香（が）がある。含み香の機器分析は難しいとされてきたが，最近ではその評価を可能とする機器も開発されており，今後ますますの発展が期待されている。

同様に人の味覚の仕組みを模倣した味覚センサも実用化されている。味覚センサはにおいセンサと同様に，ヒトの味蕾の受容体が呈味成分と結合し電気信号が脳へと送られる仕組みを模倣したものである。生体膜を模した脂質二重膜を電極に貼り付け，食品の溶液に差し込んだときの膜電位を測定する（図3）。甘味，酸味，苦味，塩味，うま味の5種類の味について人工脂質膜でそれぞれの先味を測定し，さらに膜を緩衝液で洗浄した後の膜電位を測定することで，後味を評価する。においセンサと異なる点は，出力が甘味，酸味，苦味，塩味，うま味，苦味雑味，うま味コクという一般的に理解しやすい言葉でそれぞれ数値化されて出力される点である。これをレーダーチャートに表すと，味わいを視覚化することが可能である。

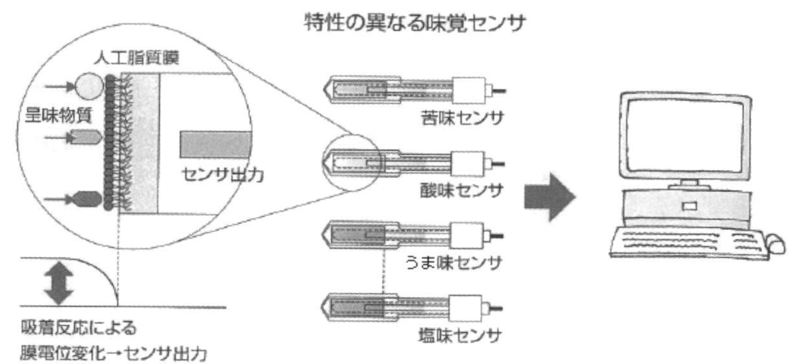

図3　味覚センサの仕組みと味覚センサ
（下村政嗣編．『トコトンやさしいバイオミメティクスの本』，日刊工業新聞（2016）より引用）

3．非破壊計測（光センサ）

以前はお店で果物を買った際に「前に買ったときは甘かったのに，今度のは酸っぱい」という経験はよくあった。最近，果物の入った段ボールに「光センサ」などと表示されているのをよく見かける。この光センサと書かれている果物は近赤外分光法を応用した光センサによって，糖度をチェックした上で出荷されていることが示されている（図4）。

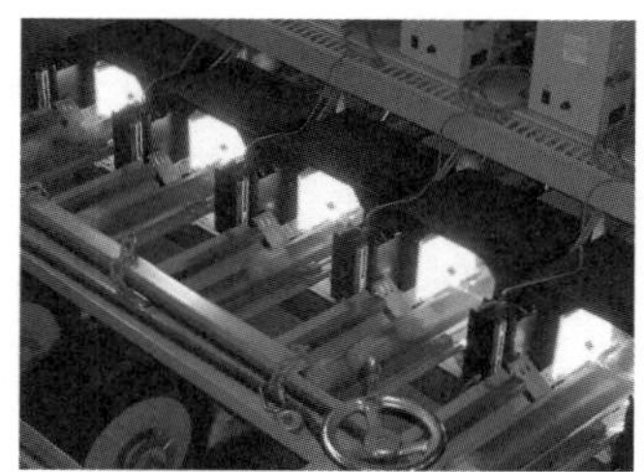

図4　光センサによる果実の検査
ミカンの糖度を瞬時に分析
（真穴みかんのホームページより）

農協などの農産物調整施設においても，オンライン計測型光センサは数多く導入されており，近年では糖度の選別以外の用途でも広がりを見せている。じゃがいもについては，塊茎の中心空洞をオンライン上で判別し，その有無によって区分・仕分けを行う「空洞果センサ」がある（図5）。じゃがいもは，生育途中の気象条件により急速に塊茎の肥大が進む時期があり，この際に中心に空洞が生じる場合があるとされている。外見からは中心空洞の有無が判断できないため，市場や実需者からのクレームにつながることがあったが，「空洞果センサ」の導入により，このような問題を回避できるようになった。

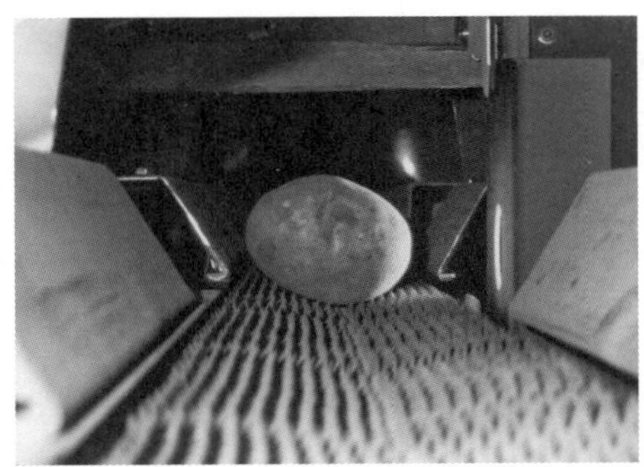

図5 オンライン計測型光センサ
「アグリセンサ」（(一財)雑賀技術研究所）
じゃがいもの空洞果測定（機器内部）
（写真：小宮山誠一・加藤 淳）

穀類の調整施設においても，数多くの非破壊計測は行われており，米や小麦の品質仕分けや豆類の色彩選別に利用されている。あずきのような種皮色を有する豆類では，特に色の濃い豆や薄い豆を除去することによって，一定の範囲に入る種皮色の豆だけを選別・調整している。ベルト上を流れてきた豆は，CCDカメラによって種皮色が計測され，指定した範囲から外れる豆を，瞬時に一粒ずつエアガンで撃ち落とすものである（図6）。これによって，一定の品質の豆類を調整・出荷することが可能となった。

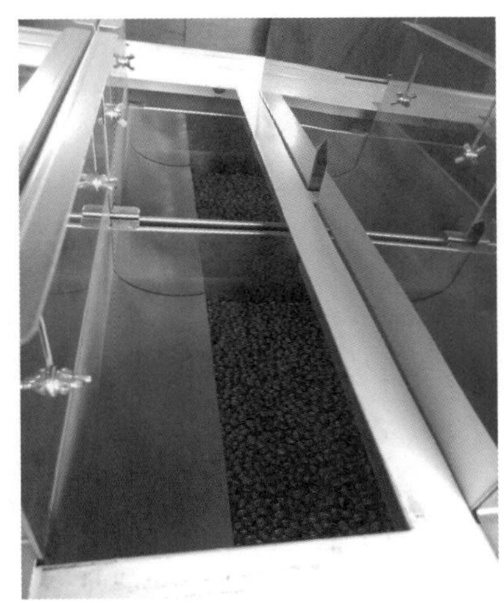

図6 ベルト式RGBフルカラー色彩選別機
「BLC-600 D5型」（(株)安西製作所）
あずきの色彩選別作業
エアガンノズルピッチ：5 mm，
処理能力（あずき）：1.0～1.5 t/hr
（写真：加藤 淳）

また，ごく最近では本機種を応用して，あずきのポリフェノール含有量に基づく選別技術も開発されている。一定の波長を有する光源を使用することにより，同じロットの収穫物の中から，ポリフェノール含有量の異なるあずきを一粒ずつ選別し，その含有量に応じて仕分けすることが可能となった。品質にこだわった和菓子製品などに使われている。

一般に食品の分析には，その一定量を分取して均一にした試料を用いる。食品は農産物，水産物，畜産物を問わず，品種，産地，個体によって差異があった。特に農水産物では気候，畜産物では生育条件によって品質にばらつきが生じる。冒頭の「前はこうだったのに，今度は･･･」という現象を防ぐためには全数検査を行うしか方法はないが，上記の分析法では製品に傷をつけてしまうのでは商品価値を損ねてしまう。そこで，注目されたのが製品に傷をつけることなく分析する非破壊計測と呼ばれる技術で，近赤外分光法もその一つである。

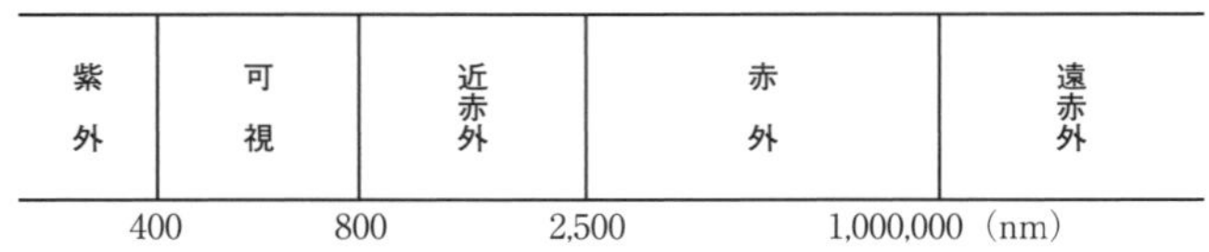

図7　近赤外領域とは

近赤外光とは可視光と赤外光の中間（波長 800～2500 nm 近辺）の目に見えない光線である（図7）。紫外線のように食品を劣化させることも少なく，赤外線よりも食品の温度上昇が低く抑えられるだけでなく，食品への透過性が高いため，食品の非破壊計測に適している。図8に示すように，食品中の成分は，近赤外領域に特徴的な吸収がみられる。これを利用したのが冒頭で述べた光センサである。

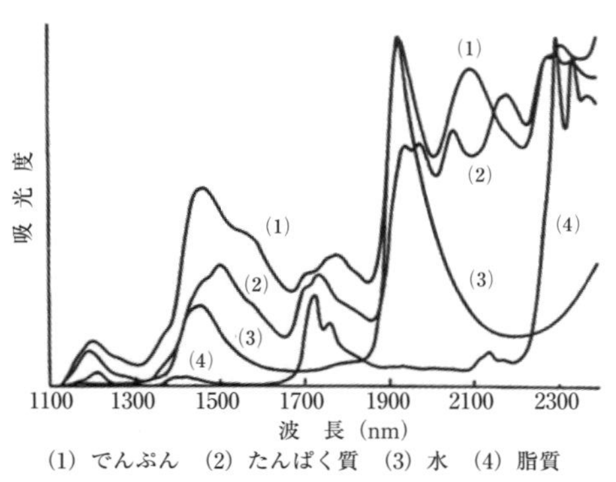

図8　食品成分の近赤外吸収スペクトル
（岩元睦夫ほか，『近赤外分光法入門』，幸書房（1994）を一部改変）

近赤外分光法による非破壊計測の長所は，食品への透過性が高いことから食品内部の情報が得られること，粉体，液体および固体など，多様な形態での測定が可能であること，有害廃棄物が生じないので環境に優しいこと，迅速かつ多種類の成分分析が可能なことがあげられる（図9）。一方，短所は微量の試料では測定できないこと，弱い吸収バンドを正確に測定する装置が必要なこと，複雑なスペクトルから必要な情報の解析に高度な統計学的手法が必要なことなどがあげられる。

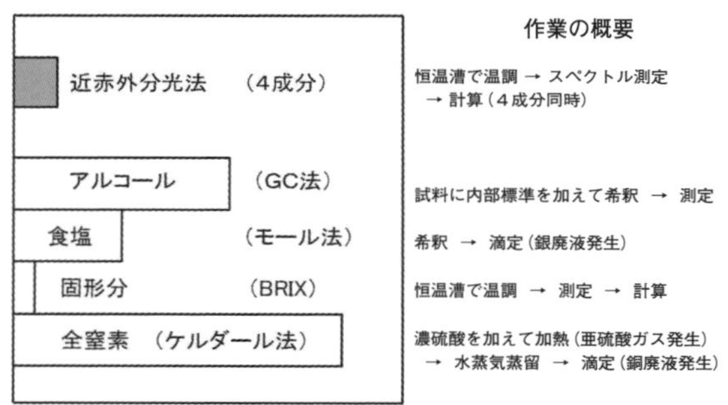

図9　醤油20検体の分析に要する時間

近赤外分光法は現在，果実の出荷前分析・選果の他，小麦粉，米，味噌など様々な食品の品質判定に応用が広がっている。

4．PCR（ポリメラーゼ連鎖反応）

近年，食品の産地や品種の偽装および多発する食中毒などで食品への信頼を損なう事件がたびたび報道されている。その一方で，食品の信頼を支える技術も進化を遂げている。その一例がPCRを用いた技術である。

PCR（Polymerase Chain Reaction）は，試料に含まれるDNAを短時間で増やす方法である。試料からDNAを抽出し，検出しようとする遺伝子に結合できる短いDNA断片

(プライマー) とDNA合成酵素を加えて図10の概略図に示したような過程を繰り返して遺伝子を数百万倍に増幅する。増幅した遺伝子を電気泳動法によって確認することで，遺伝子の増幅の有無（目的の遺伝子の有無）を知ることができる。PCR法を使用した検査は遺伝子の増幅率が高く，かつ感度が良いため，作物の品種判定（図11），食中毒を引き起こす微生物およびノロウイルス，その他新型コロナウイルスなどの検査にも使用されている。

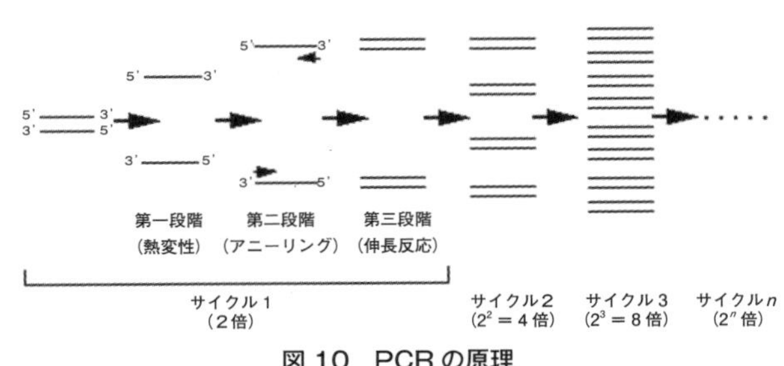

図10　PCRの原理
（(株) ニッポンジーン／PCRの原理より引用）

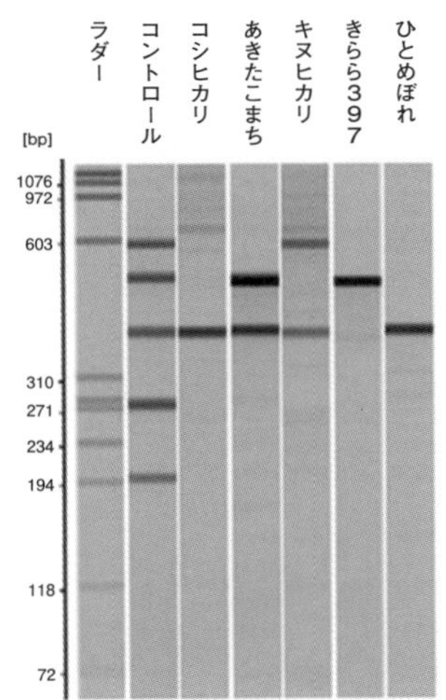

図11　PCR法によるコメの品種判定
[(株) 島津製作所／米の品種判定（マルチプレックスPCR法）より引用]
帯状に見えるのが増幅されたDNA断片である．位置の異なる断片はDNAの大きさが異なる．DNAの電気泳動パターン（検出されたDNA断片の数と大きさの組み合わせ）で品種の違いを判別する．

5. 異物混入と戦う包材

食品の異物混入事件が世間を騒がしたのは記憶に新しい。食品製造現場では製造工程での異物混入を防ぐために，異物になりそうなものは，工程から排除する，持ち込まない，金属探知機やX線探知機で確認するなど様々な工夫をしている。その一方で流通している食品に異物が混入される事件も発生している。

このような悪意のある異物混入あるいは改変が行われた際に，それが明確にわかるようにしておくことをタンパーエビデンスという。日本語で言うと改変された証拠という意味である。図12のように様々なものがあり，シールをはがすと開封済みの文字が残る封緘シールは，

フィルムで上から包む
薄いフィルムで箱の上をさらに包装する
ストリップ包装
薬のように一つひとつ個別包装する
シュリンク包装
熱を加えると縮むフィルムで、商品全体を包み込む
瓶の封緘
特殊な紙等で、瓶とキャップを封緘する
ブレーカブルキャップ
フタで穴を開けて、取り出し口を壊す
封緘チューブ
ミシン目で金属のフタを壊さないと中身が取り出せない
ワイン
ペットボトルの醤油の取り出し口
エアゾール容器
容器内の圧力が高いため、異物を入れることができない

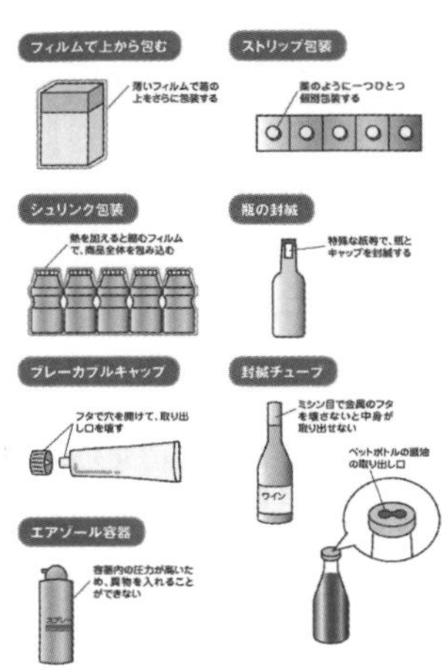

図12　タンパーエビデンスの具体例
（河岸宏和.『食品工場のしくみ』，同文館出版（2007）より引用）

食品以外の製品にも使用される。その他の例としては図13上段のような同心円状の膨らみのある瓶のフタを見かけることがある。これはセーフティボタンと呼ばれるもので，キャップ中央の膨らみ（ボタン）が瓶詰め製造時に内容物が脱気されて気圧が下がることにより，蓋の中央が凹むので充填後未開封であることを確認できる。一旦開封されると，常圧になるので音がしてフタが膨らんで開封されたことがわかる。

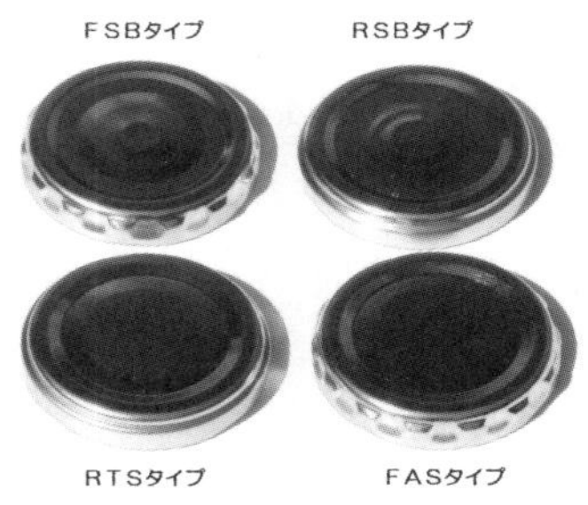

図13　セーフティボタン

図14はブレーカブルキャップの一種で，P.P.キャップと呼ばれるものである。P.P.はピルファープルーフの略で，不正防止を意味する。TE（タンパーエビデンス）バンド付きアルミ製ねじキャップで，開栓時にキャップ下部のミシン目が破れ，ミシン目より下がはずれて開栓を確認できる。ペットボトル飲料もTEバンドがついており，開封未開封が一目でわかるようになっている。このように食品の安全は，原材料，工程管理のみでなく，包装材料などを含めた周辺技術があって保たれているのである。

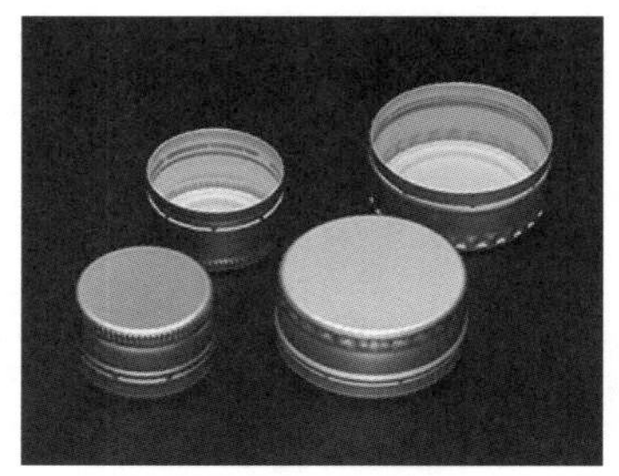

図14　P.P.キャップ
（日本クロージャー(株)のホームページより）

6．誤解されやすい乳酸菌の表記

乳酸菌と言えばチーズやヨーグルトなど発酵乳製品の製造に使う体に良さそうな微生物という漠然としたイメージがある。しかし，乳酸菌について誤解されていることがあるので例を挙げる。

（1）ビフィズス菌は乳酸菌ではない

ビフィズス菌は*Bifidobacterium*（ビフィドバクテリウム）属の細菌を指し，分類学上は乳酸菌よりは放線菌に近い細菌である。ビフィズスとはラテン語で分岐したという意味で，菌の形状がY字もしくはV字であることに由来する。

乳酸菌は，グラム陽性の桿菌または球菌で，カタラーゼ陰性，運動性がなく，内生胞子を形成せず，消費したブドウ糖から生成する有機酸のうち50％以上が乳酸である細菌と定義されている。乳酸菌には糖から乳酸を作るものやその他にエタノール，酢酸，二酸化炭素を作る菌が存在する。前者の発酵形式をホモ型乳酸発酵，後者のそれをヘテロ型乳酸発酵という。いずれも糖から生成する有機酸のうち過半が乳酸である。ところが，ビフィズス菌は乳酸の他，酢酸（食酢の主成分）も生成し，2分子のグルコースから酢酸3分子と乳酸2分子を生成する。また，乳酸菌は通性嫌気性菌（酸素が存在しても生存可能だが，酸素がない方が生存に好ましい菌）なのに対し，ビフィズス菌は偏性嫌気性菌（酸素があると生育できない菌）である。

(2) 植物性乳酸菌

植物性乳酸菌という単語をテレビで耳にしたり，店頭で見たりすることも多い。乳酸菌は細菌であり，植物でも動物でもない。正しく標記するならば「植物由来乳酸菌」と書くのが妥当である。では植物に由来する乳酸菌と動物に由来する乳酸菌では何が異なるのだろうか。

動物由来乳酸菌とは，乳や腸内容物など動物に由来するものであり，チーズやヨーグルトの発酵を精査する中で様々な研究がなされてきた。その一方，植物由来乳酸菌とは，漬物など植物あるいは植物素材から製造した食品由来の乳酸菌であり，その研究については動物由来乳酸菌に比べて歴史が浅い。植物由来乳酸菌は，動物由来乳酸菌に比べ過酷な環境で生き残ることができるものが多く，胃液や胆汁など微生物にとって致死的な環境にさらされても生存できる菌株が多い。小腸内のパイエル板に作用して免疫を活性化する作用などが報告されており，生態の解明と利用の促進が待たれる。

(3) 腸に定住する乳酸菌

最近耳にしなくなった言葉に「定住性乳酸菌」という言葉がある。この言葉はある乳酸菌が腸内に届いたらずっと生存し続けるようなイメージを与えてしまう。しかし，乳酸菌を含めそのような細菌は実際には存在しない。多くの場合，食品とともに摂取した微生物は食品とともに腸内を通過していく。

それに対し，腸管の上皮細胞は食物と接する機会が多く，3〜5日で全量が入れ替わる。したがって，どんな微生物もそれ以上腸内に長居することはできない。俗に「定住性乳酸菌」と呼ばれていたものは菌体表面に腸管ムチン，細胞外マトリックス，腸管レクチンなどに付着可能な部分「アドヘシン」を有しており，アドヘシンのない微生物に比べれば腸内にとどまる時間が長いだけなのである。

参考図書

1. 食料生産と栄養

1) 青木和彦・小沢　聖ほか．ホウレンソウの低温伸長性と品質関連成分の変動との関係．東北農業研究，**50**，191-192（1997）．
2) （一社）日本養鶏協会／統計．http://www.jpa.or.jp/tokei/jyousei.html
3) 加藤忠司・青木和彦ほか．ニンジンの越冬中における生体内抗酸化成分（カロテン，トコフェロール）の変化．東北農業研究，**46**，269-270（1993）．
4) 神奈川県／水産技術センターのホームページ．
http://www.pref.kanagawa.jp/docs/mx7/index.html
5) 川村周三・竹倉憲弘ほか．冬季の寒冷外気を利用した籾の超低温貯蔵技術の開発と普及．低温生物工学会誌，**49**（2），119-124（2003）．
6) 木野勝敏・市川あゆみほか．卵用名古屋種における産卵初期の卵重コントロール法．愛知農総試研報，**38**，167-173（2006）．
7) 木村　稔・今村琢磨ほか．ホタテガイ貝柱成分の季節変化．日水誌，**68**（1），72-77（2002）．
8) 黒川孝雄．長崎県の沿岸海域で漁獲されたマイワシの一般成分．日水誌，**49**（11），1741-1746（1983）．
9) （公社）日本食肉協議会．『食肉の知識』第３版，奥村印刷（2018）．
10) 米・食味鑑定士協会／米主要品種と特性．https://www.syokumikanteisi.gr.jp/data.htm
11) 米谷　俊・竹森久美子．柿ポリフェノールの機能性．食科工，**63**，331-337（2016）．
12) 世界人口推計2019年版：要旨　10の主要な調査結果（日本語訳）．https://www.unic.or.jp/news_press/features_backgrounders/33798/
13) 斎藤忠夫・根岸晴夫ほか編．『畜産物利用学』，文永堂出版（2011）．
14) 西塔正孝・國崎直道ほか．天然および養殖トラフグ筋肉の一般成分，脂肪酸組成，遊離アミノ酸，無機質および筋肉硬度について．日水誌，**64**（1），116-120（1998）．
15) 佐野　通・荒金知宏ほか．肥育期間の延長がバークシャー種の肉質に及ぼす影響．岡山総畜セ研報，**15**，59-64（2007）．
16) 篠原啓子・富久章子ほか．卵へのトリメチルアミンの移行と鶏種，飼料の影響およびガスグラフィー質量スペクトル法（GC/MS）を利用した卵黄のにおい成分の分析．徳島畜研報，**1**，71-78（2001）
17) 小学館食材図典編集部．『FOOD' S FOOD 食材図典』，小学館（1995）．
18) 新川　猛・鈴木哲也ほか．カキ果実のビタミンＣ含量の品種間差異および樹への非透水性マルチ処理によるビタミンＣ含量の向上．園学研，**10**（2），225-231（2011）．
19) 水産庁／水産物消費の変化．
https://www.jfa.maff.go.jp/j/kikaku/wpaper/r01_h/trend/1/t1_f1_3.html
20) 水産庁／令和元年度の水産物自給率．
https://www.jfa.maff.go.jp/j/kikaku/24jikyuuritu.files/01jikyuuritu.html
21) 須山三千三・鴻巣章二編．『水産食品学』，恒星社厚生閣（1987）．
22) 東海農政局／東海地域の家畜生産性向上等のための技術検討会．
http://www.maff.go.jp/tokai/seisan/tikusan/seisansei/seisansei210122.html
23) 中田哲也／フードマイレージについて．
http://www.maff.go.jp/j/council/seisaku/kikaku/goudou/06/pdf/data2.pdf
24) 伊達かおる・山本義和．養殖ハマチの成長にともなう一般成分と無機成分の季節的変動．日水誌，**54**（6），1041-1047（1988）．

25) 辻村卓編著.『野菜のビタミンとミネラル』, 女子栄養大学出版部（2003）.
26) 豊原治彦・志水　寛. 魚体の死後硬直現象と魚肉の物性の関係. 日水誌, **54**（10）, 1795-1798（1988）.
27) 文部科学省／日本食品標準成分表2020年版（八訂）.
https://www.mext.go.jp/a_menu/syokuhinseibun/mext_01110.html
28) 日本の統計2021／農作物の作付面積と収穫量. https://www.stat.go.jp/data/nihon/08.html
29) 農林水産省／作況調査（水陸稲, 麦類, 豆類, かんしょ, 飼料作物, 工芸農作物）確報
https://www.maff.go.jp/j/tokei/kouhyou/sakumotu/sakkyou_kome/index.html#1
30) 農林水産省／食品ロス統計調査（世帯調査・外食産業調査）.
https://www.maff.go.jp/j/tokei/kouhyou/syokuhin_loss/
31) 農林水産省／食品ロスの削減に向けて.
https://www.maff.go.jp/j/shokusan/ryutu/attach/pdf/buturyu-27.pdf
32) 農林水産省／食料自給率.
http://www.maff.go.jp/j/zyukyu/zikyu_ritu/011.html
33) 農林水産省／日本の食料自給率.
https://www.maff.go.jp/j/zyukyu/zikyu_ritu/012.html
34) 農林水産省／世界の食料自給率.
https://www.maff.go.jp/j/zyukyu/zikyu_ritu/013.html
35) 農林水産省／畜産部ホームページ.
http://www.maff.go.jp/j/chikusan/kikaku/lin/index.html
36) 農林水産省／農業産出額と農業所得等の動向.
http://www.maff.go.jp/j/wpaper/w_maff/h24_h/trend/part1 /chap3 /c3_4_00.html
37) 農林水産省／農林水産物への影響試算の計算方法について.
http://www.cas.go.jp/jp/tpp/pdf/2013 /130315 _nourinsuisan-2.pdf
38) 農林水産省／食料自給表.　https://www.maff.go.jp/j/zyukyu/fbs/index.html
39) 福田　裕・渡部終五編.『沿岸漁獲物の高品質化—短期蓄養と流通システム』, 恒星社厚生閣（2012）.
40) Food and Agriculture Organization of the United Nations：Food energy-methods of analysis and conversion factors. Report of a technical workshop. FAO Food and Nutrition paper 77, P.3-6（2003）.
41) 守田和宏・高橋　渉ほか. 富山県における水稲品種「コシヒカリ」の高温登熟回避を目的とした晩植栽培に適した栽植密度. 日作紀, **80**（2）, 220-228（2011）.
42) 矢澤一良編著.『アスタキサンチンの科学』, 成山堂書店（2009）.
43) 吉田企世子. 作物生育条件と野菜の栄養成分・調理性との関係. 栄養学雑誌, **56**（1）, 1-9（1998）.
44) Yoshitomi, B and Nagano, I. Effect of dietary fluoride derived from Antractic krill（*Euphausia superba*）meal on growth of yellowtail（*Seriola quinqueradiata*）. *Chemosphere*, **86**, 891-897（2012）.
45) 渡邊康一・山口高弘. 食肉・食肉製品の組織学　前編, 食肉の科学, **45**（2）, 151-157（2004）.

2. 食品加工と栄養

1) （株）サンコー商事 / レトルト殺菌について. http://sanko-shoji.jp/PACK/retort.html
2) 食品冷凍技術編集委員会編.『新版　食品冷凍技術』, 日本冷凍空調学会（2009）.
3) 日本缶詰協会／レトルト食品の製造工程. http://www.jca-can.or.jp/handbook/09.html
4) 日本食品工学会編,『食品工学ハンドブック』, 朝倉書店（2006）.

5) 日阪製作所／レトルト殺菌装置.
http://www.hisaka.co.jp/cgi-bin/vital/food/index.cgi?c=list&cpk=1
6) 農林水産省／農林水産分野の最新研究成果を紹介！アフ・ラボ.
https://www.maff.go.jp/j/pr/aff/1302/report.html
7) 農林水産省／レトルトパウチ食品品質表示基準（平成12年12月19日農林水産省告示第1680号）
https://www.caa.go.jp/policies/policy/food_labeling/quality/quality_labelling_standard/pdf/kijun_54_110930.pdf
8) 矢野俊正・桐栄良三監修.『食品工学基礎講座』，光琳（1988）.
9) 山口尹通．レトルト食品の高温短時間殺菌について．*New Food Industry*，**17**（8），46-51（1975）
10) 横山理雄・清水　潮.『レトルト食品の基礎と応用』，幸書房（1995）.

3. 加工食品とその利用

1) 荒木忠治・三浦　洋.『果実とその加工』，建帛社（1988）.
2) （一社）北海道水産物検査協会／こんぶの種類．こんぶの採取から出荷まで.
http://www.h-skk.or.jp/index.php
3) （一社）日本乳業協会／https://www.nyukyou.jp/dairy/index.php
4) 伊藤肇躬.『乳製品製造学（増補版）』，光琳（2011）.
5) 伊藤肇躬.『肉製品製造学』，光琳（2007）.
6) 井村屋製菓／あずきのたんぱく質について.
http://www.imuraya.co.jp/azuki/power/protein.html
7) 大石圭一編.『海藻の科学』，朝倉書店（1993）.
8) 岡島麻衣子．化学と生物，**47**（5），309-311（2009）.
9) 小原哲二郎編.『食用油脂とその加工』，建帛社（1987）.
10) 小原哲二郎・木村進ほか監修.『改訂　原色食品加工工程図鑑』，建帛社（1994）.
11) 加藤保子・中山勉編.『食品学 II』，南江堂（2007）.
12) 河田昌子.『お菓子「こつ」の科学』，柴田書店（1990）.
13) キッコーマン（株）／醤油の種類と特徴.
http://www.kikkoman.co.jp/soyworld/museum/various/type.html
14) 公益社団法人　日本食肉協議会.『食肉の知識』，奥村印刷（株）（2013）.
15) 鴻巣章二監修，阿部宏喜・福家眞也編.『魚の科学』，朝倉書店（1994）
16) Saito, T., Arai, K., and Matsuyoshi, M. A new method for estimating the freshness of fish. *Nippon Suisan Gakkaishi*., **24**（9），749-750（1959）.
17) 須山三千三・鴻巣章二編.『水産食品学』，恒星社厚生閣（1994）.
18) 鮫島邦彦・前田利恭ほか.『最新食品加工学（第2版）』，三共出版（2001）.
19) （社）北海道水産物検査協会／こんぶの種類．http://www.h-skk.or.jp/index.php
20) 食品と開発編集部．機能性甘味料の市場動向．食品と開発，**32**（11），39-44（1997）.
21) 食品安全委員会／トランス脂肪酸に関するファクトシート.
https://www.fsc.go.jp/sonota/54 kai-factsheets-trans.pdf
22) 全国食酢協会中央会・全国食酢公正取引協議会／食酢の定義・分類
http://www.shokusu.org/oxalis/teigi.html
23) 全国味噌技術会編.『みそ技術ハンドブック』，全国味噌技術会（1995）.
24) 全国無洗米協会／無洗米の製法.
http://www.musenmai.com/staticpages/index.php/musenmai_about
25) 園田ヒロ子・武政三男.『スパイス調味事典』，幸書房（1997）.
26) 都築洋次郎.『糖類』，岩波全書（1964）.

27) 露木英男・田島　眞.『食品学 ―栄養機能から加工まで― 第2版』, 共立出版 (2009).
28) 特定非営利活動法人　全国無洗米協会／無洗米とは　http://www.musenmai.com
29) 栃倉辰六郎編.『増補　醤油の科学と技術』, 日本醸造協会 (1994).
30) 日本海藻協会／北海道昆布の用語.
http://www.japan-seaweed-association.com/latestinfobox/konbu_20050807b.htm
31) 日本米粉協会／ホームページ. https://www.komeko.org/standard/
32) 農畜産業振興機構／ホームページ. https://www.alic.go.jp/
33) 橋詰和宗・齋尾恭子ほか.『大豆とその加工』, 建帛社 (1987).
34) 八田　一・吉川正明ほか編.『畜産食品の事典』, 朝倉書店 (2002).
35) 林原 (株)／糖の基礎知識. http://www.food.hayashibara.co.jp/sugar/
36) 福田　裕・山澤正勝ほか監修.『全国水産加工食品総覧』, 光琳 (2005).
37) 伏木　亨・熊倉功夫監修.『だしとは何か』, アイ・ケイコーポレーション (2013).
38) 藤野安彦.『食品化学概論 (改訂版)』, 裳華房 (1979).
39) みそ健康づくり委員会／みその効用. http://miso.or.jp/knowledge/effect
40) 森田重廣.『畜肉とその加工』, 建帛社 (1982).
41) 安田耕作・福永良一郎ほか.『新版　油脂製品の知識』, 幸書房 (1993).
42) 吉沢　淑・石川雄章ほか編.『醸造・発酵食品の事典』, 朝倉書店 (2002).

4. 食品流通・保存と栄養

1) JAXA／宇宙食の歴史について教えて下さい.
https://humans-in-space.jaxa.jp/faq/detail/000521.html
2) 食品トレーサビリティ教材検討委員会監修.『ゼロからわかる食品のトレーサビリティ』, (社) 食品需給研究センター (2008).
3) 食品流通システム協会編.『食品流通技術ハンドブック』, 恒星社厚生閣 (1989).
4) 長倉三郎・井口洋夫ほか編. 電磁波, エネルギー, 量子のエネルギーと関連物理現象の例,『岩波理化学辞典　第5版』, 岩波書店 (1998).
5) 成瀬宇平監修.『FOOD'S FOOD 食材図典Ⅱ』, 小学館 (2001).
6) 横井健二・舩津保浩ほか. ガス置換包装による冷蔵中のブリフィレーから発生する異臭の抑制. 日水誌, **66** (5), 890-891 (2001).
7) 渡邊悦生・加藤　登ほか.『基礎から学ぶ食品科学』, 成山堂書店 (2010).

5. 加工および保存中の成分変化

1) 青木　正編著.『新食品学総論・各論』, 朝倉書店 (2003).
2) からだサポート研究所／ホームページ. http://ebn.arkray.co.jp/disciplines/glycation/ages-12/
3) 鬼頭　誠・佐々木隆造編.『食品化学』, 文永堂出版 (2003).
4) 女子栄養大学管理栄養士国家試験対策委員会編.『管理栄養士国家試験　受験必修過去問集 2013』, 女子栄養大学出版部 (2012).
5) 森田潤司・成田宏史編.『食品学総論』, 化学同人 (2003).
6) 宮澤陽夫・成田真樹ほか. 生体膜脂質グリケーションの証明. 分析化学, 55, 907-917 (2006).
7) 吉田　勉監修.『わかりやすい食品化学』, 三共出版 (2008).

6. 器具と包装容器

1) アルミ缶リサイクル協会／ホームページ. http://www.alumi-can.or.jp/
2) ガラスびんリサイクル促進協議会／ホームページ. http://www.glass-recycle-as.gr.jp/
3) スチール缶リサイクル協会／ホームページ. http://www.steelcan.jp/

4) 芝崎　勲・横山理雄.『食品包装講座』, 日報 (2007).
5) 古紙再生促進センター／ホームページ. http://www.prpc.or.jp/index.html
6) プラスティック循環利用協会／ホームページ. http://www.pwmi.or.jp/
7) 西　秀樹. 日・欧・米・中における容器包装の衛生規格の最新動向. 日本包装学会誌, **18** (1), 27-40 (2009).
8) 日本包装学会編.『包装の事典』, 朝倉書店 (2001).
9) 日本容器包装リサイクル協会／ホームページ. http://www.jcpra.or.jp/
10) 牧野義雄. 青果物鮮度保持包装 (1) 鮮度保持における包装の役割. 日本包装学会誌, **20** (4), 303-307 (2011).

7. 食品の表示

1) 消費者庁・食品表示／ホームページ. http://www.caa.go.jp/foods/index.html
2) 食品表示検定協会編.『新版 食品表示検定 認定テキスト・初級』, ダイヤモンド社 (2012).
3) 食品表示検定協会編.『改訂3版 食品表示検定 認定テキスト・中級』, ダイヤモンド社 (2013).
4) 全国食品安全自治ネットワーク・食品表示ハンドブック作成委員会編.『くらしに役立つ食品表示ハンドブック　第4版』, 群馬県食品安全局食品安全課 (2011).
5) 東京都福祉保健局／情報誌『食品ほっと情報』食品表示法ができました！
https://www.fukushihoken.metro.tokyo.lg.jp/minamitama/gyoumu/syokuhin/hotjoho.html
6) 農林水産省／食品表示とJAS規格. http://www.maff.go.jp/j/jas/index.html
7) 日本健康・栄養食品協会／ホームページ. http://www.jhnfa.org/index.html
8) 横浜市西区役所／ホームページ.
http://www.city.yokohama.lg.jp/nishi/life/seiei/20151111163226.html

特集　食品をめぐる最近の話題

1) 岩元睦夫ほか.『近赤外分光法入門』, 幸書房 (1994).
2) 大山憲一・栩野元秀ほか. 養殖ブリの血合筋の褐変抑制に及ぼすオリーブ葉粉末添加飼料の投与効果. 水産増殖, **58** (2), 279-287 (2010).
3) 河岸宏和編.『食品工場のしくみ』, 同文館出版 (2007).
4) 木下英樹・齋藤忠夫. 乳酸菌の細胞付着性機構とヒト腸管定住性の獲得. 日本乳酸菌学会誌, **17** (1), 3-11 (2006).
5) 小宮山誠一・加藤　淳ほか. 可視および近赤外分光法によるジャガイモでんぷん価の非破壊計測と選別技術への応用. 日本食品科学工学会誌, **54**, 304-309 (2007).
6) (株) 島津製作所／米の品種判定　マルチプレックスPCR法.
http://www.an.shimadzu.co.jp/apl/food/idofrice2.html
7) 下村政嗣編.『トコトンやさしいバイオミメティクスの本』, 日刊工業新聞 (2016).
8) 真穴共選／真穴共選とは. http://www.marumamikan.com/about.html
9) 杉山政則編.『現代乳酸菌科学』, 共立出版 (2015).
10) 日本クロージャー／ホームページ. http://www.ncc-caps.co.jp/product/tran_pp_1.html
11) (株) ニッポンジーン／PCRの原理.
http://www.nippongene.com/pages/products/pcr/taq03.html
12) 伏木　亨編.『味覚と嗜好のサイエンス』, 丸善出版 (2008).
13) 三菱総合研究所／バイオミメティクスの活用が製造業にもたらす新たな変革.
https://www.mri.co.jp/knowledge/column/20190610.html
14) 吉川修司・古田智絵ほか. 一夜干しのにおい成分の解析及び抑制技術の開発. 北海道立総合研究機構　食品加工研究センター研究報告, **13**, 1-10 (2018).

索　引

■ あ 行

アイスクリーム類　96
亜　鉛　15
青　玉（卵）　13
赤　玉（卵）　13
赤身魚　20
アガロース　80
赤ワイン　105
アクリロニトリル－ブタジエン－スチレン樹脂　197
アクロレイン　141
揚げかまぼこ　86
亜硝酸塩　89
あずき　69，72
アスタキサンチン　26
アスパルテーム　68，181
アセスルファムカリウム　69
アナフィラキシーショック　185
アマドリ転位生成物　146
甘納豆　103
あまのり類　82
アマニ油　99
アミノカルボニル反応　41，146
アミラーゼ　143
アミロース　6，55，143
アミロペクチン　55，143
あ　ゆ　26
荒　節　85
アルカリ凝固　141
アルギン酸　80
アルコキシラジカル　139
アルコール飲料　104
アルデヒド　139
α　化　142
アルファ化米　56
α-でんぷん　64
アルミニウム　154
アレルゲン表示　185
あ　わ　61
餡　72

異常肉　19
イソフラボン　70
板かまぼこ　86
一次加工食品　43
一重項酸素　133，140
一代雑種　6
一番粉　60
一番茶　108
いちょういも　63
一括表示　186
一般JAS　175
一般飲食物添加物　180
遺伝子組換え技術　43，183
遺伝子組換え食品　183，198
陰圧缶　154
いんげんまめ　73
インド菓子　104

ウイスキー　106
ウインナー　89，90
薄赤玉（卵）　13
ウスターソース　114
うずら卵　13
うどん　58
う　に　25
うま味調味料　116
梅干し　74
うるち米　6
ウーロン（烏龍）茶　109

エアーブラスト式凍結法　45
エイコサペンタエン酸　87，97
栄養機能食品　187，190
栄養強化　183
　――卵　18
栄養条件　22
栄養成分表示　191
液化ガス凍結法　45
液化型アミラーゼ　143
液燻法　89
エキス調味料　87，91
液体油　98
エクストルージョン処理　71
エクストルーダー　39
エゴマ油　99
エステル交換　41
エチレン　162
　――－ビニルアルコール共重合体　156
越冬にんじん　12
えのきたけ　79
エマルジョン　100
塩せき　88
遠赤外線乾燥法　76
塩　蔵　128
塩蔵品　84
塩味料　116
遠洋性回遊魚　20
オキシミオグロビン　89
おごのり　82
雄　節　85
オボグロブリン　91
オボトランスフェリン　91
オリゴ糖　65，68
オリーブ油　98
オレイン酸　97
オレンジワイン　106
温燻法　89
温泉卵　92
温風乾燥　76

ADI　180
ABS　197
EVOH　156
Eマーク　196
IPハンドリング　185
IQF　44
MA貯蔵　132
MAP　162
L-フェニルアラニン化合物　181
NY　156

■ か 行

加　圧　38
　――加熱殺菌　47，48
　――乾燥　38
解　硬　88
海藻食品　83
解　凍　176
カカオ脂　99
カカオニブ　111
カカオマス　111
格付け（JAS規格）　175
加工助剤　182
化工（加工）でんぷん　64
加工糖　65
加工乳　94
加工油脂　100
果実飲料　77
果実缶詰　78
過剰除去　5
可食性ケーシング　89
加水分解　40
ガス置換包装　132
かずのこ　84

カゼイン　97
活性酸素種　133
褐藻類　80
カテキン　108
果　糖　67
加糖練乳　94
カード　96
カートン　155
加熱後摂取冷凍食品　46
加熱殺菌法　131
加熱変性　141
カフェイン　110
亀　節　85
下面発酵ビール　105
カラギーナン　82
ガラクタン　63
ガラスびん　152, 157, 166
ガラス容器　152
カラーチャート値　10
カラメル化　143
カリフィレン　12
過冷却状態　45
カレット　166
かれ節　85
カロテン　9, 80, 82
環境汚染　162
環境馴致　24
環境負荷　164
還元型ビタミンC　144
還元水飴　67
乾式加熱　39
乾式粉砕　33
寒じめほうれんそう　11
緩衝包装　161
かん水　59
間接加熱　39
完全甘がき　7
完全渋がき　7
乾　燥　38, 89, 128
——果実　78
——食肉製品　91
——品　84
——野菜　75
管棚式流動空気凍結法　45
缶詰食肉製品　91
かんぴょう　75
甘味度　65
甘味料　65

機械乾燥　76
器　具　158
キサントフィル　18, 80
きしめん　59
既存添加物　180
きな粉　71
機能性表示食品　187, 189
き　び　61
貴　腐　106

黄　豚　19
キムチ漬け　74
キャリーオーバー　182
キュアリング　63
牛肉トレーサビリティ法　195
供給熱量カロリーベース　1
凝　固　40
矯　臭　117
強調表示　192
共役酸化　144
共役リノール酸　18, 102
魚しょうゆ　84
魚肉練り製品　86
強力粉　58
魚　油　99
切干し　63
切り干しだいこん　75
近海性回遊魚　20
筋原線維たんぱく質　88
均質化　93
近赤外光　208
金属缶　154
金属容器　153
金時豆　69

クッキー　103
グリアジン　57
グリケーション　148
グリコーゲン量　23
グリチルリチン　68
クリーム　94
グルコース　67
グルコシド結合　55
グルコノ-δ-ラクトン　71
グルタミン酸　108
——ナトリウム　116
グルテニン　57
グルテン　57
車　糖　65
グレーズ処理　130
グレンウイスキー　106
くろあわび　23
クロム　153
クロロゲン酸　110
クロロフィル　9, 82
——a　80
——b　80
燻　煙　89
燻製品　86

ケイジ（さけ）　21
景品表示法　174
ケミカルリサイクル　168
ゲル化　40
減圧乾燥　76
健康増進法　174, 187
健康補助食品　194
研削式　33

原産地　176
——判別技術　199
元素分析　199
原料原産地表示　179

こいくちしょうゆ　112
高オレイン酸遺伝子組換え大豆　184
高温登熟　8
硬化油　100
工業寒天　82
香　菇　79
交雑種　14
硬質容器　152
香　信　79
香辛料　117
合成酢　115
合成甘味料　65
公正マーク　196
酵　素　42
紅藻類　82
紅　茶　108
硬直解除　88
硬直指数　24
酵　母　105
高メトキシペクチン　77
高リシン遺伝子組換えとうもろこし　184
固液分離法　35
糊　化　64, 142
ココア　110
コシヒカリ系列の品種　6
固体脂　99
個体識別番号　195
コーヒー　109
——ホワイトナー　95
個別表示　186
胡麻油　98
こ　め　55
米　粉　56
米　酢　106
米トレーサビリティ法　195
米みそ　111
米　油　98
こむぎ　3, 57
コレウス・フォルスコリー　180
コレステロール　14
コーングリッツ　61
混　合　34
——醸造方式　112
——方式　113
コーンスターチ　61
混成酒　104
コンタクト式凍結法　45
こんにゃく　63, 129
——いも　63, 129
混　捏　34
こんぶ　80

コーンフレーク　61
コーン油　98

GABA　108
K 値　83

■ さ 行

栽植密度　10
最大氷晶生成帯　44，130
さ け　26
さけの氷頭　87
サケ節　21
ササニシキ系列の品種　6
サッカリン　69
さつまいも　63
——でんぷん　64
さといも　63
砂 糖　65
サフラワー油　98
サーマルリサイクル　169
双目糖　65
酸 化　134，142
酸化型ビタミンC　144
酸凝固　141
三次加工食品　44
三重項酸素　138
産地判別技術　199
酸 敗　138
三番粉　60
三番茶　108
3ピース缶　154
3分の1ルール　198

シアノバクテリア　82
しいたけ　79
塩漬け　74
塩干し品　85
直捏法　58
紙 器　155
色調保持　41
識別マーク　196
資源有効利用促進法　196
し好飲料　104
死後硬直　24，88
脂 質　191
——酸化　144
——の変化　138
——量　21
シーズニングオイル　102
自然乾燥　38，75
湿式加熱　39
湿式粉砕　33
指定成分含有食品　179
指定食品添加物　180
自動酸化　138
じねんじょ　63
篩 別　35
脂肪交雑　14
脂肪酸　97
じゃがいも　9，62
——でんぷん　64
遮光包装　161
ジャージー種　13，93
遮 断　161
ジャム　77
熟 成　88
——チーズ　96
シュークリーム　103
重金属　160
種特異性　20
旬　9，23
準強力粉　58
純粋種　14
条件付き特定保健用食品　189
醸造酒　104
醸造酢　115
しょうちゅう　106
ショートニング　100，198
蒸発濃縮　36
消費期限　183
消費者庁　175
賞味期限　183
上面酵母　105
上面発酵ビール　105
しょうゆ　112
蒸 留　35
蒸留酒　104
食 育　3
食塩相当量　191
食 酢　115
食品安全基本法　126
食品衛生法　157，174
食品成分残存率　49
食品添加物　180
食品表示法　175，197
食品ロス　5
——率　5
植物油　98
食物アレルギー　185
食料国産率　2
食料自給率　1
ショ糖　65
飼料自給率　2
しろざけ（さけ）　21
白 下　65
白 玉　13
白身魚　20
白未熟粒　10
白ワイン　106
真空乾燥　38
真空凍結乾燥　38
真空フライ　76
真空包装　132
人工乾燥　38
水産物　176
すいぜんじのり　82
水素添加　41
水中油滴（O/W）型　34
水分量　21
水溶性ビタミン　144
スクラロース　69
スターター　95
スチール　153，165
酢漬け　74
ステアリドン酸産生遺伝子組換え大豆　184
ステアリン酸　97
ステイオンタブ　163
ステビオシド　68
スーパーオキシド　133
スーパーチリング　130
スピルリナ　82
素干し品　85
スポンジケーキ　103
すまし粉　40，71

成 鶏　17
生産額ベース　1
生産情報公表JAS　175
清 酒　104
生殖巣　25
生殖巣指数　26
生成物　146
成長阻害　27
生 乳　93
精白度　6
生分解性プラスチック　156
清涼飲料　107
ゼアキサンチン　18
成熟制御　25
成 長　22
——阻害　27
赤 筋　20
背白米　8
接触凍結法　45
絶対表示　192
セミエアーブラスト式凍結法　45
全粉乳　94
煎 餅　103

そ ば　60
総合食料自給率　1
相対表示　192
送風凍結法　45
そうめん　59
藻 類　80
粗飼料　17
ソース　114
ソーセージ　89
損 失　144

CA 貯蔵　132
JAS 規格　48
——制度　175
JAS 法　48, 175
JHFA　194

■ た　行

タイ菓子　104
退色防止　41
だいじょ　63
だいず　3, 69, 70
大豆たんぱく質　71
大豆油　98
代替表記　186
多価不飽和脂肪酸　15
たくあん漬け　74
多層フィルムパウチ包装　157
脱酸素剤　132, 161
脱脂粉乳　94
脱　渋　42
立て塩法　128
単式蒸留しょうちゅう　107
炭水化物　191
単糖類　67
タンニン　108
たんぱく質　6, 191
——の変化　141
暖流域　20

血合肉　20
畜産物　176
蓄　養　24
ちくわ　86
地産地消　3
チーズ類　95
チャーニング　94
中華麺　59
中国菓子　104
抽　出　36
中濃ソース　114
中力粉　58
長期漬け　74
調合みそ　111
調製粉乳　94
調味梅干　74
調理済食品　44
超臨界ガス　36
——抽出　36
直接加熱　39
直接廃棄　5
チョコレート　110
チルド　84

佃　煮　86, 129
つくねいも　63
漬　物　73

テアニン　108
テアフラビン　109
テアルビジン　109
低温馴致　24
底棲性魚　20
低メトキシペクチン　77
デオキシミオグロビン　89
デキストリン　64, 143
デュラム小麦　59
転化糖　65
てんぐさ　82
天然寒天　82
天然魚　26
天然香料　180
天日乾燥　75, 78
でんぷん　64
——糖類　65, 66

糖アルコール　65, 66, 67
糖化型アミラーゼ　143
凍結乾燥　76
凍結直前未加熱　46
凍結直前加熱済　46
凍結濃縮　37
凍結変性　141
凍結方法　44
当座漬け　74
糖質（炭水化物）の変化　142
糖質甘味料　65
登　熟　8
搗　精　33
糖　蔵　128
等電点　71
豆　腐　70
動物油　99
とうもろこし　60
東洋種　6
胴割粒　10
ドオウレン　180
トキシラズ（さけ）　21
特定 JAS　175
特定遺伝子組換え農産物　184
特定加工食品　185
特定原材料　185
特定事業者　165
特定保健用食品　187
特別用途食品　191
トクホ　187
ドコサヘキサエン酸　87, 97
心　太　82
トマトピューレ　75
ドライソーセージ　90
トランス脂肪酸　41, 198
トリグリセライド　97
トレーサビリティ　126, 195
ドン菓子　103
冬　菇　79

TFS　153
DNA 検査　199

■ な　行

ナイロン　156
ながいも　63
名古屋種　19
中　食　44
中種法　58
菜種油　98
ナチュラルチーズ　96
ナトリウム　191
生食用冷凍魚介類　45
なめ茸　79
なめみそ　112
軟質容器　152
軟脂豚　19
難消化性でんぷん　143

にがり　40, 71
肉専用種　14
肉用種　14
二次加工食品　44
ニトロシルミオグロビン　89
二番粉　60
二番茶　108
２ピース缶　154
煮干し　85
ニホンウナギ　27
日本農林規格　175
乳　化　34, 100
——型　34
乳酸菌　135
——飲料　95
乳清　96
乳白米　8
乳用種　14
にんじん　9
認定健康食品　194

熱安定性　20
熱燻法　89
熱酸化　141
熱　量　191

濃厚飼料　17
濃厚ソース　114
農産物　176
濃　縮　36
——大豆たんぱく質　71
農林物資　175
のり製品　80

■ は 行

バイオプリザベーション 135
バイオマスプラスチック 156, 169
バイオミメティクス 205
バイオリアクター 43
廃 鶏 17
配糖体 65, 68
廃糖蜜 65
ハウ単位 92
延縄漁法 26
麦 芽 105
白 筋 20
バークシャー種肥育豚 17
剥 皮 33
薄力粉 58
爆裂種 61
パーシャルフリージング 131
パスタ 59
バター 94, 100
はちみつ 65, 68
発 酵 148
——茶 107
——乳 95
発泡酒 105
発泡性飲料 107
はまち 22
パーム核油 99
パーム油 99
ハム類 90
バラ凍結 44
パルミチン酸 97
パ ン 58
晩植栽培 10
半発酵茶 107
はんぺん 86

肥育期間 17
ひ え 61
非加熱殺菌法 131
光増感酸化 140
光増感反応 133
光センサ 206
ひきぐるみ 60
非熟成チーズ 96
比増殖速度 27
ビタミンC 9
ビタミンの変化 144
ビタミンB群 78
ビタミンB_1 15, 78
ピータン 129
非糖質甘味料 65
非透水性マルチ 12
ヒドロキシラジカル 139
ヒドロペルオキシド 138
非破壊計測 206
非（不）発酵茶 107
非発泡性飲料 107
皮膜乾燥 76
肥満度 21
ひやむぎ 59
ピューレ 74
表示義務 183, 185
病者用食品 191
ひらめ 24
ビール 104, 105
品質表示基準制度 175
品目別自給率 1

麩 59
フィロズルチン 68
フィコエリスリン 82
フィコシアニン 82
風味調味料 116
プエラリア・ミリフィカ 180
不完全甘がき 7
不完全渋がき 7
複合調味料 116
ふくじん漬け 74
賦 香 117
フコキサンチン 80
節 類 85
普通牛乳 93
普通肉 20
フッ素 27
不当景品類及び不当表示防止法 195
ブドウ糖 67
フードサプライチェーン 125
フードバンク活動 5
フードマイレージ 3
ブナザケ 21
腐 敗 148
不飽和度 20
不飽和脂肪酸 97
ブライン凍結法 45
プラスチック 156, 168
——の規格 159
ブラックコホシュ 180
フラットサワー型変敗 39
フランクフルト 90
ブランチング 75
——処理 130
ブランデー 106
ブリキ 153
フルクトース 67
プルケリミン 25
プルタブ 163
フルーツトマト 11
プレスハム 90
プレート式凍結法 45
ブレンデッドウイスキー 106
ブロー成形 157
プロセスチーズ 96
ブロッコリー 9
プロビタミンD_2 78
粉 砕 33
分別生産流通管理 185
粉末油脂 101
分 離 35
分離大豆たんぱく質 71

並行複発酵 105
米穀粉 56
ベーコン 91
β-アミラーゼ 63
β 化 143
β-ラクトグロブリン 13
ヘット 99
ヘテロサイクリックアミン 147
ペプチド 65, 68
ペルオキシラジカル 139
変 性 141
——グロビンニトロシルヘモクロム 89
——グロビンヘミクロム 89
変 敗 138
——臭 140

ホイップクリーム 95
膨 化 39
——菓子 103
包装容器 151
膨張型変敗 39
ほうとう 59
ほうれんそう 9
飽和脂肪酸 15
ホエイ 96
——パウダー 97
保健機能食品 187
干しいも 75
干ししいたけ 79
ほたてがい 23
ボーダーレス化 125
ホップ 105
ポップ種 61
ポテトチップ 62
骨付きハム 90
ポリエチレン 156, 197
——テレフタレート 154, 156
ポリ塩化ビニリデン 156
ポリ塩化ビニル 156
ポリカーボネート 156
ポリスチレン 156, 197
ポリ乳酸 156
ポリビニルアルコール 156
ポリフェノールオキシダーゼ 145
ポリプロピレン 156, 197
ホルスタイン種 13, 93
ボロニア 90
本醸造方式 112
ボンレスハム 90

HACCP　135
PC　156
PCR　208
PE　156, 197
PET　156
PLA　156
PP　156, 197
PS　156, 197
PVA　156
PVC　156
PVDC　156

■ ま 行

マイクロ波減圧乾燥法　76
まいたけ　79
まいわし　21
マーガリン　100
マカロニ類　59
撒き塩法　128
膜濃縮　36
摩　砕　34
摩擦式　33
マッシュポテト　62
マテリアルリサイクル　168
豆みそ　111
マヨネーズ　101
丸干しいも　76

み　そ　111
ミオグロビン　15
　——誘導体　89
みりん　115
　——風調味料　116

無加熱摂取冷凍食品　45
無機質肥料　11
麦みそ　111
無脂乳固形分　93
無洗米　56
ムチン　63
無糖練乳　94

メイラード反応　146
メジカ（さけ）　21
メトミオグロビン　89
雌　節　86
メープルシロップ　65, 68
メラノイジン　146
綿実油　98

もち米　55, 115
基白米　8
戻り臭　140
モノマー　160
もやし　73
モルトウイスキー　106
もろこし（コーリャン）　62
もろみ　104

■ や 行

山羊乳　93
ヤシ油　99
やまのいも　63

有機JAS　175
有機質肥料　11
油　脂　97
油中水滴（W/O）型　34
ゆで干しだいこん　75
湯　葉　71

陽圧缶　154
洋菓子　103
羊　羹　103
容器包装　158, 165
　——詰加圧加熱殺菌食品　132
　——リサイクル法　164
養　殖　176
　——魚　26
ヨーグルト　95

■ ら 行

擂　潰　34
ラジカル　139
　——捕捉剤　133
らっかせい　73
ラックスハム　90
ラード　99
ラミナラン　80
ラミネートフィルム　156
卵　黄　91
　——係数　92
　——部　18
卵殻部　18
卵殻膜　91
藍藻類　82
卵肉兼用種　14
卵　白　91
　——係数　92
　——部　18
卵用種　14

リコンディショニング　62
リジノアラニン　142
リゾチーム　91
リターナブルびん　153
リノール酸　97
リノレン酸　97
リポキシゲナーゼ　141
硫酸カルシウム　40
流通JAS　175
緑藻類　80
緑　茶　108
緑　豆　73

ルチン　60
ルテイン　18

冷水域　20
冷燻法　89
冷　蔵　130
　——品　84
冷　凍　130
　——食品　44, 45
　——品　84
　——やけ　140
　——野菜　75
冷風乾燥　75
レジスタントスターチ　64
レトルト食品　46, 86
レトルトパウチ　48
　——食品品質表示基準　48
連続式蒸留しょうちゅう　107
レンチオニン　79
練　乳　94
レンネット　96

老　化　64, 143
ロゼワイン　106

■ わ 行

ワイン　104, 105
和菓子　103
わかめ　81
割り干しだいこん　75
ワンウェイびん　153

編著者紹介

舩津保浩（1章）
1993年　北海道大学大学院水産学研究科
　　　　水産食品学専攻　博士後期課程修了
現　在　酪農学園大学農食環境学群食と健康学類教授
　　　　博士（水産学）

竹田保之（2章，6章）
1983年　北海道大学大学院農学研究科修士課程修了
現　在　酪農学園大学農食環境学群食と健康学類教授
　　　　博士（農学）

加藤　淳（特集）
1984年　帯広畜産大学大学院修士課程修了
現　在　名寄市立大学保健福祉学部栄養学科教授
　　　　博士（農学）

執筆者

阿部　茂（2章，3章）
2007年　北海道大学大学院水産科学研究科
　　　　博士後期課程単位取得退学
現　在　酪農学園大学農食環境学群食と健康学類教授
　　　　博士（水産科学）

樋元淳一（6章）
1987年　北海道大学大学院農学研究科
　　　　博士後期課程単位取得退学
現　在　元酪農学園大学農食環境学群食と健康学類教授
　　　　博士（農学）

田村吉史（2章，3章）
1985年　帯広畜産大学農産化学科卒業
現　在　地方独立行政法人　北海道立総合研究機構
　　　　中央農業試験場　加工利用部長

濱田奈保子（4章，5章）
1990年　北海道大学大学院環境科学研究科修士課程修了
現　在　東京海洋大学学術研究院食品生産科学部門/
　　　　大学院海洋科学技術研究科
　　　　食品流通安全管理専攻教授　工学博士

根岸晴夫（7章）
1975年　東北大学農学部卒業
現　在　中部大学応用生物学部食品栄養科学科教授
　　　　博士（農学）

吉川修司（2章，3章）
2011年　北海道大学大学院水産科学院
　　　　博士後期課程修了
現　在　地方独立行政法人　北海道立総合研究機構
　　　　食品加工研究センター　食品開発部長
　　　　博士（水産科学）

食べ物と健康Ⅲ　食品加工と栄養（第3版）

2014年5月1日　初版第1刷発行
2016年4月10日　第2版第1刷発行
2017年3月31日　第2版第2刷発行
2021年10月10日　第3版第1刷発行

© 編著者　舩津保浩ほか
発行者　秀島　功
印刷者　萬上孝平

発行所　三共出版株式会社　東京都千代田区神田神保町3の2
振替　00110-9-1065
郵便番号　101-0051　電話　03-3264-5711㈹　FAX 03-3265-5149

一般社団法人日本書籍出版協会・一般社団法人自然科学書協会・工学書協会　会員

Printed in Japan　　印刷・製本　恵友印刷

ISBN 978-4-7827-0804-0